陳存仁編校

皇漢醫學叢書

十二

上海科学技术文献出版社

第十二册

類聚方

方機

救急選方

名家方選

家塾方與方極

醫略抄

古方分量攷

陳存仁編校

皇漢醫學叢書

類聚方

東洞吉益著

類聚方

提要

日本東洞吉益翁。殫心漢醫。立志復古。嘗謂醫之學唯方耳。漢長沙之方。乃古之醫學。舍此而莫依也。惟方與證。散見諸篇。既難讀其書。又易惑後學。故以長沙諸方。類別而聚列之。並附己見。以資證實。其有疑者。矩之以方。遂名之曰類聚方。俾學者循繩可以味。毫厘可以見矣。全書共錄二百二十餘方。皆出仲景心法。每一方下。首爲藥品用量製法服法。次述其方之適應病證。末附卓識按語。刪削空言虛論。保存眞義。誠爲後學之所當服膺者也。

類聚方序

欽鉌嘗患血症。五六年矣。骨將枯矣。東洞翁肉焉。爾後相得而歡篤。欽鉌於醫事混然途之人也比比耳。目其術奏效。間聞爲其徒辨惑之。略曰。唐宋來。方技家無慮數十。丹溪東垣輩稱其時。其論著鑿空張虛。如其持之有故。其言之成理。而無益於術。投鑱鐵以土羹乎。救決河用枯葦乎。而近世醫。或一毒同症。而投其劑。朝更夕改。其莽之設令乎。或一毒異症。仍貫乎其施。其守株刻船乎。而或其中。非爾力也。病者天幸已。非然。則諺云。驅飯上蠅耳。豈視越人所論。仲景所傳。以爲周之冕不可冠。殷之輅不可乘矣。奚不能自開一眼。以蹈冥故途甚矣。世醫之墨墨也。乃使秦張二子。謂千歲無知己。此胡異乎見表石爲鬼兕。藏燕石爲大寶。雖素非芒韌僈楛者。面牆使然乎。卽有一說。憚驚人耳。換面陳言。而丹溪東垣輩。之尸之祝。及或見讀古方書者。又僡僡然猥以徒蔽精神。奚乃爲此方枘圓鑿。安所施之。且利之味心也。使志不立。彼何論於救濟。張氏所謂寧不利於病。不拂富家心。其簧巧求售。如假飾妖娣。倚閭求歡者。不自知其陋。又不恥其恥焉。則又何進焉。噫。卽使爲則。沙汰其砂礫。簸揚其粃糠。乃不能以一旦遽洗弊世醫舊染。夏蟲疑冰。不亦類乎。亦唯候後世之公言耳。蓋詭隨僈子聞此語。豈不謂避竈猶煬。沾沾背出汗乎。詩云。我思古人。俾無訧兮。東洞翁之謂也。蓋東洞翁壯年前。憤厲激發。立志其復古。焦心覃思。更唐宋失機縱敵之弱謀。張秦張應變擢堅之紀律。乃遂揭旗幟其道。振金鼓其黨。亦惟繼絕存亡矣。斯亦謂與秦張二氏。千歲而比肩也。不亦宜乎。往年醫斷出。則若夫金科玉條乎。腐論迂說者。瞷然疑之。愕然駭之。匈匈彈之。訕訕拒之。或自覺昨非。以思改轍。而以日莫途遠。倒行逆施。或闇然自攘。寄託遺簪弊履。乃巧其遁辭。讆其苦窳者。或託神奇其道。假儒飾其業。乃謂攻異端斯害已者。亦有之。如思折伯牙之指。願擢王良之手者。亦有之。余聞之人言。稍黠者。陽排斥東洞。譙訶其說。陰膽抄其著稿。用以爲帳祕。而緣飾其術。往往取其效者。亦有之。亦惟繫縛於名。漠僭於利也。雖然醫斷已出。牖後進。杖心旨。乃染指于古。或千里負笈。委然就學。或聞風而弗然與者。不爲不多矣。古人云。涉淺水者見蝦。其頗深者察魚鼈。其尤者觀蛟龍。焉知世不有深入於刀圭之道者乎。則知東洞者。何俟後世乎。其著籍追踵出。則又焉知不有初睥睨者。心竊若小巫於翁。而神氣竭耶。間者刊其類聚方。是亦不曾設左右廣。而導之前茅也。一日謂余曰。世謀其著之顯。而請其序也。或以貴。或以名。假其熏輝。余也不然。幸以子之識爲則也。題一言。夫名之剖發於海內。此藉自白矣。且欽繇不知醫事者也。何爲重於此舉。但書諄誨其徒之緒餘。以爲序。是已已而豈足盡東洞翁乎。豈足盡東洞翁乎。

寶曆癸未之春美濃武欽繇撰

類聚方自序

醫之學也方焉耳。炎黃氏邈矣。靡得而聞已。周室之盛。以療萬民之病。則有醫職之設。其既有醫職之設。其法豈可不精焉。惜夫官失其職。籍滅其傳。迷方之士。奚所得其門而入之。而覩藥劑之富。法術之妙乎。後有曰扁鵲者。謂秦越人也。名著天下。余初讀其傳。少覺疾醫之法。竊以爲己師。然而扁鵲之沒也。籍亦不傳。吾雖有祈嚮者。其奈之何。當漢之時。張氏之爲方也。雖復稍後扁鵲。而其藥劑之富。法術之存。蓋莫古焉。而醫之學也方焉耳。吾亦何求。疾醫之法。其可以復耶。曰何不可也。吾常恨其世之與時移。籍非其舊。將稽之諸家。以復之於古。仲景氏。吾如爾何。自漢已降。以人以籍。孰可以憲章者。吾其捨此亦何依。遂以扁鵲爲法。臨張氏之籍。久之而後知扁鵲之與張氏醫法一也。乃今而後味之淄澠可以辨。見之毫釐可以晰。而後若置其身於千載之上。親受其指揮也。蓋夫張氏之籍之難讀也。方之與證之散在諸篇。使夫學者惑焉。今也列而類之。附以已所見。其有疑者。矩之以方焉。名曰類聚方。庶幾使夫學者。雖非易牙。淄澠可以味矣。雖非離婁。毫釐可以見矣。遂命剞劂之師。遺之篤信好古之士云爾。

寶曆壬午夏六月阿岐吉益爲則撰

凡例

始我先生之編類聚方也。執在左右。躬受其凡例。此書之就成也。執之所錄。其凡之例。亦已備矣。乃不敢私之。敢措諸卷首。以布諸同志之士。乃我先生之編類聚方也。凡例如左。

一 昔者張氏之書。其散軼也久矣。晉大醫令王氏叔和。集爲之次。至今學者受其賜矣。雖然。叔和其識之未優也。加以私言。珷夫燕石。錢然收之。而後之讀之。亦不知擇焉。見以爲一圭一璧。此盡希世之寶也。嗚呼可悲夫。乃今悉取其空言虛語也。臆說理義也。痛極删削。然後譬之崑岑玄圃。無非圭璧者。此所以爲仲景冤而爲學者發贗也。

一 仲景之書。蓋一而已。岐爲二三。別病頒方。抑亦後人之撰乎。夫醫之處方也。隨證以移。惟其於同也。萬病一方。惟其於變也。一毒萬方。故雞壅豕零。時爲帝也。堇及桔梗。互爲宰也。奇乎正乎。縱横取舍。醫師之術也。此書本不別病也。不頒方也。亦其志之所存乎。

一 蓋方之所貴也。不在古今。期于治疾。論之所貴也。不在新故。期于有事。故方能治疾也。不問古今。論若繫于事也。不在新故。惟是所以汲汲于治疾也。

一 諸方以類就位。又以類之變。猶八卦之旋爲六十有四乎。其愼斯術也以往。其方之用。與藥之能。可得而言矣。

一原文有舉脈之例。而措病之證焉。有稱病之名。而略形之狀焉。凡今學者。宜以此推彼矣。

一諸方或無其證也。證或無其方也。則據傍例擴摭之。加諸爲則之按焉者。以異於其舊。蓋皆不苟用私說也。於藥徵乎見之。

一仲景之書。方之與證。其所載也。散在諸篇。如覩其證之全也。固非急索焉而所能得矣。今之於薈萃也。無有孑遺矣。

一諸方而在於諸論之中。無一不載焉。其空言虛語。臆說理義。既已非夫疾醫之事。則域焉而異之。所以燭乎昧行之徒也。亦惡其辭而域焉。終沒其證也。是故。有域焉而删焉者。有域焉而指摘焉者。凡其學者。其能詳之矣。

一凡其不試者。十有八方也。附之于後。以俟後世之君子。不敢空斷矣。又不敢撰次矣。

門人　藝陽　藤利軌謹記

類聚方目錄

類聚方

藝陽吉益爲則公言撰　　門人石陽中邨貞治子亨校

桂枝湯。　桂枝三兩。　芍藥三兩。　甘草二兩。　生薑三兩。　大棗十二枚。

右五味。㕮咀。以水七升。微火煮取三升。去滓。適寒溫服一升。服已。須臾。歠熱稀粥一升餘。以助藥力。溫覆令一時許。「遍身漐漐。微似有汗者。益佳。不可令如水流漓。病必不除。若一服汗出病差。停後服。不必盡劑。若不汗更服。依前法。又不汗。後服小促其間。半日許。令三服盡。若病重者一日一夜服。周時觀之。服一劑盡。病證猶在者、更作服。若汗不出者。乃服至二三劑。」

「太陽中風。陽浮而陰弱、陽浮者熱自發。陰弱者汗自出。嗇嗇惡寒。」淅淅惡風。翕翕發熱。鼻鳴乾嘔者。　「太陽病。」頭痛發熱。汗出惡風者。　「太陽病下之後。」其氣上衝者。可與桂枝湯方用前法。若不上衝者。不可與之。　「太陽病」初服桂枝湯。反煩不解者。「先刺風池風府。却與桂枝湯則愈。」　「太陽病。」二三日已發汗。若吐若下若溫鍼。仍不解者。此爲壞病。桂枝不中與也。觀其脈證。知犯何逆。隨證治之。「桂枝本爲解肌。若其人脈浮緊。發熱汗不出者。不可與也。常須識此。勿令誤也。」　「若酒客病。不可與桂枝湯。得湯則嘔。以酒客不喜甘

故也。」　「太陽病、外證未解、脈浮弱者。當以汗解。」　「太陽病、外
證未解者。不可下也。下之爲逆。欲解外者。」　「太陽病先發汗不解。
而復下之。脈浮者不愈。浮爲在外。而反下之。故令不愈。今脈浮。故知在
外。當須解外則愈。」　「病常自汗出者。此爲榮氣和。榮氣和者。外不
諧。以衞氣不共榮氣和諧故爾。以榮行脈中。衞行脈外。復發其汗。榮衞
和則愈。」　病人「藏」無他病、時發熱、「自汗出而不愈者。此衞氣
不和也。」先其時發汗則愈。　「傷寒」不大便六七日。頭痛有熱者。
與承氣湯。「其小便清者。知不在裏仍在表也。當須發汗。若頭痛者必
衄。」　「傷寒」發汗解、半日許、復煩、脈浮數者。「可更發汗。」　「
傷寒」醫下之、續得下利清穀不止、身疼痛者。「急當救裏。」後身疼
痛。清便自調者。「急當救表。救裏」宜四逆湯。「救表」桂枝湯。　「
太陽病」發熱汗出者。「此爲榮弱衞強。故使汗出。欲救邪風者。」
「傷寒」大下後、復發汗、心下痞惡寒者。「表」未解也。不可攻痞。「
當先解表。解表。乃可攻痞。解表。」宜桂枝湯。攻痞宜大黃黃連瀉心湯。
「陽明病。」脈遲汗出多、微惡寒者。「表未解也。可發汗。」　病人
煩熱。汗出則解。又如瘧狀。日晡所發熱者。「屬陽明也。」脈實者。宜下
之。脈浮虛者。宜發汗下之。與大承氣湯。發汗宜桂枝湯。　「太陰病。脈
浮者可發汗。」　下利、腹脹滿、身體疼痛者。「先溫其裏。乃攻其表。溫
裏」四逆湯「攻表」桂枝湯。　吐利止、而身痛不休者。當消息和解。

「其外。」宜桂枝湯。少和之。　下利後、身疼痛、清便自調者。「急當救表。」宜桂枝湯。「發汗。」　「婦人得平脈。陰脈小弱。其人渴不能食。無寒熱。名妊娠。桂枝湯主之。於法六十日當有此證。設有醫治逆者。卻一月加吐下者。則絕之。」　「產後中風」續之數十日不解。頭微痛。惡寒。時時有熱。心下悶。乾嘔汗出雖久。「陽旦」證續在耳。　服桂枝湯。大汗出。脈洪大者。與桂枝湯如前法。「若形如瘧」日再發者。汗出必解。宜桂枝二麻黃一湯。

桂枝加桂湯。　於桂枝湯方內加桂二兩。

燒鍼令其汗。鍼處被寒核起而赤者。必發奔豚氣。從少腹上衝心者。灸其核上各一壯。與桂枝加桂湯。

桂枝加芍藥湯。　於桂枝湯方內加芍藥三兩。

「本太陽病。醫反下之因爾。」腹滿時痛者。「屬太陰也。」

爲則按腹滿時痛者即拘急而痛也是以芍藥爲主爾。

桂枝去芍藥湯。　於桂枝湯方內去芍藥。

「太陽病下之後、」脈促胸滿者。桂枝去芍藥湯主之。若微惡寒者。去芍藥方中加附子湯主之。

爲則按。不拘急故去芍藥也。

桂枝加葛根湯。　於桂枝湯方內加葛根四兩。

「太陽病。」項背強几几。反汗出惡風者。

栝蔞桂枝湯。　於桂枝湯方內加栝蔞根二兩。

「太陽病。」其證備。身體強几几然。「脈反沈遲。此爲痓。」

爲則按。桂枝湯之症。而渴者主之。

桂枝加黃耆湯。　於桂枝湯方內加黃耆二兩。

「黃汗之病。兩脛自冷。假令發熱。此屬歷節。食已汗出。又身常暮盜汗出者。此勞氣也。若汗出已。反發熱者。久久其身必甲錯。發熱不止者。必生惡瘡。若身重汗出已輒輕者。久久必身瞤。卽胸中痛。」又從腰以上。必汗出下無汗。腰髖弛痛。如有物在皮中狀。劇者。不能食。身疼重煩躁。小便不利。此「爲黃汗。」　「諸病黃家但利其小便假令脈浮。當以汗解之。」

爲則按。黃耆主治皮膚水氣。可考藥徵。

桂枝加芍藥大黃湯。　於桂枝加芍藥方內加大黃一兩。

「本太陽病。醫反下之。因爾。」腹滿時痛者。「屬太陰也。」桂枝加芍藥湯主之。大實痛者。桂枝加大黃主之。

爲則按。桂枝加大黃湯。因桂枝加芍藥湯。加大黃者也。故方名從之。

桂枝加厚朴杏子湯。　於桂枝湯方內。加厚朴二兩。杏子五十個。喘家作桂枝湯。加厚朴杏子佳。　「太陽病下之。」微喘者。「表未解故也。」

爲則按。當有胸滿證。

烏頭桂枝湯。　烏頭五枚。

右一味。以蜜二斤煎。減半去滓。以桂枝湯五合解之。得一升後。初服二合。不知。卽服三合。又不知。復加至五合。其知者。如醉狀。得吐者。爲中病。

「寒疝」腹中痛。逆冷。手足不仁。若身疼痛。灸刺諸藥不能治。抵當用此方。

爲則按。是烏頭煎而合桂枝湯方也。當列烏頭煎方下。今列之桂枝加附子湯者。示其異也。又按。煎法可依大烏頭煎之法。

桂枝加附子湯。　於桂枝湯方內加附子一枚。

「太陽病。」發汗。遂漏不止。其人惡風。小便難。四支微急。難以屈伸者。

桂枝去芍藥加附子湯。　於桂枝去芍藥湯方內。加附子一枚。

「太陽病下之後。」脈促胸滿者。桂枝去芍藥湯主之。若微惡寒者。去芍藥方中加附子湯主之。

桂枝附子湯。　桂枝四兩。　附子三枚。　生薑三兩。　甘草二兩。　大棗十二枚。

右五味。以水六升。煮取二升。去滓。分溫三服。

「傷寒八九日。風濕相搏。」身體疼煩。不能自轉側。不嘔。不渴。「脈浮虛而濇者。」桂枝附子湯主之。若其人大便鞕。小便自利者。去桂枝加朮湯主之。

爲則按。當有上衝證。此方與桂枝去芍藥加附子湯同。而治與方名異。彼方下曰。微惡寒。此方下曰。身體疼煩。惡寒輕。疼煩重。獨在附子之多少也已。

桂枝附子去桂加朮湯。　於桂枝附子湯方內去桂加朮四兩。

右五味。以水三升。煮取一升。去滓。分溫三服。一服覺身痺。半日許再服。三服都盡。其人如冒狀。勿怪。卽是朮附並走皮中。逐水氣未得除故耳。

「傷寒。」八九日。風濕相搏。身體疼煩。不能自轉側。不嘔。不渴。「脈浮虛而濇者。」桂枝附子湯主之。若大便鞕。小便自利者。

爲則按。桂枝附子湯證。而無衝逆者也。

桂枝去桂加苓朮湯。　於桂枝湯方內去桂加苓朮各三兩。

服桂枝湯。或下之。仍頭項強痛。翕翕發熱無汗。心下滿微痛。小便不利者。

爲則按。當有心下悸之證。

桂薑棗草黃辛附湯。　桂枝三兩。　生薑三兩。　甘草二兩。　大棗十二枚。　麻黃。　細辛各二兩。　附子一枚。

右七味。以水七升。煮麻黃。去上沫。內諸藥。煮取二升。分溫三服。當汗出。如蟲行皮中。卽愈。「氣分。」心下堅大如盤。邊如旋杯。「水飲所作。」

爲則按。證不備也。此方合桂枝去芍藥湯與麻黃附子細辛湯也。證當於二方之下求也。藥徵有辨。

桂枝去芍藥加皂莢湯。　於桂枝湯方內。去芍藥加皂莢一枚。

「肺痿。」吐涎沫者。

桂枝加龍骨牡蠣湯。　於桂枝湯方內。加龍骨牡蠣各三兩。

夫失精家。小腹弦急。陰頭寒。目眩。髮落。「脈極虛。芤遲。爲淸穀。亡血失精。脈得諸芤動微緊。」男子失精。女子夢交。

爲則按當有胸腹動證。

桂枝去芍藥加蜀漆龍骨牡蠣湯。

桂枝三兩。　甘草二兩。　生薑三兩。　牡蠣五兩。　大棗十二枚。　蜀漆三兩。　龍骨四兩。

右爲末。以水一斗二升。先煮蜀漆。減二升。內諸藥。煮取三升。去滓溫服一升。

「傷寒脈浮。」醫以火迫劫之「亡陽」必驚狂。起臥不安者　「火邪也。」

爲則按當有胸腹動而衝逆之證。

桂枝加芍藥生薑人參湯。　於桂枝湯方內。加芍藥生薑各一兩。人參三兩。

發汗後身疼痛脈沈遲者。

爲則按當有心下痞鞕、或拘急、或嘔證。

桂枝二麻黃一湯。　桂枝一兩十七銖。　芍藥一兩六銖。　麻黃十六銖。　生薑一兩六銖。　杏仁十六個。　甘草一兩二銖。　大棗五枚。

右七味。以水五升。先煮麻黃一二沸。去上沫。內諸藥。煮取二升。去滓。溫服一升。日再。「服桂枝湯。大汗出。脈洪大者。」與桂枝湯。如前法。若形如瘧。日再發者。汗出必解。

桂枝二「越婢」一湯。　桂枝　芍藥　甘草各十八銖。　生薑一兩三銖。　大棗四枚。　麻黃十八銖。　石膏二十四銖。

右七味。㕮咀。以水五升。煮麻黃一二沸。去上沫。內諸藥。煮取二升。去滓。溫服一升。

「太陽病。」發熱惡寒。熱多寒少。脈微弱者。「此無陽也。不可發汗。」

桂枝麻黃各半湯。　桂枝一兩十六銖。　芍藥　生薑　甘草　麻黃各一兩。　大棗四枚。　杏仁二十四個。

右七味。以水五升。先煮麻黃一二沸。去上沫。內諸藥。煮取一升八合。去滓。溫服六合。

「太陽病、得之八九日、如瘧狀、」發熱、惡寒、熱多、寒少、其人不嘔、清便欲自可。一日二三度發。脈微緩者。爲欲愈也。「脈微而惡寒者。此陰陽俱虛。不可更發汗。更下更吐也。「面色反有熱色者。未欲解也。以其不能得少汗出。身必痒。

小建中湯。　桂枝三兩。　甘草三兩。　大棗十二枚。　芍藥六兩。　生薑三兩。　膠飴一升。

右六味。以水七升。煮取三升。去滓。內膠飴。更上微火消解。溫服一升。日三服。「嘔家。不可用建中湯。以甜故也。」

「傷寒、陽脈澀、陰脈弦、法當」腹中急痛者。先與小建中湯。不差者與小柴胡湯主之。　「傷寒二三日、」心中悸而煩者。　「虛勞」裏急。

悸衄。腹中痛。夢失精。四肢痠痛。手足煩熱。咽乾口燥。「男子」黃小便自利。「婦人」腹中痛。

爲則按。當有腹中拘急之證。其方類芍藥甘草湯也。

黃蓍「建中」湯。於小建中湯方內加黃蓍一兩半。

「虛勞」裏急「諸不足。」

爲則按。當有盜汗黃汗之證。又曰桂枝加芍藥湯當入于此。而以有桂枝之名列于彼也。

黃蓍桂枝五物湯。　黃蓍三兩。　芍藥三兩。　桂枝三兩。　生薑六兩。　大棗十二枚。

右五味。以水六升。煮取二升。溫服七合。日三服。

「血痺病從何得之。師曰。夫尊榮人。骨弱肌膚盛。重困疲勞。汗出。臥不時。動搖加被微風。遂得之。但以脈自微濇在寸口關上。小緊。宜鍼。引陽氣。令脈和。緊去則愈。血痺陰陽俱微。寸口關上微。尺中小緊。外證」身體不仁。如「風痺」狀。

爲則按。桂枝加黃蓍湯證。而嘔無急迫者。

黃蓍桂枝苦酒湯。　黃蓍五兩。　芍藥三兩。　桂枝三兩。

右三味。以苦酒一升。水七升相和。煮取三升。溫服一升。當心煩。服至六七日乃解。「若心煩不止者。以苦酒阻故也。」

黃汗之爲病。身體腫。發熱。汗出而渴。狀如「風水。」汗沾衣。色正黃。如藥汁。「脈自沈。何從得之。師曰。以汗出入水中。浴水從汗孔入得之。」

桂枝甘草湯。　桂枝四兩。　甘草二兩。
右二味。以水三升。煮取一升。去滓頓服。　發汗過多。其人叉手自冒心。
心下悸。欲得按者。
爲則按當有急迫證。

半夏散。　半夏。　桂枝。　甘草各等分。
已上三味。各別擣篩。已合治之。白飲和服。方寸匕。日三服。若不能散服
者。以水一升。煎七沸。內散兩方寸匕。更煎三沸。下火。令少冷。少少嚥之。
「少陰病」咽中痛。

桂枝甘草附子湯。　甘草二兩。　附子二枚。　朮二兩。　桂枝四兩。
右四味。以水六升。煮取三升。去滓。溫服一升。日三服。初服得微汗。則解。
能食汗出。復煩者服五合。恐一升多者。服六七合。　「風濕相搏。」骨
節疼煩。掣痛不得屈伸。近之則痛劇。汗出短氣。小便不利。惡風不欲去
衣。或身微腫者。
爲則按當有衝逆之證。

桂枝甘草龍骨牡蠣湯。　桂枝一兩。　甘草二兩。　牡蠣二兩。　龍骨二
兩。
右爲末。以水五升。煮取二升半。去滓。溫服八合。日三服。
「火逆下之。因燒鍼。」煩躁者。

桂枝人參湯。　桂枝四兩。　甘草四兩。　朮三兩。　人參三兩。　干薑三

兩。
右五味。以水九升。先煮四味。取五升。內桂。更煮取三升。溫服一升。日再。夜一服。「太陽病。外證未除。而數下之。遂協熱而利」利下不止。心下痞鞕。「表裏不解者。」

人參湯。理中丸也　人參。　甘草。　朮。　干薑各三兩。
右四味。擣篩爲末。蜜和丸。如雞黃大。以沸湯數合。和一丸。研碎。溫服之。日三服。夜二服。腹中未熱。益至三四丸。然不及湯。湯法以四物。依兩數功。用水八升。煮取三升。去滓。溫服一升。日三服。「加減法。若臍上築者。腎氣動也。去朮加桂四兩。吐多者。去朮加生薑三兩。下多者。還用朮。悸者。加茯苓二兩。渴欲得水者。加朮足前成四兩半。腹中痛者。加人參足前成四兩半。寒者。加干薑足前成四兩半。腹滿者。去朮加附子一枚。」服湯後。如食頃。飲熱粥一升許。微自溫。勿發揭衣被。　「霍亂」頭痛。發熱。身疼痛。熱多欲飲水者。五苓散主之。寒多不用水者。「理中」丸主之。　「大病差後」喜睡。久不了了者。「胃上有寒。當以丸藥溫之。」
「胸痹」心中痞留。氣結在胸。胸滿。脇下逆搶心。枳實薤白桂枝湯主之。人參湯亦主之。

茯苓甘草湯。　茯苓二兩。　桂枝二兩。　生薑三兩。　甘草一兩。
右四味。以水四升。煮取二升。去滓。分溫三服。「傷寒」汗出而渴者。五苓散主之。不渴者。　「傷寒」厥而心下悸者。「宜先治水。當服茯苓甘草湯。卻治其厥。不爾水漬入胃必作利也。」

爲則按當有衝逆嘔吐證。

茯苓杏仁甘草湯。　茯苓三兩。　杏仁五十個。　甘草一兩。

右三味。以水一斗。煮取五升。溫服一升。日三服。不差更服。

「胸痺」胸中氣塞。短氣。茯苓杏仁甘草湯主之。橘枳薑湯亦主之。

茯苓戎鹽湯。　茯苓半斤。　朮二兩。　戎鹽彈丸大一枚。

右三味。先將茯苓朮。煎成。入鹽再煎。分溫三服。

小便不利。蒲灰散主之。滑石白魚散茯苓戎鹽幷主之。

爲則按當有心下悸證。又按。此方煎法不審。依他例。當以水六升。煑取三升。去滓內戎鹽。一二沸。分溫三服。

葵子茯苓散。　葵子一斤。　茯苓三兩。

右二味。杵爲散。飲服方寸匕。日三服。小便利則愈。

「妊娠」有水氣。身重。小便不利。洒淅惡寒。起卽頭眩。

爲則按當有心下悸證。又按。葵子一斤。本草綱目作三兩。今從之。

苓薑朮甘湯。　甘草。　朮各二兩。　干薑。　茯苓各四兩。

右四味。以水五升。煮取三升。分溫三服。「腰中卽溫。」

「腎著之病。」其人身體重。腰中冷。如坐水中。形如水狀。反不渴。小便自利。飲食如故。「病屬下焦。身勞汗出。衣裏冷濕。久久得之。」腰以下冷痛。腰重如帶五千錢。

爲則按。當有心下悸證。

苓桂朮甘湯。　茯苓四兩。　桂枝三兩。　朮二兩。　甘草二兩

右四味。以水六升。煮取三升。去滓。分溫三服。

傷寒若吐。若下後。心下逆滿。氣上衝胸。起則頭眩。「脈沈緊。發汗則動經。身爲振振搖者。」　心下有痰飲。胸脇支滿。目眩。　夫短氣。有微飲當從小便去之。苓桂朮甘湯主之。「腎氣」丸亦主之。

苓桂甘棗湯。　茯苓半斤。　甘草三兩。　大棗十五枚。　桂枝四兩。

右四味。以水一斗。先煮茯苓。減二升。內諸藥。取三升。去滓。溫服一升。日三服。

「發汗後其人」臍下悸者。欲作奔豚。

爲則按。當有腹拘急證。

苓桂五味甘草湯。　茯苓四兩。　桂枝四兩。　甘草三兩。　五味子半升。

右四味。以水八升。煮取三升。去滓。分溫三服。

欬逆倚息不得臥。小青龍湯主之。青龍湯下已。多唾口燥。「寸脈沈。尺脈微。」手足厥逆。氣從小腹上衝胸咽。手足痺。其面翕然如醉狀。因復下流陰股。小便難。時復冒者。與苓桂五味甘草湯。治其氣衝。

苓甘五味薑辛湯。　茯苓四兩。　甘草。　乾薑。　細辛各三兩。　五味子半升。

右五味。以水八升。煮取三升。去滓。溫服半升。日三服。

衝氣即低。而反更欬胸滿者。用桂苓五味甘草湯。去桂加乾薑細辛。以治其欬滿。

苓甘薑味辛夏湯。　茯苓四兩。　甘草、　細辛、　乾薑各二兩。　五味、半夏各半升。

右六味。以水八升。煮取三升。去滓。溫服半升。日三服。

欬滿即止。而更復渴。衝氣復發者。「以細辛乾薑爲熱藥也」服之。當遂渴。而渴反止者。「爲支飲也。支飲者」法當冒。冒者必嘔。嘔者復內半夏。「以去其水。」

苓甘薑味辛夏仁湯。　茯苓四兩。　甘草三兩。　五味半升。　乾薑三兩。細辛三兩。　半夏半升。　杏仁半升。

右七味。以水一斗。煮取三升。去滓。溫服半升。日三服。

水去嘔止。其人形腫者。加杏仁主之。「其證應內麻黃。以其人遂痺。故不內之。若逆而內之者必厥。所以然者。以其人血虛。因麻黃發其陽。故也。」

苓甘薑味辛夏仁黃湯。　茯苓四兩。　甘草三兩。　五味半升。　乾薑三兩。　細辛三兩。　半夏半升。　杏仁半升。　大黃三兩。

右八味。以水一斗。煮取三升。去滓。溫服半升。日三服。

若面熱如醉。「此爲胃熱。上衝熏其面。加大黃以利之。」

爲則按。以上五方。當有驚悸肉瞤筋惕等證。

茯苓澤瀉湯。　茯苓半升。　澤瀉四兩。　甘草二兩。　桂枝二兩。　朮三兩。　生薑四兩。

右六味以水一斗。煮取三升。內澤瀉。再煮取二升半。溫服八合。日三服。

「胃反」吐而渴欲飲水者。

爲則按當有心下悸。或小便不利證。

澤瀉湯。　澤瀉五兩。　朮二兩。

右二味以水二升。煮取一升。分溫再服。　心下有「支飲」其人苦冒眩。

五苓散。　猪苓十八銖。　澤瀉一兩六銖半。　茯苓十八銖。　桂枝半兩。　朮十八銖。

右五味。爲末以白飲和服。方寸匕。日三服。多飲煖水。汗出愈。

「太陽病發汗後。大汗出。胃中乾。煩燥不得眠。欲得飲水者。少少與飲之。令胃氣和則愈。」若脈浮。小便不利。微熱消渴者。　發汗已。脈浮數。煩渴者。　「中風」發熱六七日。不解而煩。「有表裏證」渴欲飲水。水入則吐者。「名曰水逆。」　「病在陽應以汗解之」反以冷水潠之。若灌之。其熱被劫不得去。彌更益煩。肉上粟起。意欲飲水。反不渴者。服文蛤散。若不差者與五苓散。「寒實結胸」無熱證者。與三物小陷胸湯。白散亦可服。　「太陽病。寸緩關浮尺弱。其人發熱汗出。復惡寒不嘔。但心下痞者。此以醫下之也。如其不下者。病人不惡寒而渴者。此轉屬陽明也。」小便數者。大便必鞕。不更衣十日。無所苦也。渴欲飲水。少少與之。但以法救之。渴者。「霍亂」頭痛發熱身疼痛熱多、欲飲水者。五苓散主之。寒多不用水者。理中丸主之。「傷寒」汗出而渴者。五苓散主之。不渴者。茯苓甘草湯主之。「男子」消渴。小便反多。以飲一斗。小便一斗。腎氣丸主之。脈浮、小便不利、微熱消渴者。宜利小便發汗。「假令瘦人」臍下有悸。吐涎沫而癲眩。此水也。「本以下之。故心下痞。與瀉心湯。痞不解。其人渴而口燥煩。小便不利者。」

茵蔯五苓散。　茵蔯蒿末十分。　五苓散五分。

右二物。「和先食」飲方寸匕。日三服。

「黃疸」病。

爲則按當有小便不利或渴證。

猪苓湯。　猪苓、　茯苓、　阿膠、　滑石、　澤瀉各一兩。

右五味。以水四升。先煮四味。取二升。去滓。內下阿膠。烊消。溫服七合。日三服。　若脈浮、發熱、渴欲飲水、小便不利者。「陽明病。汗出多而渴者。不可與猪苓湯。以汗多胃中燥。猪苓湯復利其小便故也。」「少陰病」下利六七日。欬而嘔渴、心煩不得眠者。

爲則按當有便膿血證。

猪苓散。　猪苓、　茯苓、　朮各等分。

右三味。杵爲散。飲服方寸匕。日三服。

嘔吐而病在膈上、後思水者。解急與之。思水者。

牡蠣澤瀉散。　牡蠣、　澤瀉、　栝蔞根、　蜀漆、　葶藶、　商陸根、　海藻、
　各等分。

右七味。異擣下篩爲散。更入臼中治之。白飲和服。方寸匕。小便利。止後服。日三服。

「大病差後。」從腰已下有水氣者。

　爲則按。當有胸腹有動或渴證。

八味丸。　乾地黃八兩。　山茱萸、　薯蕷各四兩。　澤瀉三兩
茯苓三兩。　牡丹皮三兩。　桂枝、　附子各一兩。

右八味。末之。煉蜜和丸。梧子大。酒下十五丸。日再服。

「脚氣」上入。小腹不仁。　「虛勞」腰痛。少腹拘急。小便不利者。

夫短氣有「微飲。」當從小便去之。苓桂朮甘湯主之。「腎氣丸」亦主之。　「男子」消渴。小便反多。以飲一斗。小便一斗。腎氣丸主之。脈浮、小便不利、微熱消渴者。宜利小便發汗。五苓散主之。　「婦人病。飲食如故、煩熱不得臥。而反倚息者。何也。曰。此名轉胞。不得溺也。以胞系了戾。故致此病。但利小便則愈。」

　爲則按。外臺祕要作桂枝二兩附子二兩。今從之。

栝蔞瞿麥丸。　栝蔞根二兩。　茯苓、　薯蕷各三兩。　附子一枚。　瞿麥一兩。

右五味。末之。煉蜜丸。梧子大。飲服三丸。日三服。不知增至七八丸。以小便利腹中溫為知。」小便不利者。有「水氣。」其人若渴。

為則按當有心下悸證。

麻黃湯。　麻黃三兩。　桂枝二兩。　甘草一兩。　杏仁七十個。

右四味。以水九升。先煮麻黃。減二升。去上沫。內諸藥。煮取二升半。去滓。溫服八合。覆取微似汗。不須啜粥。餘如桂枝法將息。

「太陽病。」頭痛發熱。身疼腰痛。骨節疼痛。惡風無汗而喘者。　「太陽與陽明合病。」喘而胸滿者。不可下。　「太陽病。十日以去。」脈浮細而嗜臥者。「外已解也。」設胸滿脇痛者。與小柴胡湯。脈但浮者。「太陽病。」脈浮緊、無汗、發熱、身疼痛。八九日不解。「表證仍在。此當發其汗。服藥已微除。其人發煩目瞑。劇者必衄。」乃解。「所以然者。陽氣重故也。」　「脈浮者。病在表。可發汗。」　「脈浮而數者。可發汗。」　「傷寒。脈浮緊、不發汗、因致衄者。」　「陽明中風。脈弦浮大。而短氣、腹都滿、脇下及心痛。又按之氣不通。鼻乾、不得汗、嗜臥、一身及面目悉黃、小便難、有潮熱。時時噦。耳前後腫。刺之小差。外不解、病過十日脈續浮者。與小柴胡湯。脈但浮無餘證者。與麻黃湯。若不尿、腹滿、加噦者。不治。」　「陽明病。」脈浮、無汗而喘者。發汗則愈。

麻黃加朮湯。　於麻黃湯方內加朮四兩。

「濕家」身煩疼。可與麻黃加朮湯。發其汗為宜。慎不可以火攻之。

麻黄甘草湯。　甘草二兩。　麻黄四兩。

右二味。以水五升。先煮麻黄。去上沫。内甘草。煮取三升。温服一升。重覆。汗出。不汗再服。慎風寒。

「裏水。」越婢加朮湯主之。甘草麻黄湯亦主之。

爲則按。水病而腫脹。或喘。或自汗出。或無汗者。主之。

麻黄附子甘草湯。　麻黄二兩。　甘草二兩。　附子一枚。

右三味。以水七升。先煮麻黄一兩沸。去上沫。内諸藥。煮取三升。去滓。温服一升。日三服。「少陰病。得之二三日。」麻黄附子甘草湯。「微發汗。以二三日無裏證。故微發汗也。」　「水之爲病。其脈沈小。屬少陰。浮者爲風。無水虚脹者爲氣。水發其汗卽已。脈沈者宜麻黄附子甘草湯。浮者宜杏子湯。」

爲則按。當有惡寒證。

麻黄附子細辛湯。　麻黄二兩。　細辛二兩。　附子一枚。

右三味。以水一斗。先煮麻黄。減二升。去上沫。内諸藥。煮取三升。去滓。温服一升。日三服。「少陰病。始得之。」及發熱脈沈者。

爲則按。不可無惡寒之證。

麻黄杏仁甘草石膏湯。　麻黄四兩。　杏仁五十個。　甘草二兩。　石膏半斤。

右四味。以水七升。先煮麻黄。減二升。去上沫。内諸藥。煮取二升。去滓。温服一升。「發汗後不可更行桂枝湯。汗出而喘。無大熱者。」金匱發汗後作下後。

爲則按。當有煩渴證。

麻黃杏仁薏苡甘草湯　麻黃半兩。　甘草一兩。　薏苡仁半兩。　杏仁十個。

右剉。麻豆大。每服四錢匕。水半盞。煮八分。去滓。溫服。有微汗。避風。

病者一身盡疼。發熱。日晡所劇者。「名風濕。此病傷於汗出當風。或久取冷所致也。」

爲則按。當有喘滿證。外臺古今錄驗。作薏苡半斤。麻黃四兩。甘草杏仁各二兩。右四味。以水五升。煮取二升。分溫再服。汗出卽愈。今從之。

牡蠣湯。　牡蠣四兩。　麻黃四兩。　甘草二兩。　蜀漆三兩。

右四味。以水八升。先煮蜀漆麻黃。去上沫。得六升。內諸藥。煮取二升。溫服一升。若吐則勿更服。

「治牡瘧。」

爲則按。麻黃甘草湯證。而胸腹有動者。主之。

麻黃醇酒湯。　麻黃三兩。

右一味。以美清酒五升。煮取二升半。頓服盡。

「冬月用酒。春月用水。煮之。」

「治黃疸。」

爲則按。當有喘證。

半夏麻黄丸。半夏、麻黄。各分等。
右二味。末之。煉蜜和丸。小豆大。飲服三丸。日三。
心下悸者。

爲則按當有喘或嘔證。

小青龍湯。 麻黄三兩。 芍藥三兩。 五味子半升。 乾薑三兩。 甘草三兩。 桂枝三兩。 半夏半升。 細辛三兩。

右八味。以水一斗。先煮麻黄。減二升。去上沫。內諸藥。煮取三升。去滓。溫服一升。「加減法。若微利者。去麻黄加蕘花如雞子。若渴者。去半夏加栝蔞根三兩。若噎者。去麻黄加附子一枚。若小便不利。少腹滿。去麻黄加茯苓四兩。若喘者。去麻黄加杏仁半升。」

「傷寒表不解。」心下有水氣。乾嘔發熱而咳。或渴。或利。或噎。或小便不利。小腹滿或喘者。 「傷寒」心下有水氣。欬而微喘。發熱不渴「服湯已渴者。此寒去欲解也。」 「病溢飲者。當發其汗。大青龍湯主之。小青龍湯亦主之。 欬逆倚息不得臥。小青龍湯主之。青龍湯下已。多唾口燥。寸脈沈。尺脈微。手足厥逆。氣從小腹上衝胸咽。手足痺。其面翕然如醉狀。因復下流陰股。小便難。時復冒者。與茯苓桂枝五味甘草湯。治其氣衝。 「婦人」吐涎沫。醫反下之。心下即痞。當先治其吐涎沫。小青龍湯主之。涎沫止。乃治痞。瀉心湯主之。

大青龍湯。 麻黄六兩。 桂枝二兩。 甘草二兩。 杏仁四十個。 生薑三兩。　大棗十二枚。　石膏雞子大。
右七味。以水九升。先煮麻黃。減二升。去上沫。內諸藥。煮取三升。去滓。溫服一升。取微似汗。「汗出多者。溫粉粉之。一服汗者。停後服。汗多亡陽。遂虛。惡風煩躁不得眠也。」

「太陽中風。」脈緊、發熱、惡寒、身疼痛、不汗出而煩躁者。大青龍湯主之。若脈微弱、汗出惡風者不可服。服之則厥逆、筋惕肉瞤、此爲逆也。

「傷寒。」脈浮緩、身不疼、但重、乍有輕時、「無少陰證者。」大青龍湯「發之。」　後條辨纘論皆云。當是小青龍湯證。今從之。　「病溢飲者。當發其汗。」大青龍湯主之。小青龍湯亦主之。

爲則按。當有渴證。蓋厥逆以下。眞武湯之證也。可考。

文蛤湯。　文蛤五兩。　麻黃、　甘草、　生薑各三兩。　石膏五兩。　杏仁五十個。　大棗十二枚。
右七味。以水六升。煮取二升。溫服一升。「汗出卽愈。」

吐後渴欲得水而貪飲者。文蛤湯主之。「兼主微風。」脈緊、頭痛。

爲則按。當有喘證。

「越婢」湯。　麻黃六兩。　石膏半斤　生薑三兩。　大棗十五枚。　甘草二兩
右五味。以水六升。先煮麻黃。去上沫。內諸藥。煮取三升。分溫三服。

「風水」惡風。一身悉腫。脈浮。不渴。續自汗出。「無大熱。」

爲則按。大青龍湯證。而無咳嗽衝逆、有脚攣痛之證者主之。

不渴當作渴。自汗出之下。當有或無汗字。

「越婢悸加朮湯。　於越婢湯方內加朮四兩。

「裏水」者一身面目黃腫。其脈沈。小便不利。「故令病水假如小便自利。此亡津液。故令渴也。」　「裏水。」越婢加朮湯主之。甘草麻黃湯亦主之。　「治內極熱則身體津脫。腠理開汗大泄。厲風氣下焦脚弱。

「越婢」加半夏湯。　於越婢湯方內加半夏半升。

欬而上氣。「此爲肺脹」其人喘目如脫狀。脈浮大者。

爲則按。當有煩渴嘔逆證。

葛根湯。　葛根四兩。　麻黃三兩。　桂枝二兩。　芍藥二兩。　甘草二兩。
　生薑三兩。　大棗十二枚。

右七味。㕮咀。以水一斗。先煮麻黃葛根。減二升。去沫。內諸藥。煮取三升。去滓。溫服一升。覆取微似汗。不須啜粥。餘如桂枝法將息及「禁忌。」

「太陽病。」項背強几几無汗惡風。　「太陽與陽明合病者。必自下利。」　「太陽病」無汗而小便反少。氣上衝胸。口噤不得語。「欲作剛痙。」

爲則按。合病併病說。非疾醫事也。

葛根加半夏湯。　於葛根湯方內。加半夏半升。

「太陽與陽明合病。」不下利但嘔者。
葛根黃連黃芩湯。　葛根半斤。　甘草二兩。　黃芩二兩。　黃連三兩。
右四味。以水八升。先煮葛根減二升。內諸藥。煮取二升。去滓。分溫再服。
「太陽病。」桂枝證、醫反下之。利遂不止、「脈促者表未解也。」喘而
汗出者。
爲則按。當有項背強急心悸證。
小柴胡湯。　柴胡半斤。　黃芩三兩。　人參三兩。　甘草三兩。　半夏半
升。　生薑三兩。　大棗十二枚。
右七味。以水一斗二升。煮取六升。去滓。再煎取三升。溫服一升。日三服。
「後加減法。若胸中煩而不嘔。去半夏人參。加栝蔞實一枚。若渴者。去
半夏。加人參。合前成四兩半。栝蔞根四兩。若腹中痛者。去黃芩。加芍藥
三兩。若脇下痞鞕。去大棗。加牡蠣四兩。若心下悸、小便不利者。去黃芩
加茯苓四兩。若不渴。外有微熱者。去人參。加桂三兩。溫覆取微汗愈。若
欬者。去人參大棗生薑。加五味子半升。乾薑二兩。」「傷寒六七日中
風、」往來寒熱、胸脇苦滿、默默不欲飲食、心煩喜嘔、或胸中煩而不嘔、
或渴、或腹中痛、或脇下痞鞕、或心下悸、小便不利、或不渴、身有微熱、或
欬者。　「太陽病十日以去。」脈浮細、而嗜臥者。「外已解也。」設胸
滿脇痛者。與小柴胡湯。脈但浮者。麻黃湯主之。　「血弱氣盡、腠理開。
邪氣因入、與正氣相搏、結於脇下。正邪分爭。」往來寒熱、休作有時。默

默不欲飲食、「藏府相連、其痛必下。邪高痛下。故使嘔也。」 服柴胡
湯。已渴者「屬陽明也。」以法治之。 得病六七日。脈遲浮弱、惡風寒、
手足溫、醫二三下之、不能食、而脇下滿痛、面目及身黃、頸項強、小便難
者。與柴胡湯。「後必下重、本渴而飲水、嘔者。柴胡湯不中與也。食穀者
噦。」 「傷寒四五日」身熱、惡風、頸項強、脇下滿、手足溫而渴者。
「傷寒陽脈澁、陰脈弦、法當」腹中急痛者。先與小建中湯不差者。
「傷寒中風。」有柴胡證。但見一證。便是不必悉具。 凡柴胡湯病證。
而下之、若柴胡證不罷者。復與柴胡湯。必蒸蒸而振。卻發熱。汗出而解。
「太陽病。過經十餘日。反」二三下之。後四五日。柴胡證仍在者。先
與小柴胡湯。嘔不止。心下急、鬱鬱微煩者。「爲未解也。」與大柴胡下
之則愈。 「傷寒十三日不解」胸脇滿而嘔。日晡所發潮熱。已而微
利。此本柴胡證。下之而不得利。今反利者。知醫以丸藥下之。非其治也。
「潮熱者實也。」先宜小柴胡湯以解「外。」後以柴胡加芒消湯主
之。 婦人中風。七八日、續得寒熱發作。有時經水適斷者。「此爲熱入
血室。其血必結。故使如瘧狀發作。有時。」 「傷寒五六日。」頭汗出、
微惡寒、手足冷、心下滿、口不欲食、大便鞕、脈細者。「此爲陽微結。必有
表。復有裏也。脈沉亦在裏也。汗出爲陽微、假令純陰結不得復其外證。
悉入在裏。此爲半在裏半在外也。脈雖沈緊。不得爲少陰病。所以然者。
陰不得有汗。今頭汗出。故知非少陰也。可與小柴胡湯。設不了了者。得

尿而解。　「傷寒五六日」嘔而發熱者。柴胡湯證具。而以他藥下之。柴胡證仍在者。復與柴胡湯。此雖已下之。不爲逆。必蒸蒸而振。卻發熱汗出而解。若心下滿、而鞕痛者。「此爲結胸也。」大陷胸湯主之。但滿而不痛者。「此爲痞。」柴胡不中與之。宜半夏瀉心湯。　「陽明病」發潮熱、大便溏、小便自可、胸脇滿不去者。　「陽明病」脇下鞕滿、不大便、而嘔、舌上白苔者。可與小柴胡湯。上焦得通。津液得下。「胃氣」因和。身濈然而汗出解也。　陽明中風。脈弦浮大。而短氣。腹部滿。脇下及心痛。又按之氣不通。鼻乾。不得汗。嗜臥。一身及面目悉黃。小便難。有潮熱。時時噦。耳前後腫。刺之小差。外不解。病過十日。脈續浮者。與小柴胡湯。脈但浮、無餘證者。與麻黃湯。若不尿。腹滿。加噦者。不治。」　「本太陽病不解、轉入少陽者。」脇下鞕滿。乾嘔。不能食。往來寒熱。「尚未吐下」脈沈緊者。　若已吐下。發汗。溫鍼。讝語。柴胡證罷。此爲壞病。知犯何逆以法治之。　嘔而發熱者。　「傷寒」差已後。更發熱者。小柴胡湯主之。「脈浮者。以汗解之。脈沈實者。以下解之。」　諸黃腹痛而嘔者。　「新產婦人有三病。一者病痙。二者病鬱冒。三者大便難。何謂也。曰新產血虛。多汗出。喜中風。故令病痙。亡血復汗。寒多。故令鬱冒。亡津液。胃燥。故大便難。產婦鬱冒。其脈微弱。不能食。大便反堅。但頭汗出。所以然者。血虛而厥。厥而必冒。冒家欲解。必大汗出。以血虛下厥。孤陽上出。故頭汗出。所以產婦喜汗出者。亡陰血虛。陽氣獨盛。故當汗出。陰

陽乃復。」大便堅。嘔不能食。　「婦人在草蓐自發露得風。」四肢苦
煩熱頭痛者。與小柴胡湯。頭不痛但煩者。三物黃芩湯主之。

柴胡加芒硝湯。　於小柴胡湯方內加芒硝六兩。

「傷寒十三日不解。」胸脇滿而嘔。日晡所發潮熱。已而微利。此本柴胡證下之。而不得利。今反利者。知醫以丸藥下之。非其治也。潮熱者實也。先宜小柴胡湯以解「外。」後以柴胡加芒硝湯主之。

爲則按。小柴胡湯證。而有堅塊者。主之。

柴胡去半夏加栝蔞湯。　於小柴胡湯方內去半夏加栝蔞根四兩。

治「瘧」病發渴者。亦治「勞瘧。」

爲則按。當有胸脇苦滿證。

柴胡加桂枝湯。　桂枝、黃芩、人參各一兩。甘草一兩。半夏二合半。芍藥一兩半。大棗六枚。生薑一兩半。柴胡四兩。

右九味。以水七升。煮取三升。去滓。溫服一升。日三服。

「傷寒六七日。」發熱微惡寒。支節煩疼。微嘔。心下支結。「外證」未去者。「發汗多亡陽。讝語者。不可下。與柴胡桂枝湯。和其榮衛。以通律液。後自愈。」　心腹卒中痛者。

柴胡薑桂湯。　柴胡半斤。桂枝三兩。乾薑二兩。栝蔞根四兩。黃芩三兩。牡蠣三兩。甘草二兩。

右七味。以水一斗二升。煮取六升。去滓再煎。取三升。溫服一升。日三服。

初服微煩。復服汗出。便愈。

「傷寒五六日。」已發汗而復下之、胸脇滿、微結、小便不利、渴而不嘔、但頭汗出、往來寒熱、心煩者、此爲未解也。「瘧。」寒多、微有熱、或但寒不熱者。

爲則按。頭汗出者。是衝逆也。又曰。當有胸脇有動證。

柴胡加龍骨牡蠣湯。　半夏二合。　大棗六枚。　柴胡四兩。　生薑、人參、　龍骨、　鉛丹、　桂枝、　茯苓各一兩半。　大黃二兩。　牡蠣一兩半。

右十一味。以水八升。煮取四升。內大黃切如碁子。更煮。一二沸。去滓。溫服一升。

「傷寒八九日下之。」胸滿煩驚、小便不利、讝語、一身盡重、不可轉側者。

爲則按。當有胸腹有動證。玉函經無切如碁子四字。一二沸。作取二升。今從之。

大柴胡湯。　柴胡半斤。　黃芩三兩。　芍藥三兩。　半夏半升。　生薑五兩。　枳實四枚。　大棗十二枚。

右七味。以水一斗二升。煮取六升。去滓再煎。溫服一升。日三服。一方用大黃二兩。若不加大黃。恐不爲大柴胡湯也。

「太陽病、過經十餘日、及」二三下之後四五日、柴胡證仍在者。先與小柴胡湯。嘔不止、心下急、鬱鬱微煩者。「爲未解也。」與大柴胡湯下之則愈。「傷寒十餘日、熱結在裏、」復往來寒熱者。與大柴胡湯。但結胸無大熱者。「此爲水結在胸脇也。」但頭微汗出者。大陷胸湯主之。「傷寒」發熱汗出、不解、心下痞鞕、嘔吐而下利者。按之心下滿痛者。「此爲實也。」當下之。「傷寒後脈沈沈者內實也。」下解之。

爲則按。小柴胡湯證而胸腹拘攣可下者。主之。又按。本方當有大黃。玉函經再煎下有取三升三字。又曰。一方已下注文也。

白虎湯。　知母六兩。　石膏一斤。　甘草二兩。　粳米六合。

右四味。以水一斗。煮米熟湯成。去滓。溫服一升。日三服。

「傷寒脈浮滑。此表有熱。裏有寒。」　「三陽合病。」腹滿身重。難以轉側。口不仁而面垢。讝語遺尿。發汗則讝語。下之則額上生汗。手足逆冷。若自汗出者。　「傷寒脈滑而厥者。裏有熱也。」

爲則按。以上三條。非白虎湯證。乃於白虎加人參湯條下辨之。又曰。煎法可從白虎加桂枝湯。

白虎加人參湯。　於白虎湯方內加人參三兩。

服桂枝湯大汗出後。大煩渴不解。脈洪大者。　「傷寒病。若吐若下。後七八日不解。熱結在裏。表裏俱熱。」時時惡風。大渴舌上乾燥而煩欲飲水數升者。　「傷寒」無大熱。口燥渴。心煩背微惡寒者。　「傷寒」脈浮發熱無汗。「其表不解」者不可與白虎湯渴欲飲水。「無表證」者若渴欲飲水。口乾舌燥者。

爲則按。已上四章。千金方作白虎湯主之。外臺亦同。而方後曰傷寒論方。今從之。

「太陽中熱者。暍是也。」汗出、悪寒身熱而渴。

爲則按此方白虎湯證而心下痞鞕者主之。

白虎加桂枝湯。　於白虎湯方内加桂枝三兩。

右以水一斗五升。煮取八升。去滓溫服。

「溫瘧者其脈如平。」身無寒、但熱骨節疼煩時嘔。

爲則按當有煩渴衝逆證。

小「承氣」湯。　大黃四兩。　厚朴二兩。　枳實三枚。

已上三味。以水四升。煮取一升二合。去滓。分溫二服。初服湯當更衣。不爾者盡飲之。「若更衣者勿服之。」

「陽明病脈遲。」雖汗出不悪寒者。其身必重。短氣腹滿而喘。有潮熱者。「此外欲解可攻裏也。」手足濈然而汗出者。此大便已鞕也。大承氣湯主之。若汗多。微發熱悪寒者。「外未解也。其熱不潮。未可與承氣湯。若大便不通者。可與小承氣湯。「微和胃氣。勿令大泄下。」　「傷寒」不大便六七日、頭痛有熱者。與承氣湯。其小便清者「知不在裏。仍在表也。當須發汗。」若頭痛者。「必衄。」宜桂枝湯。　「陽明病。」潮熱、大便微鞕者。可與大承氣湯。不鞕者不與之。若不大便六七日。恐有燥屎。欲知之法。少與小承氣湯。湯入腹中。轉失氣者。有燥屎。乃可攻之。若不轉失氣者。此但初頭鞕。後必溏。不可攻之。攻之必脹滿。不能食也。欲飲水者。與水則噦。其後發熱者。必大便復鞕而少也。以小承氣湯和之。不轉失氣者。愼不可攻也。　「陽明病。其人多汗。以津液外出。胃中燥。」大便必鞕。鞕則譫語。小承氣湯主之。若一服譫語止。更莫復服。

「陽明病」譫語。發潮熱。脈滑而疾者。小承氣湯主之。因與承氣湯一升。腹中轉失氣者。更服一升。若不轉失氣。勿更與之。「明日不大便脈反微澁者。裏虛也。爲難治。不可更與承氣湯也。」　「太陽病」若吐若下。若發汗。微煩。小便數。大便因鞕者。與小承氣湯和之。愈　得病二三日。脈弱。無「太陽」柴胡證。煩躁。心下鞕。至四五日。雖能食。以小承氣湯。少少與。微和之。令小安。至六日。與承氣湯一升。若不大便六七日。小便少者。雖不能食。但初頭鞕。後必溏。未定成鞕。攻之必溏。須小便利。屎定鞕。乃可攻之。宜大承氣湯。　下利譫語者。有燥屎也。　大便不通。噦數。譫語者。

厚朴三物湯。　厚朴八兩。　大黃四兩。　枳實五枚。

右三味。以水一斗二升。先煮二味。取五升。內大黃。煮取三升。溫服一升。「以利爲度。」

痛而閉者。

爲則按。小承氣湯證。而腹滿甚。

厚朴七物湯。　厚朴半斤。　甘草三兩。　大黃三兩。　大棗十枚。　枳實五枚。　桂枝二兩。　生薑五兩。

右七味。以水一斗。煮取四升。溫服八合。日三服。「嘔者加半夏五合。下利。去大黃。寒多者加生薑至半斤。

病腹滿發熱十日。脈浮而數。飲食如故。

爲則按。此方合厚朴三物桂枝湯。去芍藥湯而加生薑二兩也。由是觀之。當有二方之證而上逆嘔證。

大「承氣」湯。　大黃四兩。　厚朴半斤。　枳實五枚。　芒消三合。

右四味。以水一斗。先煮二物。取五升。去滓。內大黃煮取二升。去滓。內芒消。更上火微煮。一兩沸。分溫再服。「得下餘勿服。」

「陽明病脈遲。」雖汗出不惡寒者。其身必重。短氣腹滿。而喘。有潮熱者。「此外欲解可攻裏也。手足濈然而汗出者。此大便已鞕也。大承氣湯主之。若汗多。微發熱惡寒者。「外未解也。」其熱不潮。未可與承氣湯。若腹大滿不通者。可與小承氣湯。「微和胃氣。勿令大泄下。」

「陽明病。」潮熱大便微鞕者。可與大承氣湯。不鞕者。不與之。若不大便六七日。恐有燥屎。欲知之法。少與小承氣湯。湯入腹中。轉失氣者。此有燥屎。乃可攻之。若不轉失氣者。此但初頭鞕。後必溏。不可攻之。攻之必脹滿不能食也。欲飲水者。與水則噦。其後發熱者。必大便復鞕而少也。以小承氣湯和之。不轉失氣者。愼不可攻也。

「傷寒。」若吐若下。後不解。不大便五六日。上至十餘日。日晡所發潮熱。不惡寒。獨語如見鬼狀。若劇者發則不識人。循衣摸牀。惕而不安。微喘直視。「脈弦者生。濇者死。微者但發熱。」讝語者。大承氣湯主之。「若一服利。止後服。」

「陽明病。」讝語有潮熱。反不能食者。「胃中必」有燥屎。「五六枝」一也。若能食者。但鞕爾。　汗出譫語者。以有燥屎「在胃中」。此爲風也。須下之。「過經乃可下之。下之若早。語言必亂。以表虛裏實故也。下之則愈。」　「二陽併病。太陽證罷。但發潮熱。手足漐漐汗出。大便難。而譫語者。下之則愈。　「陽明病。」下之。心中懊憹而煩。「胃中」有燥屎者。可攻。腹微滿。初頭鞕。後必溏。不可攻之。若有燥屎者。　病人煩熱。汗出則解。又如瘧狀。日晡所發熱者。「屬陽明也。脈實者。宜下之。脈浮虛者。宜發汗。下之。與大承氣湯。發汗。宜桂枝湯。　大下後六七日。不大便。煩不解。腹滿痛者。此有燥屎也。「所以然者。本有宿食故也。」病人小便不利。大便乍難乍易。時有微熱。喘冒不能臥者。有燥屎也。得病二三日。脈弱。無「太陽」柴胡證。煩燥。心下鞕。至四五日。雖能食。以小承氣湯。少少與。微和之。令小安。至六日。與承氣湯一升。若不大便六七日。小便少者。雖不能食。但初頭鞕。後必溏。未定成鞕。攻之必溏。須小便利。屎定鞕。乃可攻之。　「傷寒六七日。」目中不了了。睛不和。「無表裏證。」大便難。身微熱者。「此爲實。急下之。」　「陽明。」發熱汗多者。急下之。　發汗不解。腹滿痛者。急下之。　腹滿不減。減不足言。當下之。　「陽明少陽合病。必下利。其脈不負者。順也。負者。失也。互相尅賊。名爲負也。脈滑而數者。有宿食也。當下之。　「少陰病。得之二三日。口燥咽乾者。急下之。　「少陰病。」自利清水。色純青。心下必痛。口乾燥者。急下之。　「少陰病六七日。」腹脹不大便者。急下之。　下利。

三部脈皆平。按之心下鞕者。急下之。　下利。脈遲而滑者。內實也。利未
欲止。當下之。　人病有宿食。何以別之。曰。寸口脈浮而大。按之反澀。尺
中亦微而澀。故知有宿食。當下之。　下利不欲食者。以有宿食故也。當
下之。　下利差後。至其年月日復發者。以病不盡也。當下之。　下利脈
反滑。當有所去。下之乃愈。　病腹中滿痛者。「此爲實」也。當下之。
「脈雙弦而遲」者。必心下鞕。脈大而緊者。陽中有陰也。可以下之。
「痓爲病」。胸滿。口噤。臥不著席。脚攣急。必齘齒。　病解。能食。七八日。
更發熱。「此爲胃實」　「產後七八日。無太陽證」。少腹堅痛。此惡
露不盡。不大便。煩躁發熱。切脈微實。再倍發熱。日晡時煩躁者。不食。食
則譫語。至夜卽愈。宜大承氣湯主之。「熱在裏。結在膀胱也。」
大黃黃連「瀉心」湯。　大黃二兩。　黃連一兩。
右二味。以麻沸湯二升漬之。須臾絞去滓。分溫再服。
心下痞。按之濡。其脈「關上」浮者。　「傷寒」大下後。復發汗。心下痞。
惡寒者。「表」未解也。不可攻痞。「當先解表。表解乃可攻痞。解表」
宜桂枝湯。攻痞宜大黃黃連瀉心湯。

　爲則按。當有心悸證。

「瀉心」湯。　大黃二兩。　黃連、　黃芩各一兩。
右三味。以水三升。煮取一升。頓服之。
心氣不足。吐血。衄血。　本以下之。故心下痞。與瀉心湯。痞不解。其人口

渴而燥煩。小便不利者。五苓散主之。「婦人吐涎沫。」醫反下之。心下卽痞。當先治其吐涎沫。以小青龍湯主之。涎沫止。乃治痞。以瀉心湯主之。

爲則按。煎法當從大黃黃連瀉心湯附子瀉心湯之法也。又曰。不足。千金作不定。今從之。

附子「瀉心」湯。　於瀉心湯方內加附子一枚。

右四味。切三味。以麻沸湯二升漬之。須臾絞去滓。內附子汁。分溫再服。

心下痞。而復惡寒汗出者。

大黃附子湯。　大黃三兩。　附子三枚。　細辛二兩。

右三味。以水五升。煮取二升。分溫三服。「若強人」煮取二升半。分溫三服。服後如人行四五里。進一服。

脇下偏痛。發熱。其脈緊弦。「此寒也。以溫藥下之。」

大黃甘遂湯。　大黃四兩。　甘遂二兩。　阿膠二兩。

右三味。以水三升。煮取一升。頓服之。其血當下。

「婦人」少腹滿如敦狀。小便微難。而不渴。「生後此爲水與血俱結在血室也。」

抵當湯。　水蛭三十個。　蝱蟲三十個。　桃仁二十個。　大黃三兩。

右四味。爲末。以水五升。煮取三升。去滓。溫服一升。「不下再服。」

「太陽病六七日」表證仍在。脈微而沈。反不結胸。其人發狂者。「以熱在下焦。」少腹當鞕滿。小便自利者。下血乃愈。「所以然者。以太陽

隨經瘀熱在裏」故也。　「太陽病、」身黃、脈沈結、少腹鞕、小便不利
者。爲無血也。小便自利。其人如狂者。血證諦也。　「陽明證」其人喜忘
者。必有畜血。所以然者。本有久瘀血。故令喜忘。屎雖鞕大便反易。其色
必黑。　「病人」無「表裏證」發熱七八日。雖脈浮數者。可下之。假
令已下。脈數不解。合熱則消穀善飢。至六七日。不大便者有瘀血。　婦
人經水不利下。

抵當丸。　水蛭二十個。　虻蟲二十五個。　桃仁二十個。　大黃三兩。
右四味。杵。分爲四丸。以水一升煮一丸。取七合服之。晬時當下血。若不
下者更服。「傷寒」有熱。少腹滿應。小便不利。今反利者。爲有血也。當
下之。不可餘藥。

橘皮大黃朴消湯。　橘皮一兩。　大黃二兩。　朴消二兩。
右三味。以水一大升。煮至小升。頓服即消。
鱠食之在心胸間不化。吐復不出。速下除之。「久成癥病。」

大黃消石湯。　大黃、　黃蘗、　消石各四兩。　梔子十五枚。
右四味。以水六升。煮取三升。去滓。內消石。更煮取一升。頓服。
「黃疸」腹滿。小便不利而赤。自汗出。「此爲表和裏實。」當下之。

大黃牡丹皮湯。　大黃四兩。　牡丹皮一兩。　桃仁五十個。　瓜子半升。
芒消三合。
右五味。以水六升。煮取一升。去滓。內芒消。再煎沸。頓服之。有膿當下。如

無膿當下血。

「腸癰」者小腹腫痞。按之卽痛如淋。小便自調。時時發熱。自汗出。復惡寒。其脈遲緊者。膿未成。可下之。當有血。脈洪數者。膿已成。不可下也。

爲則按千金方作牡丹皮三兩。瓜子一升。芒消二兩。瓜子一升。今當十兩。

大黃甘草湯。　大黃四兩。　甘草一兩。

右二味。以水三升。煮取一升。分溫再服。　食已卽吐者。

爲則按當有急迫證。

調胃承氣湯。　大黃四兩。　甘草二兩。　芒消半觔。

右三味。㕮咀。以水三升。煮取一升。去滓內芒消。更上火微煮。令沸。少少溫服。

「傷寒」脈浮。自汗出。小便數。心煩。微惡寒。脚攣急。反與桂枝湯「欲攻其表」此誤也。得之便厥。咽中乾煩躁吐逆者。作甘草乾薑湯與之。以「復其陽」若厥愈。足溫者。更作芍藥甘草湯與之。其脚卽伸。若「胃氣不和」讝語者。少與調胃承氣湯。若重發汗。復加燒鍼者。四逆湯主之。「發汗後惡寒者。虛故也。不惡寒。便熱者。實也。當和胃氣」「太陽病未解。陰陽脈俱停。必先振慄。汗出而解。但陽陰微者。先汗出而解。但陰脈微者。下之而解。若欲下之」　「傷寒十三日不解。過經讝語者」以有熱也。當以湯下之。若小便利者。大便當鞕。而反下利。脈調和者。知醫以丸藥下之。非其治也。若自下利者。脈當微厥。今反和者。

此爲內實也。「太陽病過經十餘日。」心下溫溫欲吐。而胸中痛。大便反溏。腹微滿。鬱鬱微煩。「先此時自極吐下者。」與調胃承氣湯。若不爾者。不可與。「但欲嘔、胸中痛、微溏者。此非柴胡證。以嘔故知極吐下也。」「陽明病。」不吐不下。心煩者。「太陽病。」三日發汗。不解。蒸蒸發熱者。「屬胃也。」「傷寒」吐後腹脹滿者。大便不通。「胃氣不和者。」

爲則按但急迫而大便不通者主之。

桃核「承氣」湯　桃仁五十個。　桂枝二兩。　大黃四兩。　芒硝二兩。　甘草二兩。

右五味。以水七升。煮取二升半。去滓。內芒硝。更上火。微沸下火。「先食」溫服五合。日三服。「當微利。」

「太陽病、不解。熱結膀胱。」其人如狂。血自下。下者愈。「其外不解者」尚未可攻。當先「解外。」外解已但少腹急結者。乃可攻之。

下瘀血湯　大黃二兩。　桃仁三十個。　䗪蟲二十枚。

右三味。末之。煉蜜和爲四丸。以酒一升煎一丸。取八合。頓服之。新血下如豚肝。「產婦」腹痛。「法當」以枳實芍藥散。假令不愈者。「此爲腹中有乾血著臍下。」宜下瘀血湯主之。亦主經水不利。

土瓜根散　土瓜根、芍藥、桂枝、䗪蟲各三分。

右四味。杵爲散。酒服方寸匕。日三服。

「帶下」經水不利。少腹滿痛。經一月再見者。　陰㿗腫。

甘草湯。　甘草二兩。

右一味。以水三升。煮取一升半。去滓。溫服七合。日二服。

「少陰病」二三日。咽痛者。可與甘草湯。不差者與桔梗湯。

爲則按甘草主急迫者也。

桔梗湯。　桔梗一兩。　甘草一兩。

右二味。以水三升。煮取一升。去滓。分溫再服。

「少陰病二三日」咽痛者。可與甘草湯。不差者。與桔梗湯。　欬而胸滿。振寒。脈數。咽乾不渴。時出濁唾。腥臭。久久吐膿如米粥者。「爲肺癰」

爲則按粘痰如膿者主之。

排膿湯。　甘草二兩。　桔梗三兩。　生薑一兩。　大棗十枚。

右四味。以水三升。煮取一升。溫服五合。日再服。

爲則按有粘痰。或膿血而急迫者主之。

芍藥甘草湯。　芍藥四兩。　甘草四兩。

右二味。㕮咀。以水三升。煮取一升半。去滓。分溫再服之。

「傷寒」脈浮。自汗出。小便數。心煩。微惡寒。脚攣急。反與桂枝湯。「欲攻其表」此誤也。得之便厥。咽中乾。煩燥吐逆者。作甘草乾薑湯與之。以「復其陽」若厥愈足溫者。更作芍藥甘草湯與之。其脚卽伸。若「胃氣不和」讝語者。少與調胃承氣湯。若重發汗。復加燒鍼者。四逆湯主之。

甘遂半夏湯。　甘遂三枚。　半夏十二枚。　芍藥五枚。　甘草指大一枚。

右四味。以水二升。煮取半升。去滓。以蜜半升。和藥汁煎取八合。頓服之。

病者脈伏。其人欲自利。利反快。雖利心下續堅滿。「此爲留飲欲去故也。」

爲則按。芍藥甘草湯、加減之方也。故當有攣急證。

芍藥甘草附子湯。　芍藥三兩。　甘草三兩。　附子一枚。

已上三味。以水五升。煮取一升五合。去滓。分溫服。

發汗病不解。反惡寒者。「虛」故也。

爲則按。芍藥甘草湯證。而惡寒者主之。

甘麥大棗湯。　甘草三兩。　小麥一升。　大棗十枚。

右三味。以水六升。煮取三升。分溫三服。

「婦人」藏躁。喜悲傷。欲哭。象如神靈所作。數欠伸。

爲則按。急迫而狂驚者主之。

甘草粉蜜湯。　甘草二兩。　粉一兩。　蜜四兩。

右三味。以水三升。先煮甘草取二升。去滓。內粉蜜。攪令和煎。如薄粥。溫服一升。差卽止。

「蚘蟲之爲病。」令人吐涎。心痛發作有時。毒藥不止。

生薑甘草湯。　生薑五兩。　人參三兩。　甘草四兩。　大棗十五枚。

右四味。以水七升。煮取三升。分溫三服。 「肺痿」欬唾。涎沫不止。咽燥而渴。

爲則按。當有心下痞鞕強急證。

甘草乾薑湯。 甘草四兩。 乾薑二兩。

右㕮咀。以水三升。煮取一升五合。去滓。分溫再服。

「肺痿」吐涎沫而不咳者。其人不渴。必遺尿小便數。「所以然者。以上虛不能制下故也。此爲肺中冷。」必眩多涎唾。甘草乾薑湯「以溫之。若服湯已渴者。屬消渴。」 「傷寒」脈浮。自汗出。小便數。心煩。微惡寒。脚攣急。反與桂枝湯。「欲攻其表。」此誤也。得之便厥。咽中乾。煩躁吐逆者。作甘草乾薑湯與之。以「復其陽。」若厥愈。足溫者。更作芍藥甘草湯與之。其脚卽伸。若「胃氣不和、」讝語者。少與調胃承氣湯。若重發汗。復加燒鍼者。四逆湯主之。

爲則按。當有急迫證。

四逆湯。 甘草二兩。 乾薑一兩半。 附子一枚。

右三味。㕮咀。以水三升。煮取一升二合。去滓。分溫再服。「強人可大附子一枚。乾薑三兩。」 「傷寒」脈浮。自汗出。小便數。心煩。微惡寒。脚攣急。反與桂枝湯。「欲攻其表。」此誤也。得之便厥。咽中乾。煩躁。吐逆者。作甘草乾薑湯與之。以「復其陽。」若厥愈。足溫者。更作芍藥甘草湯與之。其脚卽伸。若「胃氣不和、」讝語者。少與調胃承氣湯。若重發汗。

復加燒鍼者。四逆湯主之。　「傷寒」醫下之。續得下利清穀不止。身疼痛者。「急當救裏」後身疼痛、清便自調者。「急當救表。救裏。」宜四逆湯。「救表。」宜桂枝湯。　病發熱頭痛。脈反沈。若不差。身體疼痛、「當救其裏。」　脈浮而遲。「表熱裏寒。」下利清穀者。　自利不渴者。「屬太陰。」以其藏有寒故也。當溫之。宜服四逆輩。　「少陰病。脈沈者。急溫之。」　「少陰病。」飲食入口則吐。心中溫溫欲吐。復不能吐。始得之手足寒。脈弦遲者。此胸中實不可下也。當吐之。「若膈上有寒、」飲乾嘔者不可吐也。急溫之。　大汗出。熱不去。內拘急。四肢厥。又下利。厥逆而惡寒者。　大汗若大下利。而厥冷者。　下利。腹脹滿。身體疼痛者。「先溫其裏。」乃攻其表。溫裏四逆湯。「攻表」桂枝湯。　嘔而脈弱。小便復利。身有微熱。見厥者難治。　吐利。汗出。發熱惡寒。四肢拘急。手足厥冷者。　既吐且利。小便復利。而大汗出。下利清穀。「內寒外熱。」脈微欲絕者。

爲則按。此甘草君藥也。

「通脈」四逆湯。　甘草二兩。　附子一枚。　乾薑二兩。

右三味。以水三升。煮取一升二合。去滓。分溫再服。「其脈卽出者愈。」後加減法。面色赤者加葱九莖。腹中痛者去葱加芍藥二兩。嘔者加生薑二兩。咽痛者去芍藥加桔梗一兩。利止脈不出者。去桔梗加人參二兩。」

「少陰病。」下利清穀。「裏寒外熱。」手足厥逆。脈微欲絶。身反不惡寒。其人面赤色。或腹痛。或乾嘔。或咽痛。或利止。脈不出者。　下利清穀。「裏寒外熱。」汗出而厥者。

爲則按當作附子大者一枚。以乾薑知其然。甘草新校正作三兩。是也。

四逆加人參湯。　於四逆湯方內加人參一兩。

惡寒。脈微而復利。「利止亡血也。」

爲則按當有心下輕病也。辨之藥徵人參條下。

茯苓四逆湯。　茯苓六兩。　人參一兩。　甘草二兩。　乾薑一兩半。　附子一枚。

右五味。以水五升。煑取三升。去滓。溫服七合。日三服。

發汗若下之。病仍不解。煩躁者。

爲則按當有心下悸惡寒證。

「通脈」四逆加猪膽汁湯。　於四逆湯方內加猪膽汁半合。如無猪膽。以羊膽代之。

吐已下斷。汗出而厥。四肢拘急不解。脈微欲絶者。

乾薑附子湯。　乾薑一兩。　附子一枚。

右二味。以水三升。煑取一升。去滓頓服。　下之後。復發汗。晝日煩躁。不得眠。夜而安靜。不嘔不渴。無「表證。」脈沈微。「身無大熱者。」

附子粳米湯。　附子一枚。　半夏半升。　甘草一兩。　大棗十枚。　粳米半升。

右五味。以水八升。煮米熟湯成。去滓。溫服一升。日三服。

腹中「寒氣」雷鳴切痛。胸脇逆滿。嘔吐。

薏苡附子散。　薏苡仁十五兩。　大附子十枚。

右二味。杵爲散。服方寸匕。日三服。

「胸痺」緩急者。

爲則按當有惡寒或浮腫證。

薏苡附子敗醬散。　薏苡仁十分。　附子二分。　敗醬五分。

右三味。杵爲末。取方寸匕。以水二升。煎減半。頓服。小便當下。

「腸癰之爲病。」其身甲錯。腹皮急。按之濡如腫狀。腹無積聚。身無熱。脈數。「此爲腸內有癰膿。」

白通湯。　葱白四莖。　乾薑一兩。　附子一枚。

右三味。以水三升。煮取一升。去滓。分溫再服。

「少陰病。」下利。

爲則按當有氣逆證。

白通加猪膽汁湯。　葱白四莖。　乾薑一兩。　附子一枚。　人尿五合。　猪膽汁一合。

已上三味。以水三升。煮取一升。去滓。內膽汁人尿。和令相得。分溫再服。若無膽亦可用。

「少陰病」下利。脈微者。與白通湯。利不止。厥逆。無脈。乾嘔煩者。白通加猪膽汁湯主之。服湯脈暴出者。死。微續者生。

大烏頭煎。　烏頭大者五枚。

右以水三升。煮取一升。去滓。內蜜二升。煎令水氣盡。取二升。「強人服七合。弱人五合。」不差。明日更服。不可一日再服。

「腹痛脈弦而緊。弦則衛氣不行。卽惡寒。緊則不欲食。邪正相搏。卽爲寒疝。」寒疝遶臍痛。若發則自汗出。手足厥冷。其脈沈弦者。

烏頭湯。　麻黃　芍藥　黃蓍各三兩。　甘草三兩。　川烏五枚㕮咀。以蜜二升。煎取一升。卽出烏頭。

右五味。㕮咀四味。以水三升。煮取一升。去滓。內蜜煎中。更煎之。服七合。不知。盡服之。

「病歷節」不可屈伸。疼痛。　「脚氣」疼痛。不可屈伸。　「寒疝」腹中絞痛。「痛風入攻五臟」拘急不得轉側。發作有時。使人陰縮。手足厥逆。

爲則按當有自汗盜汗浮腫證。

赤丸。　茯苓四兩。　半夏四兩方用桂。　烏頭二兩。　細辛一兩。

右四味。末之。內眞朱爲色。煉蜜。丸如麻子大。先食酒飲下三丸。日再。夜一服。不知。稍增之。以知爲度。

「寒氣」厥逆。

爲則按。當有心下悸。及嘔而腹痛證。

眞武湯。　茯苓三兩。　芍藥三兩。　生薑三兩。　朮二兩。　附子一枚。

右五味。以水八升。煮取三升。去滓。溫服七合。日三服。「後加減法。若欬者。加五味半升。細辛乾薑各一兩。若小便利者。去茯苓。若下利者。去芍藥。加乾薑二兩。若嘔者。去附子。加生薑足前成半斤。」

「少陰病。二三日不已。至四五日。」腹痛。小便不利。四肢沉重。疼痛。自下利者。「此爲有水氣。」其人或欬。或小便利。或下利。或嘔者。　「太陽病。」發汗。汗出不解。其人仍發熱。心下悸。頭眩。身瞤動。振振欲擗地者。

附子湯。　附子二枚。　茯苓三兩。　人參二兩。　朮四兩。　芍藥三兩。

右五味。以水八升。煮取三升。去滓。溫服一升。日三服。

「少陰病得之一二日。」口中和。其背惡寒者。當灸之。　「少陰病」身體痛。手足寒。骨節痛。脈沈者。

爲則按。當有小便不利。心下悸。或痞鞕證。藥徵辨之。

天雄散。　天雄三兩。（當作三枚）　朮八兩。　桂枝六兩。　龍骨三兩。

右四味。杵爲散。酒服半錢匕。日三服。不知稍增之。

爲則按。失精家。而小便不利。臍下有動。或惡寒。或衝逆者。主之。藥徵辨之。

梔子豉湯。　梔子十四枚。　香豉四合。

右二味。以水四升。先煮梔子。得二升半。內豉。煮取一升半。去滓。分爲二

服。溫進一服。「得吐者止後服。」一

發汗吐下後。虛煩不得眠。若劇者。必反覆顛倒。心中懊憹。　發汗若下之而煩熱胸中窒者。　「傷寒五六日」大下之後。身熱不去。心中結痛者。未欲解也。　「陽明病」脈浮而緊。咽燥口苦。腹滿而喘。發熱汗出。不惡寒。反惡熱。身重。「若發汗」則燥。心憒憒。反讝語。若加燒鍼。必怵惕煩躁。不得眠。若下之。則胃中空虛。客氣動膈。心中懊憹。舌上胎者。

「陽明病」下之。其外有熱。手足溫。不「結胸」心中懊憹。饑不能食。但頭汗出者。　下利後。更煩。按之心下濡者。爲虛煩也。

爲則按集註曰。舊本有一服得吐止後服七字。此因瓜蒂散中有香豉而誤傳於此。今爲刪正。余亦從之。以下倣之。

梔子甘草豉湯　梔子豉湯方內。加入甘草二兩。

梔子豉湯證。而若少氣者。

梔子生薑豉湯　梔子豉湯方內。加生薑五兩。

梔子豉湯證。而若嘔者。

爲則曰。以上二方證。以若字者。冠梔子豉湯證之辭。今裂而列之。故敢加梔子豉湯證而六字。以通其意也。

枳實梔子豉湯　枳實三枚。　梔子十四枚。　豉一升。

右三味。以清漿水七升。空煮取四升。內枳實梔子。煮取二升。下豉更煮五六沸。去滓。分溫再服。覆令微似汗。

「大病差後、勞復者。枳實梔子湯主之。若有宿食者。加大黃如碁子大五六枚。」

爲則按。當有心中懊憹胸滿證。

梔子大黃豉湯。　梔子十二枚。　大黃一兩。　枳實五枚。　豉一升。

右四味。以水六升。煑取二升。分溫三服。　「酒黃疸」心中懊憹或熱痛。

茵蔯蒿湯。　茵蔯蒿六兩。　梔子十四枚。　大黃二兩。

右三味。以水一斗。先煮茵蔯。減六升。內二味。煮取三升。去滓。分溫三服。小便當利。尿如皂角汁狀。色正赤。一宿腹減。黃從小便去也。

「穀疸之爲病。」寒熱不食。食卽頭眩。心胸不安。久久發黃。「爲穀疸。」

「陽明病發熱汗出」此爲熱越。不能發黃也。但頭汗出。身無汗。劑頸而還。小便不利。渴引水漿者。「此爲瘀熱在裏。身必發黃。」「傷寒七八日。」身黃如橘子色。小便不利。腹微滿者。

梔子蘗皮湯。　梔子十五個。　甘草一兩。　黃蘗二兩。

右三味。以水四升。煮取一升半。去滓。分溫再服。

「傷寒」身黃發熱者。

梔子厚朴湯。　梔子十四枚。　厚朴四兩。　枳實四枚。

已上三味。以水三升半。煮取一升半。去滓。分三服。溫進一服。「得吐者。止後服。」

「傷寒下後。」心煩。腹滿。臥起不安者。

梔子乾薑湯。 梔子十四枚。 乾薑二兩。

右二味。以水三升半。煮取一升半。去滓。分二服。溫進一服。「得吐者。止後服。」

「傷寒。醫以丸藥大下之。」身熱不去。微煩者。

大陷胸湯 大黃六兩。 芒消一升。 甘遂一錢。

右三味。以水六升。先煮大黃。取二升。去滓。內芒消。煮一二沸。內甘遂末。溫服一升。「得快利。止後服。」

「太陽病。脈浮而動數。浮則爲風。數則爲熱。動則爲痛。數則爲虛。頭痛發熱。微盜汗出。而反惡寒者。表未解也。醫反下之。動數變遲。膈內拒痛。胃中空虛。客氣動膈。」短氣躁煩。心中懊憹。「陽氣內陷。」心下因鞕。則爲「結胸。」大陷胸湯主之。若不「結胸。」但頭汗出。餘處無汗。劑頭而還。小便不利。身必發黃也。 「傷寒六七日。結胸。熱實。」脈沈而緊。心下痛。按之石鞕者。 「傷寒十餘日。熱結在裏。」復往來寒熱者。與大柴胡湯。「但結胸無大熱者。此爲水結在胸脇也。」但頭微汗出者。 「太陽病。」重發汗。而復下之。不大便五六日。舌上躁而渴。日晡所小有潮熱。從心下至少腹。鞕滿而痛。不可近者。 「傷寒五六日。」嘔而發熱者。柴胡湯證具。而以他藥下之。柴胡證仍在者。復與柴胡湯。此雖已下之。不爲逆。必蒸蒸而振。卻發熱汗出而解。若心下滿而鞕痛者。「此爲結胸也。」大陷胸湯主之。但滿而不痛者。「此爲痞。」柴胡不中與之。宜半夏瀉心湯。

大陷胸丸。　大黃半斤。　葶藶半升。　芒消半升。　杏仁半升。

右四味。擣篩二味。內杏仁芒消合研。如脂和散。取如彈丸一枚。別擣甘遂末一錢匕。白蜜二合。水二升。煮取一升。溫頓服之。一宿乃下。如不下。更服取下爲效。「禁如藥法。」

「結胸」者。項亦強。如「柔痓」狀。下之則和。

小陷胸湯。　黃連一兩。　半夏半升。　栝蔞實大者一個。

右三味。以水六升。先煮栝蔞。取三升。去滓。內諸藥。煮取二升。去滓。分溫三服。

「小結胸病。」正在心下。按之則痛。脈浮滑者。　「病在陽。應以汗解之。」反以冷水潠之。若灌之。其熱被劫不得去。彌更益煩。肉上粟起。意欲飲水。反不渴者。服文蛤散。若不差者。與五苓散。「寒實結胸。」無熱證者。與三物小陷胸湯。白散亦可服。

栝蔞薤白白酒湯。　栝蔞實一枚。　薤白半升。　白酒七升。

右三味。同煮取二升。分溫再服。

「胸痺之病。」喘息欬唾。胸背痛。短氣。「寸口脈沈而遲。關上小緊數。」

栝蔞薤白半夏湯。　栝蔞實一枚。　薤白三兩。　半夏半升。　白酒一斗。

右四味。同煮取四升。温服一升。日三服。「胸痺」不得臥。心痛徹背者。

爲則按。當有嘔或胸腹鳴證。

瓜蔕散。 瓜蔕一分。 赤小豆一分。

右二味。各別擣篩爲散。已合治之。取一錢匕。以香豉一合。用熱湯七合。煮作稀糜。去滓。取汁和散。温頓服之。不吐者少少加。得快吐乃止。「諸人」血虚家不可與「瓜蔕散。」

病如桂枝證。頭不痛。項不強。寸脈微浮。胸中痞鞕。氣上衝。咽喉不得息者。「此爲胸有寒也。」當吐之。 病人手足厥冷。脈乍緊者。邪結在胸中。心中滿而煩。饑不能食者。病在胸中。當須吐之。 宿食在上脘。當吐之。

文蛤散。 文蛤五兩。

爲則按。當有欲吐證。

右一味。爲散。以沸湯。和一錢匕服。湯用五合。

「病在陽。應以汗解之。反以冷水潠之。若灌之。其熱被劫不得去。彌更益煩。肉上粟起。意欲飲水。反不渴者。服文蛤散。若不差者。與五苓散。「寒實結胸。」無熱證者。與三物小陷胸湯。白散亦可服。 渴欲飲水不止者。

大半夏湯。 半夏二升。 人參三兩。 白蜜一升。

右三味。以水一斗二升。和蜜揚之二百四十遍。煮取二升半。溫服一升。
餘分再服。

「胃反」嘔吐者。

爲則按。外臺云。治嘔、心下痞鞕者。今從之。

小半夏湯。　半夏一升。　生薑半斤。

右二味。以水七升。煮取一升半。分溫再服。

嘔家本渴者。爲欲解。今反不渴。心下有「支飲」故也。　「黃疸病」
小便色不變。欲自利。腹滿而喘。「不可除熱。熱除必噦。」噦者。　諸嘔
吐。穀不得下者。

生薑半夏湯。　半夏半升。　生薑汁一升。

右二味。以水三升。煮半夏。取二升。內生薑汁。煮取一升半。小冷分四服。
日三。夜一。嘔止停後服。

病人胸中似喘不喘。似嘔不嘔。似噦不噦。徹心中憒憒然無奈。

小半夏加茯苓湯。　半夏一升。　生薑半斤。　茯苓三兩。

右三味。以水七升。煮取一升五合。分溫再服。

卒嘔吐。心下痞。「膈間有水。」眩悸者。　先渴後嘔。「爲水停心下。此
屬飲家。」

半夏苦酒湯。　半夏十四枚。　雞子一枚。

右二味。內半夏著苦酒中。以雞子殼置刀環中。安火上。令三沸。去滓。少

少含嚥之。不差更作三劑。
「少陰病」咽中傷生瘡。不能語言。聲不出者。
半夏厚朴湯。　半夏一升。　厚朴三兩。　茯苓四兩。　生薑五兩。　乾蘇葉二兩。
右五味。以水七升。煮取四升。分溫四服。日三。夜一服。
「婦人」咽中如有炙臠。
爲則按。當有悸證。又按千金作胸滿、心下堅。咽中帖帖、如有炙肉。吐之不出、呑之不下。
半夏乾薑散。　半夏、　乾薑各等分。
右二味。杵爲散。取方寸匕。漿水一升半。煎取七合。頓服之。
乾嘔。吐逆。吐涎沫。
乾薑人參半夏丸。　乾薑、　人參各一兩。　半夏二兩。
右三味。末之。以生薑汁糊爲丸。如梧子大。飲服十丸。日三服。
「妊娠」嘔吐不止。
爲則按。當有心下痞鞕證。
半夏「瀉心」湯。　半夏半升。　黃芩、　乾薑、　人參各三兩。　黃連一兩。　大棗十二枚。　甘草三兩。
右七味。以水一斗。煮取六升。去滓。再煮取三升。溫服一升。日三服。
「傷寒五六日。」嘔而發熱者。柴胡湯證具。而以他藥下之。柴胡證仍在者。復與柴胡湯。此雖已下之。不爲逆。必蒸蒸而振。卻發熱汗出而解。

若心下滿。而鞕痛者。「此爲結胸也。」大陷胸湯主之。但滿而不痛者。
「此爲痞。」柴胡不中與之。　嘔而腸鳴。心下痞者。

爲則按。心下痞。當作心下痞鞕。

甘草「瀉心」湯。　半夏瀉心湯方内。加甘草一兩。
「傷寒中風。」醫反下之。其人下利。日數十行。穀不化。腹中雷鳴。心下痞鞕而滿。乾嘔。心煩不得安。醫見心下痞。謂病不盡。復下之。其痞益甚。「此非結熱。但以胃中虚。客氣上逆。故使鞕也。」　「狐惑之爲病。」狀如「傷寒。」默默欲眠。目不得閉。臥起不安。蝕於喉「爲惑。」蝕於陰「爲狐。」不欲飲食。惡聞食臭。其面目乍赤。乍黑。乍白。蝕於上部。則聲喝。

爲則按。當有急迫證。

生薑「瀉心」湯。　半夏瀉心湯方内。減乾薑二兩。加生薑四兩。
「傷寒汗出解之後。胃中不和。」心下痞鞕。乾噫食臭。脇下有水氣。腹中雷鳴。下利者。

呉茱萸湯。　呉茱萸一升。　人參三兩。　生薑六兩。　大棗十二枚。
右四味。以水七升。煮取二升。去滓。溫服七合。日三服。
食穀欲嘔者。「屬陽明也。」呉茱萸湯主之。得湯反劇者。「屬上焦也。」
「少陰病。」吐利。手足厥冷。煩躁欲死者。　乾嘔。吐涎沫。頭痛者。
嘔而胸滿者。

厚朴生薑半夏甘草人參湯。　厚朴半斤。　生薑半斤。　半夏半升。　人參一兩。　甘草二兩。

右五味。以水一斗。煮取三升。去滓。溫服一升。日三服。

發汗後。腹脹滿者。

爲則按。當有吐逆證。

黃連湯。　黃連、　甘草、　乾薑、　桂枝各三兩。　人參二兩。　半夏半升。　大棗十二枚。

右七味。以水一斗。煮取六升。去滓。溫服一升。日三服。夜二服。

「傷寒」胸中有熱。「胃中」有邪氣。腹中痛。欲嘔吐者。

爲則按。當有心中悸心煩上逆證。

乾薑黃連黃芩人參湯。　乾薑三兩。　黃連三兩。　黃芩三兩。　人參三兩。

右四味。以水六升。煮取二升。去滓。分溫再服。

「傷寒本自汗下。醫復吐下之。寒格更逆、吐下。」若食入口卽吐。

爲則按。此乃主心中煩悸、及心下痞鞕而吐下者也。

大「建中」湯。　蜀椒二合。　乾薑四兩。　人參二兩。

右三味。以水四升。煮取二升。去滓。內膠飴一升。微火煎取一升半。分溫再服。如一炊頃。可飲粥二升。後更服。當一日食糜溫覆之。

心胸中大「寒」痛嘔不能飲食。腹中寒上衝。皮起出見有頭足上下痛而不可觸近。

黄連阿膠湯。　黄連四兩。　黄芩一兩。　芍藥二兩。　雞子黄二枚。　阿膠三兩。

右五味。以水五升。先煮三物。取二升。去滓。内膠。烊盡。少冷。内雞子黄。攪令相得。溫服七合。日三服。

「少陰病。得之二三日以上。」心中煩不得臥。

黄芩湯。　黄芩三兩。　甘草二兩。　芍藥二兩。　大棗十二枚。

右四味。以水一斗。煮取三升。去滓。溫服一升。日再夜一服。若嘔者加半夏半升。生薑三兩。

「太陽與少陽合病。」自下利者。與黄芩湯。若嘔者。黄芩加半夏生薑湯主之。

爲則按。當有心下痞。腹強急證。

黄芩加半夏生薑湯。　於黄芩湯方内加半夏半升生薑三兩。

「太陽與少陽合病。」自上利者。與黄芩湯。若嘔者。　乾嘔而利者。

六物黄芩湯。　黄芩。　人參各三兩。　乾薑三兩。　桂枝一兩。　大棗十二枚。　半夏半升。

右六味。以水七升。煮取三升。分溫三服。　乾嘔。下利。

爲則按。當有心下痞鞕證。

三物黄芩湯。　黄芩一兩。　苦參二兩。　乾地黄四兩。

右三味。以水六升。煮取二升。溫服一升。多吐下蟲。

「婦人在草蓐。自發露得風。」四肢苦煩熱頭痛者。與小柴胡湯。頭不痛但煩者。

爲則按。當有心胸苦煩證。

白頭翁湯。　白頭翁二兩。　黃連、　黃柏、　秦皮各三兩。

右四味。以水七升。煮取二升。去滓。溫服一升。不愈。更服一升。　一本白頭翁作三兩。

熱利下重者。　下利欲飲水者。「以有熱故也。」

爲則按。當有心悸證。

白頭翁加甘草阿膠湯。　白頭翁湯方內加甘草阿膠各二兩。

右六味。以水七升。煮取二升半。內膠令消盡。分溫三服。

「產後。」下利。「虛極。」

爲則按。雖曰產後。非唯言產後也。當以血證爲準。又當有急迫證。

木防己湯。　木防己三兩。　石膏雞子大。　桂枝二兩。　人參四兩。

右四味。以水六升。煮取二升。分溫再服。

膈間「支飲。」其人喘滿。心下痞堅。面色黧黑。其脈沉緊。得之數十日。醫吐下之。不愈。木防己湯主之。虛者卽愈。實者三日復發。復與不愈者。宜木防己湯去石膏加茯苓芒消湯主之。

爲則按。當有煩渴證。

木防己去石膏加茯苓芒消湯。　木防己湯方內去石膏加茯苓四兩芒消三合。
右五味。以水六升。煮取二升。去滓。內芒消。再微煎。分溫再服。微利則愈。
膈閒「支飲」其人喘滿。心下痞堅。面色黧黑。其脈沈緊。得之數十日。醫吐下之不愈。木防己湯主之。虛者卽愈。實者三日復發。復與不愈者。
爲則按。當有心下悸證。
防己茯苓湯。　防己三兩。　黃蓍三兩。　桂枝三兩。　茯苓六兩。　甘草二兩。
右五味。以水六升。煮取二升。分溫三服。　「皮水爲病」四肢腫。水氣在皮膚中。四肢聶聶動者。
防己黃蓍湯。　防己四兩。　黃蓍五兩。　朮三兩。　甘草二兩。　生薑三兩。　大棗十二枚。
右六味。以水六升。煮取二升。分溫三服。
「風濕」脈浮身重。汗出。惡風者。風濕一作風水　治「風水脈浮爲在表」其人或頭汗出。表無他病。病者但下重。從腰以上爲和。腰以下當腫。及陰難以屈伸。
爲則按。分量煎法非古。今從外臺。
枳實芍藥散。　枳實、　芍藥各等分。
右二味。杵爲散。服方寸匕。日三服。並主癰膿。以麥粥下之。

「產後」腹痛。煩滿不得臥。　「產後」腹痛。「法當」以枳實芍藥散。假令不愈者。「此爲腹中有乾血著臍下。」宜下瘀血湯主之。亦主經水不利。

枳朮湯。　枳實七枚。　朮二兩。

右二味。以水五升。煮取三升。分溫三服。「腹中耎卽當散也。」

心下堅大如盤。邊如旋杯。水飲所作。

爲則按。當有小便不利證。

排膿散。　枳實十六枚。　芍藥六分。　桔梗二分。

右三味。杵爲散。取雞子黃一枚。以藥散與雞黃相等。揉和。令相得。飲和服之。日一服。

爲則按。有瘡癰而胸腹拘滿者主之。

桂枝枳實生薑湯。　桂枝、　生薑各三兩。　枳實五枚。

右三味。以水六升。煮取三升。分溫三服。

心中痞。諸逆。心懸痛。

爲則按。當有嘔證。又曰痞下脫滿字耶。

枳實薤白桂枝湯。　枳實四枚。　厚朴四兩。　薤白半升。　桂枝一兩。

栝蔞實一枚。

右五味。以水五升。先煮枳實厚朴。取二升。去滓。內諸藥。煮數沸。分溫三服。

「胸痺」心中痞「留氣」結在胸、胸滿、脇下逆搶心。枳實薤白桂枝湯主之。人參湯亦主之。

橘皮枳實生薑湯。　橘皮一斤。　枳實三兩。　生薑半斤。

右三味。以水五升。煮取二升。分溫再服。

「胸痺」胸中氣塞。短氣。茯苓杏仁甘草湯主之。橘枳薑湯亦主之。

爲則按當有嘔證。

茯苓飲。　茯苓、　人參、　朮各三兩。　枳實二兩。　橘皮二兩半。　生薑四兩。

右六味。水六升。煮取一升八合。分溫三服。如人行八九里進之。治心胸中有停痰宿水。自吐出水後。心胸間虛。氣滿不能食。消痰氣。令能食。

爲則按當有心下痞鞕證。

橘皮竹茹湯。　橘皮二斤。（一本作二升）　竹茹二升。　大棗三十枚。　生薑半斤。　甘草五兩。　人參一兩。

右六味。以水一斗。煮取三升。溫服一升。日三服。

噦逆者。

橘皮湯。　橘皮四兩。　生薑半斤。

右二味。以水七升。煮取三升。溫服一升。「下咽卽愈。」

乾嘔噦。若手足厥者。

桂枝茯苓丸。　桂枝、　茯苓、　牡丹、　桃仁、　芍藥各等分。

右五味。末之。煉蜜和丸。如兎屎大。每日食前服一丸。不知。加至三丸。

婦人宿有「癥病。」經斷未及三月而得漏下不止。胎動在臍上者。「爲癥痼害。」妊娠六月動者。前三月經水利時。胎下血者。後斷三月不血也。所以血不止者。其癥不去故也。當下其癥。

爲則按。當有衝逆心下悸證。又曰。是不唯治婦人之病方也。

芎歸膠艾湯。　芎藭、　阿膠各二兩。　甘草二兩。　艾葉、　當歸各三兩。

芍藥四兩。　乾地黃六兩。

右七味。以水五升。淸酒五升。合煮取三升。去滓。內膠。令消盡。溫服一升。日三服。不差。更作。

婦人有漏下者。有半產後因續下血都不絕者。有妊娠下血者。假令妊娠腹中痛。「爲胞阻。」

爲則曰。凡治吐血下血諸血證者。不別男子婦人矣。

旋覆花代赭石湯。　旋覆花三兩。　人參二兩。　生薑五兩。　半夏半升。

代赭一兩。　大棗三兩。　甘草三兩。

右七味。以水一斗。煮取六升。去滓。再煎取三升。溫服一升。日三服。

「傷寒。」發汗。若吐、若下、解後。心下痞鞕。噫氣不除者。

赤石脂禹餘糧湯。　赤石脂一斤。　禹餘糧一斤。

已上二味。以水六升。煮取二升。去滓。三服。

「傷寒。」服湯藥。下利不止。心下痞鞕。服瀉心湯。已復以他藥下之。利不止。醫以理中與之。利益甚。理中者。理中焦。此利在下焦。赤石脂禹餘糧湯主之。復利不止者。當利其小便。

爲則按。此章非疾病醫義。故不取。雖然赤石脂禹餘糧湯證。可從于此也。又云、當利其小便。下方脫。

桃花湯。　赤石脂一斤。　乾薑一兩。　粳米一升。

右三味。以水七升。煮米令熟。去滓。溫七合。內赤石脂末方寸七。日三服。若一服愈。餘勿服。

「少陰病。」下利便膿血者。　「少陰病。二三日至四五日。」腹痛。小便不利。下利不止。便膿血者。　下利便膿血者。

大猪膽汁。　大猪膽一枚。

膽汁。和醋少許。以灌穀道中。如一食頃。當大便出。

「陽明病。自汗出。若發汗。小便自利者。此爲津液內竭。雖硬不可攻之。」當須自欲大便。宜蜜煎導而通之。若土瓜根及與大猪膽汁。皆可爲導。

蜜煎導。　蜜七合。

一味。內銅器中。微火煎之。稍凝似飴狀。攪之。勿令焦著。欲可丸。并手捻作挺。令頭銳。大如指。長二寸許。當熱時急作。冷則硬。以內穀道中。以手急抱。欲大便時乃去之。

主治見大猪膽汁下。

酸棗仁湯。　酸棗仁二升。　甘草一兩。　知母二兩。　茯苓二兩。　芎藭二兩。

右五味。以水八升。煮酸棗仁。得六升。內諸藥。煮取三升。分溫三服。

「虛勞」虛煩。不得眠。

爲則曰。虛勞當作煩躁。

葶藶大棗「瀉肺」湯。　葶藶搗丸如彈丸大。　大棗十二枚。

右先以水三升。煮棗取二升。去棗。內葶藶。煮取一升。頓服。

「肺癰」喘不得臥。　「肺癰」胸滿脹。一身面目浮腫。鼻塞淸涕出。不聞香臭酸辛。欬逆上氣。喘鳴迫塞。　「支飲」不得息。

麻子仁丸。　麻子仁二升。　芍藥半斤。　枳實一斤。　大黃一斤。　厚朴一尺。　杏仁一斤。

右六味。末之。煉蜜和丸。梧子大。飮服十丸。日三。以知爲度。

「趺陽脈浮而濇。浮則胃氣強。濇則小便數。浮濇相搏。」大便則堅。「其脾爲約。」

己椒藶黃丸。　防己、　椒目、　葶藶、　大黃各一兩。

右四味。末之。蜜丸如梧子大。先食飮服一丸。日三服。稍增。「口中有津液渴者加芒硝半兩。」

腹滿。口舌乾燥。「此腸間有水氣。」

蜀漆散。　蜀漆、　雲母、　龍骨各等分。

右三味。杵爲散。未發前以漿水服半錢。

瘧多寒者。「名曰牡瘧。」

爲則按。當有臍下動證。

十棗湯。　芫花、　甘遂、　大戟各等分。

已上三味。等分。各別擣爲散。以水一升半。先煮大棗肥者十枚。取八合。去滓。内藥末。「強人服一錢七。羸人服半錢。」溫服之。平旦服。若下少。病不除者。明日更服。加半錢。得快下利後。糜粥自養。」

「太陽中風。」下利。嘔逆。「表解者」乃可攻之。其人漐漐汗出。發作有時。頭痛。心下痞鞕滿。引脇下痛。乾嘔。短氣。汗出。不惡寒者。「此表解裏未和也。」　病「懸飲」者。　「欬家。其脈弦。爲有水。」　夫「有支飲家。」欬煩。胸中痛者。「不卒死至一百日一歲。」

桔梗白散。　桔梗、　貝母各三分。　巴豆一分。

右三味。爲散。「強人飲服半錢七。羸者減之。」病在膈上者。吐膿血。膈下者。瀉出。「若下多不止。飲冷水一盃則定。」

欬而胸滿。振寒。脈數。咽乾。不渴。時出濁唾。腥臭。久久吐膿。寒如米粥者。「爲肺癰。」　「病在陽。應以汗解之。」反以冷水潠之。若灌之。其熱被劫不得去。彌更益煩。肉上粟起。意欲飲水。反不渴者。服文蛤散。若不差者。與五苓散。「寒實結胸。」無熱證者。與三物小陷胸湯。白散亦可服。

爲則按。有結毒而濁唾吐膿者主之。

走馬湯。　巴豆二枚。　杏仁二枚。
右二味。以綿纏槌令碎。熱湯二合。捻取白汁。飲之當下。老少量之。
「通治飛尸鬼擊病。」中惡心痛腹脹。大便不通。
備急圓。　大黄一兩。　乾薑一兩。　巴豆一兩。
右藥各須精新。先搗大黄乾薑爲末。研巴豆内中。合治一千杵。用爲散。
蜜和丸。亦佳。密器中貯之。莫令泄氣。
主心腹諸卒暴百病若中惡客忤心腹脹滿。卒痛如錐刺。氣急口禁。停尸卒死者。以暖水若酒服大豆許三四丸。或不下捧頭起。灌令下咽。須臾當差。如未差更與三丸。當腹中鳴。卽吐下便差。若口禁亦須折齒灌之。
礬石湯。　礬石二兩。
右一味。以漿水一斗五升。煎三五沸。浸脚。
良治「脚氣」沖心。
消礬散。　消石、　礬石等分。
右二味。爲末。以大麥粥汁和。服方寸匕。日三服。病隨大小便去。小便正黄。大便正黑。是候也。
黄家日晡所發熱。而反惡寒。「此爲女勞得之。」膀胱急。少腹滿。身盡黄額上黑。足下熱。因「作黑疸。」其腹脹。如水狀。大便必黑。時溏。「此女勞之病。非水也。腹滿者難治。」

礬石丸。　礬石三分。　杏仁一分。
右二味。末之。煉蜜和丸。棗核大。內藏中。劇者再內之。
婦人經水閉。不利。藏堅癖不止。「中有乾血」下白物。
蛇床子散。　蛇床子仁。
右一味。末之。以白粉少許。和令相得。如棗大。綿裹內之。自然溫。溫陰中坐藥。

不試方十八方

竹葉石膏湯。　竹葉二把。　石膏一斤。　半夏半升。　人參三兩。　甘草二兩。　粳米半升。　麥門冬一升。
右七味。以水一斗。煮取六升。去滓。內粳米。煮米熟。湯成去米。溫服一升。日三服。
傷寒解後。虛羸。少氣。氣逆欲吐者。
為則按。當有枯燥證。又按。條辨作竹葉三兩。今從之。
麥門冬湯。　麥門冬七升。　半夏一升。　人參二兩。　甘草二兩。　粳米三合。　大棗十枚。
右六味。以水一斗二升。煮取六升。溫服一升。日三。夜一服。
大逆上氣。咽喉不利。止逆下氣者。
為則按。當有心下痞證。
雄黃熏。　雄黃。

右一味。爲末。筒瓦二枚合之。燒向肛熏之。
蝕於肛者。
頭風摩散。　大附子一枚。　鹽等分。
右二味。爲散。沐了。以方寸匕已摩疾上令藥力行。
皂莢丸。　皂莢八兩。
右一味。末之。蜜丸梧子大。以棗膏和湯服三丸。日三。夜一服。
欬逆上氣。時時唾濁。但坐不得眠。
葦莖湯。　葦莖二升。　薏苡仁半升。　桃仁五十枚。　瓜瓣半升。
右四味。以水一斗。先煮葦莖得五升。去滓。內諸藥。煮取二升。服一升。再
服。當吐如膿。
欬有微熱。煩滿。胸中甲錯。是爲肺癰。
當歸生薑羊肉湯。　當歸三兩。　生薑五兩。　羊肉一斤。
右三味。以水八升。煮取三升。溫服七合。日三服。若寒多者。加生薑成一
斤。痛多而嘔者。加橘皮二兩。朮一兩。加生薑者。亦加水五升。煮取三升
二合服之。
寒疝。腹中痛及脇痛裏急者。　產後。腹中疞痛。當歸生薑羊肉湯主之。
並治腹中寒疝。虛勞不足。
蒲灰散。　蒲灰七分。　滑石三分。
右二味。杵爲散。飲服方寸匕。日三服。

小便不利。蒲灰散主之。滑石白魚散。茯苓戎鹽湯幷主之。厥而皮水者。

滑石白魚散。　滑石二分。　亂髮二分。燒。　白魚二分。

右三味。杵爲散。飲服方寸匕。日三服。

小便不利。蒲灰散主之。滑石白魚散茯苓戎鹽湯幷主之。

猪膏髮煎。　猪膏半斤。　亂髮如雞子大三枚。

右二味。和膏中煎之。髮消藥成。分再服。病從小便出。

主諸黃。

柏葉湯。　柏葉、　乾薑各三兩。　艾三把。

右三味。以水五升。取馬通汁一升。合煮取一升。分溫再服。

吐血不止者。

黃土湯。　甘草、　乾地黃、　朮、　附子、　阿膠、　黃芩各三兩。　竈中黃土半斤。

右七味。以水八升。煮取三升。分溫二服。

下血。先便後血。此遠血也。　主吐血衄血。

雞屎白散。　雞屎白。

右一味。爲散。取方寸匕。以水六合和。溫服。

轉筋之爲病。其人臂脚直。脈上下行微弦。轉筋入腹者。

蜘蛛散。　蜘蛛十四枚。　桂枝半兩。

右二味。爲散。取八分一匙。飲和服。日再服。蜜丸亦可。

陰狐疝氣者。偏有小大。時時上下。

當歸芍藥散。　當歸三兩。　芍藥一斤。　茯苓四兩。　朮四兩。　澤瀉半斤。　芎藭半斤。（一作三兩。）

右六味。杵爲散。取方寸匕。酒和。日三服。

婦人懷妊。腹中疞痛。

歸母苦參丸。　當歸、　貝母、　苦參各四兩。

右三味。末之。煉蜜丸。如小豆大。飲服三丸。加至十丸。

妊娠小便難。飲食如故。

狼牙湯。　狼牙三兩。

右一味。以水四升。煮取半升。以綿纏筋如繭。浸湯瀝陰中。日四遍。

少陰。脈滑而數者。

陰中卽生瘡。陰中蝕瘡爛者。狼牙湯洗之。

小兒疳蟲蝕齒方。　雄黃。　葶藶。

右二味。末之。取臘日猪脂鎔。以槐枝綿裹頭。四五枚。點藥烙之。

類聚方跋

醫之爲學也。其方而已。方能載其道。以傳之千載。故其欲求之也。不由其路。譬如場師失養梧檟於枳棘。苟其失養之也。且人賤之。況又迷罔之人。不亦悲乎。我東洞先生。取道於越人。求方於長沙。以唱古醫之術。然其書之篇章。證或先方而發焉。方或後證而起焉。不易卒覩。於是先生乃因對之次之。名曰類聚方。嗟乎善乎。此書乃使志古醫之術者。得由其路也。不迷罔焉。夫道如大路然。孟軻氏之云。今乎宜也。詩曰不愆不忘。率由舊章。抑此之謂與。

寶曆壬午春二月

門人　東都　山常卿謹跋

題類聚方後

古也者邈矣。無有方書存焉。其存焉者。僅金匱玉函、傷寒論已。此猶天之未喪斯文也。是以歷代爲方者。必尊奉張仲景氏矣。雖然尋案多滯。不得其蘊奧。柔則茹之。剛則吐之。終令斯文至拂地焉。且其書歷世之久。闕文錯簡。不可勝計。加之以傳者增損之變。不亦悲乎。獨吾東洞先生。張膽瞋目。朝考夕試。剛亦不吐。柔亦不茹。婁類而長之。依例而删之。以著類聚方。擧以視門人。令人人得與斯文。可謂幸甚矣。蓋類聚所以審方意也。方意審。則藥能從。藥能從。則疾疢無所潛慝也。賢臣子不嘗則已。嘗則苦于口。利于疾也。百世一日。而後醫之從事于仲景氏。日益深乎。則斯文郁郁乎今者。豈有與仲景氏之世異乎哉。余不勝其雀躍。遂題類聚方後。

門人　阿波　新崎國林謹題

陳存仁編校

皇漢醫學叢書

方機

東洞吉益授
乾省守業編

方機提要

東洞吉益先生。乃日本漢醫界之名宿也。方機一書。爲先生口授。出其高足乾省守業氏筆記。復由殿經文緯氏所校訂也。因仲景所傳典籍諸方。自經叔和王氏增修失真。一一簸揚粃糠。以免還誤後世。方中藥品用量。一仍其舊。而考正於彼邦量數。別註其下。且每方所舉主治病症之外。復列兼症與兼用之劑。保存真義。可謂知仲景之心者矣。

方機序

刀圭之術。上自岐黃。下及歷代名師哲匠。往往繼興。方書論說。紛紛乎不知幾數也。後漢張仲景尤獨出羣。然其書傳者。僅傷寒論金匱而已。晉王叔和選次之。增演其書。加以私說。於是篇中玉石混同。而失眞面目。至千歲之後。無知仲景心事者矣。吾邦東洞翁憂其迂論臆說有害本文。憤勵激發。而作書著論。以簸以揚。粃糠悉去。張氏之書得復其舊。豈不精哉。宜矣哉世之尊信翁也。屬者。書肆北林堂齎方機來曰。此書也東洞翁口授。而門人之所傳記以爲帳祕也。余得之於乾守業者。欲刊以公於世。願勞先生校訂。余不敢辭。事務之餘。檢校數次。遂於方名之下加其方以應其需云爾。

文化辛未歲二月殿經文緯撰

凡例

一東洞翁所著方極。大行於世。然其文要簡。不便於初學。此編雖似蛇足。然亦輯翁之所口授。而坦易鄭重。故欲爲牖後進之一助也。

一分量古今不一。且漢秤與本邦異。故今就翁所考訂。而別註於各方下如桂枝湯。桂枝、芍藥、生姜各三兩。大棗十二枚。今各七分五厘。甘草二兩。今五分是也。存其舊者以便覽者。煮法亦然。

一各方後舉其所主治之病症。而傍加兼用劑也。如其藥方。審于嚮所刊行古方丸散方。故今不贅。

一凡欲就長沙方而施匙術者。尤不可擇藥性不精嚴。近世爲醫者。徒貪其價廉。而不要擇藥。唯利之趨。往往欺人者多矣。何其不仁之太甚也。夫醫之治疾也。猶勇士之使兵。鉛刀鈍器。雖當仇讎。將安爲用也。故苟去其利而擇藥性。能從古人之規矩。則何病不治。思諸思諸。

方機目錄

方機

吉益東洞先生口授
乾省守業筆記
殿經文緯校訂

桂枝湯

桂枝、芍藥、生姜各三兩。大棗十二枚（今用各七分五厘）甘草二兩（今用五分。）

右五味。㕮咀。以水七升。微火煮取三升。去滓。適寒溫。服一升。今以水一合四勺。煮取六勺。服。服已須臾歠熱稀粥一升餘。以助藥力。溫覆令一時許。遍身漐漐微似有汗者益佳。不可令如水流漓。病必不除。若一服汗出病差。停後服。不必盡劑。若不汗。更服依前法。又不汗後服小促其間。半日許令三服盡。若病重者一日一夜服。周時觀之。服一劑盡。病症猶在者。更作服。若汗不出者。乃服至二三劑。

頭痛發熱汗出惡風者。正證也。頭痛一證亦當投此方矣。若因咳嗽嘔逆而頭痛者。則非此湯之所治也。

惡寒、鼻鳴、乾嘔者。外邪之候也。此方主之。脈浮弱。或浮數而惡寒者。雖不具證。亦用此方。浮數浮弱。蓋桂枝湯之脈狀也。

汗吐下後更湊一證。又發熱汗出而身疼痛者。此方猶爲可用。若脈浮緊而疼痛者。則非此湯之所治也。

發汗後疼痛甚。脈沉遲。或痹或四肢拘攣。心下痞塞者。桂枝加芍藥生姜人參湯主之。於本方內加芍藥生姜各一兩。人參三兩。今用桂枝大棗人參各六分。芍藥生姜各八分。甘草四分。以上六味。煮如桂枝湯。兼用太簇或應鐘

上衝甚者桂枝加桂湯主之。於桂枝湯方內加桂一二兩。桂枝一錢。芍藥大棗生姜各六分。甘草四分。右五味。煮如桂枝湯。兼用應鐘

若有拘急鞕滿之證者。則桂枝湯不宜與焉。凡上衝者非上逆之謂。氣從少腹上衝于胸是也。

煩。脈浮數無鞕滿狀者。

腹滿寒下。脈浮。或惡寒。或腹時痛者。桂枝加芍藥湯主之。於本方內加芍藥三兩桂枝大棗生姜各六分。芍藥一錢二分。甘草四分。右五味。煮如本方。

寒下已止。而大實痛者。桂枝加芍藥大黃湯主之。於前方內加大黃一兩。今於前方內加大黃二分。兼用應鐘散

項背強。汗出惡風者。桂枝加葛根湯主之。於本方內加葛根四兩桂枝芍藥大棗生姜各六分。甘草四分。葛根八分。右六味。煎如本方。

身體強。脈沉遲者。發熱汗出。四肢拘急者。或桂枝湯證而渴者。括蔞桂枝湯主之。於本方內加括蔞根二兩。桂枝芍藥大棗生姜各六分。括蔞根甘草各四分。右六味。煮如本方。

黃汗。四肢弛痛。或身疼重。煩燥。小便不利者。煩燥小便不利者立方證也。身體疼重爲主證也。或盜汗

出者。發熱惡風而發黃色者。桂枝加黃蓍湯主之。於本方內加黃蓍二兩。桂枝芍藥大棗生姜各六分。甘草黃蓍各四分。右六味。煮如本方。

發汗遂漏不止、其人惡風小便難。四肢發急、難以屈伸者。桂枝加附子湯主之。於本方內加附子一枚。桂枝芍藥大棗生姜各六分。甘草四分。附子三分。右六味。煮如本方。

胸滿無拘急之證者。桂枝去芍藥湯主之。於本方內去芍藥。桂枝大棗生姜各九分。甘草六分。以上四味。煮法如本方。　若有喘而胸滿或痛或脇下痞鞕等證者。非此湯之所知也。喘家桂枝加厚朴杏子湯主之。於本方內加厚朴二兩。杏子五十個。桂枝芍藥大棗生姜各六分。甘草厚朴杏仁各四分。右七味。煮如本方。若喘而身疼痛者。非此湯之所主也。

胸中熱而吐涎沫或咳者。兼用南呂　桂枝去芍藥加皂莢湯主之。於本方內去芍藥加皂莢二枚。桂枝生姜大棗各七分五厘。甘草皂莢各五分。右五味。煮法如本方。若咳而腹中拘攣或咳逆倚息者。非此湯之所治也。

驚狂兼用紫圓起臥不安者。或火逆躁兼用紫圓胸腹動劇者。及瘧疾而有上衝者。兼用紫圓　桂枝去芍藥加蜀漆龍骨牡蠣湯主之。桂枝、生姜、蜀漆各三兩。大棗十二枚（今各四分五厘）牡蠣五兩。（九分五厘）龍骨四兩。（六分）甘草二兩（三分）

右爲末。以水一斗二升。先煮蜀漆。減二升。內諸藥。煮取三升。去滓。溫服一升。今以水二合四勺。煮取七勺。　若有胸脇苦滿之症。則別有主治矣。

頭項強痛發熱無汗。心下滿微痛。兼用南呂小便不利者。桂枝去桂加朮苓湯主之。於桂枝湯方內。去桂加苓、朮各三兩。芍藥大棗生姜茯苓朮各六分。甘草四分。右六味。煑法如桂枝湯。

失精胸腹有動者。兼用應鐘桂枝加龍骨牡蠣湯主之。於本方內加龍骨、牡蠣各三兩。桂枝芍藥大棗生姜龍骨牡蠣各四分五厘。甘草三分。右七味。煑如本方。

外感之證咽痛者。或咽喉中生瘡或腫痛兼用應鐘。劇者以梅肉攻之。者。桂枝加桔梗湯主之。於本方內加桔梗八分。煑法如本方。濕家骨節疼痛兼用應鐘七寶者。或半身不遂口眼喎斜南呂或紫圓者。或頭疼重應鐘者。或身體麻痹者。或頭痛劇者。應鐘時時以七寶紫圓之類攻之桂枝加朮附湯主之。桂枝芍藥大棗生姜朮各六分。附子甘草各四分。右七味。煑如本方。

濕家眼目不明者。應鐘或紫圓或七寶或耳聾或肉瞤筋惕者。桂枝加苓朮附湯主之。於前方內加茯苓六分。經按以上二方皆從桂枝去桂加朮苓湯變來者也。驗之奏効甚多。

桂枝附子湯。

桂枝四兩（今八分）附子三枚（九分）甘草二兩（四分）生姜三兩、大棗十二枚（各六分）

右五味以水六升。煑取二升。去滓。分溫三服。今以水一合八勺。煑取六勺。

身體疼煩不能自轉側者。應鐘或七寶若其人大便鞕應鐘小便自利無衝逆者。桂枝附子去桂加朮湯主之。於桂枝附子湯方內。去桂加朮四兩。附子九分。朮八分。甘草四分。大棗生姜各六分。右五味。煑法如桂枝附子湯。

右五味以水三升。煮取一升。去滓。分溫三服。一服覺身痹。半日許再服。三服都盡。其人如冒狀。勿怪。即是朮附走皮中逐水氣未得除故耳。

桂姜棗草黃辛附湯。

桂枝生姜各三兩。大棗十二枚（各六分）甘草、麻黃、細辛、各二兩（各四分。）附子一枚（三分）

右七味。以水七升。煮麻黃。去上沫。內諸藥。煮取二升。分溫三服。當汗出如蟲行皮中。即愈。以水一合四勺。煮取六勺。

惡寒或身體不仁。或手足逆冷。而心下堅者。紫圓南呂及有痰飲之變者。

四肢惰痛。惡寒甚者。

世俗所謂勞咳脊骨之灸骨蒸惡熱惡寒。心中鬱鬱。或心下痞堅者。南呂無痞堅者。解毒散。俱以紫圓時時攻之。

小建中湯。

桂枝、甘草、生姜、各三兩。大棗十二枚（各四分五厘）芍藥六兩（九分）膠飴一升。（三錢）

右六味。以水七升。煮取三升。去滓。內膠飴。更上微火消解。溫服一升。日三服。以水一合五勺。煮取六勺。去滓。內膠飴。令消。腹中急痛應鐘或拘攣者。此其正證也。若有外閉之證。則非此湯之所主治也。

衂（解毒）失精下血（應鐘）之人腹中攣急或痛。手足煩熱者。

產婦手足煩熱。咽乾口燥。腹中拘攣者。（應鐘）若有塊者。（夷則）

心悸或肉瞤筋惕。或頭眩者。（應鐘）心悸甚者。（解毒）茯苓建中湯主之。（於本方內加茯苓四分五厘。煮法如本方。）

盜汗。或汗出多。或身重或不仁者。黃耆建中湯主之。（兼用應鐘）於小建中湯、方內加黃耆一兩半。（今一一分三厘。）

桂枝甘草附子湯。

甘草、朮各二兩（六分。）附子二枚（九分。）桂枝四兩（一錢二分。）

右四味。以水六升。煮取三升。去滓。溫服一升。日三服。初服得微汗。則解。能食汗出。復煩者。服五合。恐一升多者。服六七合。（以水一合二勺。煮取六勺。服。）

骨節煩疼。攣痛。不得屈伸。近之則痛劇者。（紫圓或七寶）

桂枝人參湯。

桂枝、甘草各四兩（八分。）朮、人參、乾姜各三兩（六分。）

右五味。以水九升。先煮四味。取五升。內桂。更煮取三升。溫服一升。日再夜一服。（以水一合八勺。煮取六勺。服。）

表裏有熱。下利。心下痞鞕（太簇）者。痢病發熱惡寒。心下痞鞕（紫圓）者。

人參湯、

人參、甘草、朮、乾姜、各三兩（各七分五厘）

右四味。搗篩爲末。蜜和。丸如雞黃大。以沸湯數合和一丸。研碎。溫服之。日三服。夜二服。腹中未熱。益至三四丸。然不及湯。湯法以四物依兩數切。用水八升。煮取三升。去滓。溫服一升。日三服。（以水一合六勺。煮取六勺。服。）

心下痞鞕（太簇）者。心下痞。喜唾。不了了者。（南呂）

暑病（所謂霍亂）嘔吐下利。心下痞鞕者。（紫圓）

茯苓杏人甘草湯。

茯苓三兩（一錢五分）杏人五十個（一錢）甘草一兩（五分）

右三味。以水一斗。煮取五升。溫服一升。日三服。不差者更服。（以水一合二勺。煮取六勺。）

短氣息迫。或喘急（紫圓）者。（酒客最多此病。以此湯大有効。）

苓桂朮甘湯。

茯苓四兩（一錢二分）桂枝三兩（九分）朮甘草各二兩（各六分）

右四味。以水六升。煮取三升。去滓。分溫三服。（以水一合二勺。煮取六勺。）

心下逆滿。起則頭眩（應鐘或紫圓）者。

眼痛生赤脈。不能開者。（應鐘或紫圓。）

耳聾。衝逆甚頭眩者。（應鐘及七寶。）

苓姜朮甘湯。

甘草、朮各二兩（五分。）乾姜、茯苓、各四兩（一錢）
右四味。以水五升。煮取三升。分溫三服。以水一合二勺。煮取六勺。
身體重、腰冷、小便自利者。應鐘

苓桂五味甘草湯。
茯苓桂枝各四兩（八分。）甘草三兩（六分。）五味子半升（一錢二分。）
右四味。以水八升。煮取三升。去滓。分溫三服。以水一合六勺。煮取六勺。
咳後衝逆劇、手足厥冷、或心下悸、或頭眩、或肉瞤筋惕者。以上諸症皆兼用南呂丸若
衝逆已愈。但咳滿者。苓甘五味姜辛湯主之。於前方內去桂加茯苓四
兩（六分。）乾姜細辛各三兩（四分五厘。）

苓甘姜味辛夏湯。
茯苓四兩（九分。）甘草、細辛、乾姜各三兩（各三分。）五味子、半夏各半
升（各九分。）
右六味。以水八升。煮取三升。去滓。溫服半升。日三服。以水一合六勺。煮取六勺。
前方證而嘔者。

苓甘姜味辛夏仁湯。　於前方內加杏仁半升（九分。）
前方證而微浮腫南呂者。

苓甘姜味辛夏仁黃湯。　於前方內加大黃三兩。（三分。）

前方證而大便不通者。

苓桂甘棗湯。

茯苓半斤（一錢二分。）甘草三兩（四分五厘。）大棗十五枚（五分五厘。）桂枝四兩（六分。）

右四味。以水一斗。先煮茯苓。減二升。內諸藥。煮取三升。去滓。溫服一升。日三服。（以水二合。煮取六勺。）

臍下悸者。

奔豚迫于心胸、短氣息迫（紫圓）者。

茯苓澤瀉湯。

茯苓半斤（一錢二分。）澤瀉、生姜各四兩（各六分。）甘草、桂枝各二兩（各三分。）朮三兩（四分五厘。）

右六味。以水一斗。煮取三升。內澤瀉。更煮取二升半。溫服八合。日三服。（以水二合五勺。先煮五味。取八勺。內澤瀉。更煮取六勺。）

吐而渴欲飲水者。此正症也。（紫圓）渴（有水而渴也）而小便不利、心下悸、或腹脹滿（水滿也）者。（桼寶紫圓仲呂之類選用。）

澤瀉湯。

澤瀉五兩（一錢五分。）朮二兩（一錢。）

右二味。以水二升。煮取一升。分溫再服。（以水一合二勺。煮取六勺。）

心下有水氣、苦冒眩、小便不利者。

五苓散。

澤瀉一兩六銖半（八分。）猪苓、茯苓、朮各十八銖（各六分。）桂枝半兩（四分。）

右五味。爲末。以白飲和。服方寸匕。日三服。多飲煖水。汗出愈。（或以水一合五勺。煮取六勺。服。亦可也。）

大汗出而煩燥。小便不利。身熱消渴者。正症也。發汗而脈浮數煩渴者。亦可用焉。

發熱而煩渴欲飲水。水入口則吐者。（紫圓）發熱小便數（與發汗同意）者。或渴欲飲水者。

頭痛。發熱。汗出。惡寒。身疼痛而欲飲水者。

發熱。嘔吐。下利。渴而欲飲水者。（紫圓）

心下悸。吐涎沫。頭眩者。（紫圓）

心下痞。煩渴。口燥。小便不利（黃鐘丸）者。若發黃色者。茵蔯五苓散主之。（兼用承氣丸）

茵蔯蒿末十分。五苓散五分。右二物。和。先食飲方寸匕。日三服。

猪苓湯。

猪苓、茯苓、阿膠、滑石、澤瀉各一兩（六分）。

右五味。以水四升。先煮四味。取二升。去滓。内下阿膠。烊消。溫服七合。日三服。（以水一合二勺。煮取六勺。内膠令消。）

脈浮。發熱。渴欲飲水者。此其正症也。

下利。咳嘔渴而心煩不得眠者。

小便淋瀝。或便膿血（便者小便也）者。（滑石礬甘散或應鐘。）

牡蠣澤瀉散。

牡蠣、澤瀉、括蔞根、蜀漆、葶藶、商陸根、海藻（各等分）。

右七味。異擣。下篩爲散。更入臼中治之。白飲和。服方寸匕。小便利止後服。日三服。

胸腹有動而渴。腰以下水腫者。（蕤賓）

八味丸。

乾地黃八兩。山茱萸、薯蕷各四兩。澤瀉、茯苓、牡丹皮各三兩。桂枝、附子各二兩。

右八味。末之。煉蜜和丸。梧子大。酒下十五丸。日再服。

脚氣疼痛。少腹不仁（蕤賓）。足冷或痛。少腹拘急。小便不利者。（應鐘）

消渴而小便反多者。

煩熱不得臥。倚息小便不利。飲食如故者。

夜尿或遺尿者。應鐘。及臍下氣海之邊。日灸七壯。

麻黃湯。

麻黃三兩。杏人七十個（各九分。）桂枝二兩（六分。）甘草一兩（三分。）

右四味。以水九升。先煮麻黃。減二升。去上沫。內諸藥。煮取二升半。去滓。溫服八合。覆取微似汗。不須啜粥。餘如桂枝法將息。以水二合。煮取六勺。

頭痛。發熱。身疼。腰痛。骨節疼痛。惡風無汗而喘者。是其正證也。

喘而胸滿者。服發汗劑而不汗却衄者。

濕家身煩疼者。麻黃加朮湯。兼用七寶主之。於本方內加朮四兩。麻黃杏仁各七分半。桂枝五分。甘草二分半。朮一錢。右五味。煮法如本方。

小瘡內攻。喘鳴息迫。小便不利。一身滿腫者。麻黃加朮附湯主之。兼用桃花散或紫圓。

麻黃附子甘草湯。

麻黃、甘草各二兩（一錢。）附子一枚（七分五厘。）

右三味。以水七升。先煮麻黃。一兩沸。去上沫。內諸藥。煮取三升。去滓。溫服一升。日三服。以水一合四勺。煮取六勺。

脈微細但欲寐惡寒。黃連解毒散者。水腫脈沉微鬱滯者。桃花散或桀實。時時以紫圓攻之而可也。

麻黃附子細辛湯。

麻黃細辛各二兩（一錢。）附子一枚（七分五厘。）

右三味。以水一斗先煮麻黃。減二升。去上沫。內諸藥。煮取三升。去滓。溫服一升。日三服。以水一合四勺。煎取六勺。

手足冷發熱脈沉者。或脈微細而惡寒甚者。

麻黃杏仁甘草石膏湯。

麻黃四兩（八分。）杏仁五十個。甘草二兩（各四分。）石膏半斤（一錢六分。）

右四味。以水七升。先煮麻黃。減二升。去上沫。內諸藥。煮取二升。去滓。溫服一升。以水一合四勺。煮取六勺。

汗出而喘。熱伏者。

喘息而渴者。兼用南呂或姑洗。

麻黃杏仁薏苡甘草湯。方從外臺古今錄驗。

麻黃四兩（八分。）甘草二兩。杏仁五十個（各四分。）薏苡仁半斤（一錢六分。）

右四味。以水五升。煮取二升。分溫再服。以水一合五勺。煮取六勺。

一身悉痛應鐘發熱劇或浮腫桃花者。

發熱皮膚枯燥喘滿桃花者。

牡蠣湯。

牡蠣、麻黃各四兩（一錢）甘草二兩（五分）蜀漆三兩（七分五厘）

右四味。以水八升。先煮蜀漆麻黃。去上沫。得六升。內諸藥。煮取二升。溫服一升。若吐則勿更服。以水二合四勺。先煮麻黃蜀漆。得一合八勺。內一味。煮取六勺。

瘧疾惡寒甚胸腹動劇紫圓者。

小青龍湯。

麻黃、芍藥、乾姜、甘草、桂枝、細辛各三兩（各三分）五味子、半夏各半升（各六分）

右八味。以水一斗。先煮麻黃。減二升。去上沫。內諸藥。煮取三升。去滓。溫服一升。以水二合。煮取六勺。

乾嘔發熱而咳。或咳且微喘者。以上兼用南呂喘息者。南呂或姑洗或大灸咳唾吐涎沫者。南呂。或時時以紫圓攻之。

大青龍湯。

麻黃六兩（八分）桂枝、甘草各二兩。杏仁四十個（各三分）生姜三兩。

大棗十二枚（各四分五厘）石膏鷄子大（一錢二分）

右七味。以水九升。先煮麻黃。減二升。去上沫。內諸藥。煮取三升。去滓。溫服一升。取微似汗。以水一合八勺。煮取六勺。汗出多者。溫粉粉之。一服汗者。停後服。汗多亡陽。遂虛。惡風。煩躁不得眠也。

發熱惡寒。身疼痛不汗出。煩躁者。

脈浮緩。發熱身重。乍有輕時者。

頭痛劇。四肢惰痛。發熱而汗不出者。

越婢湯。

麻黃六兩(九分)石膏半斤(一錢二分)生姜三兩(四分五厘)大棗十五枚(六分)甘草二兩(三分)

右五味。以水六升。先煮麻黃。去上沫。內諸藥。煮取三升。分溫三服。以水一合二勺。煮取六勺。

一身悉腫。脈浮自汗出。惡風者。

若前症而小便不利者。或一身面目黃腫。小便自利。其脈沉而渴者。或小便不利。不渴者。越婢加朮湯仲呂。或蕤賓。迫于胸中劇則以紫圓攻之。主之。於本方內加朮四兩。麻黃六分。石膏八分。大棗朮各四分。甘草二分。生姜三分。右六味。煮法如越婢湯。

腳氣一身腫滿。小便不利。或惡寒。或兩腳不仁者。越婢加朮附湯主之。兼用紫圓於前方內。加附子(四分)

咳而上氣喘。或嘔者。越婢加半夏湯南呂主之。於本方內加半夏半升。麻黃半夏各六分。石膏八分。生姜三分。大棗四分。甘草二分。右六味。煮如本方。

葛根湯。

葛根四兩（六分）麻黃、生姜各三兩。大棗十二枚（各四分五厘）桂枝、芍藥甘草各二兩（各三分）

右七味。㕮咀。以水一斗。先煮麻黃、葛根。減二升。去上沫。內諸藥。煮取三升。去滓。溫服一升。覆取微似汗。不須啜粥。餘如桂枝法將息及禁忌。以水二合。煮取六勺。

項背強而無汗惡寒者。應鐘

二陽太陽陽明合病下利者。

不下利但嘔者。葛根加半夏湯主之。於本方內。加半夏半升。葛根半夏各六分。桂枝芍藥甘草各三分。麻黃大棗生姜各四分五厘。右八味。煮如本方。

痓病無汗。小便反少。氣上衝于胸。口噤不能語言者。本方主之。紫圓

痘瘡自初熱至點見。投本方。兼用紫圓下之一度。自起脹至貫膿。葛根加桔梗湯主之。於本方內。加桔梗五分。自落痂以後。葛根加大黃湯主之。於本方內加大黃五分。若惡寒劇。起脹甚而一身腫脹。或疼痛者。葛根加朮附湯紫圓主之。於本方內。加朮、附子各四分。若腫脹甚者。桃花散寒戰咬牙而下利者。俱加朮附湯。兼用紫圓。

頭瘡、加大黃湯主之。

小瘡、葛根加梓葉湯主之。於本方內。加梓葉五分。桃花散以蓖麻子擦之。毒劇者以梅肉攻之。

諸頑腫惡腫。加朮附湯主之。

瘰癧七寶。梅肉日投。亦可也。便毒瘍疔之類。以梅肉攻之。伯州散。朝五分。夕五分。酒送下。

痔瘡。七寶或梅肉之類選用。

凡諸有膿則加桔梗。若疼劇則加朮附。

世俗所謂小兒赤遊風丹毒類。皆加朮附湯主之。兼用紫圓攻之。

葛根黃芩黃連湯。

葛根半斤（一錢六分。）甘草黃芩各二兩（各四分。）黃連三兩（六分。）

右四味。以水八升。先煮葛根。減二升。內諸藥。煮取二升。去滓。分溫再服。以水二合六勺。煮取六勺。

下利喘而汗出者。

項背強。汗出下利者。以上兼用應鐘。

小柴胡湯。

柴胡半斤（八分。）黃芩、人參、甘草、生姜各三兩。大棗十二枚（各三分。）

半夏半升（六分。）

右七味。以水一斗二升。煮取六升。去滓。再煎。取三升。溫服一升。日三服。

以水二合四勺煮。取一合二勺。去滓。再煎。取六勺。

往來寒熱。胸脇苦滿。默默不欲飲食。心煩喜嘔者。

胸滿脇痛者。

身熱惡風。頸項強。胸下滿。或渴或微嘔者。

胸下逆滿。鬱鬱不欲飲食或嘔者。應鐘

發潮熱胸脇滿而嘔者。消塊

寒熱發作有時。胸脇苦滿。有經水之變者。應鐘

產婦四肢苦煩熱。頭痛胸脇滿者。解毒散

產婦鬱冒。寒熱往來。嘔而不能食。大便堅或盜汗出者。消塊或應鐘

發熱大便溏。小便自可。胸滿者。消塊

發黃色。腹痛而嘔。或胸脇滿而渴者。應鐘

胸下鞕滿不大便而嘔者。消塊

若潮熱不去。大便不通者。柴胡加芒消湯主之。於小柴胡湯方內。加芒硝六兩。柴胡八分。半夏芒消各六分。人參黃芩甘草生姜大棗各三分。右八味。以水二合四勺。煮取一合二勺。去滓。再煎。取六勺。內芒消。更上火微沸。令消。

瘧病往來寒熱。胸脇苦滿。或渴不嘔者。柴胡去半夏加括蔞湯主之。兼用紫圓於小柴胡湯方內去半夏。加括蔞根四兩。柴胡八分。人參黃芩生姜大棗甘草各三分。括蔞根四分。右七味。煮法如小柴胡湯。

若上逆者。柴胡加桂枝湯主之。於本方內加桂枝五分。
發熱微惡寒。肢節煩疼。微嘔。心下支結者。兼用應鐘或腹中急痛上衝心者。應鐘
桂枝湯合方主之。柴胡桂枝湯方。桂枝、芍藥、黃芩、人參、生姜、大棗各三分。甘草二分。半夏六分。柴胡八分。
右九味。煮法如小柴胡湯。
若本方證而嘔逆劇者。倍半夏。湯熱而加生姜汁一錢。
本方症而胸腹有動者。失精者。俱應鐘　胸滿煩驚者。解毒散或紫圓　柴胡加龍骨牡蠣湯主之。半夏二合（四分）大棗六枚。生姜、人參、龍骨、鉛丹、桂枝、茯苓、牡蠣各一兩半（各二分三厘）柴胡四兩（六分五厘）大黃二兩（三分）
右十一味。以水八升。煮取四升。內大黃切如碁子。更煮一二沸。去滓。溫服一升。以水一合五勺。煮取六勺。

柴胡姜桂湯。

柴胡半斤（八分。）桂枝、乾姜、黃芩、牡蠣各三兩（三分。）括蔞根四兩（四分。）甘草二兩（二分。）
右七味。以水一斗二升。煮取六升。去滓。再煎取三升。溫服一升。日三服。初服微煩。復服汗出便愈。今煮如小柴胡湯。
胸脇滿。微結。渴而不嘔。頭汗出。往來寒熱。心煩者。兼用應鐘。

胸脇滿。上逆。胸腹有動者。

瘧疾。惡寒甚。胸脇滿。胸腹有動而渴者。紫圓或應鐘。

大柴胡湯。

柴胡半斤(八兩。)黃芩、芍藥各三兩。大棗十二枚(各三分。)半夏半升(六分。)生姜五兩。枳實四枚(各五分。)大黃二兩(一分。)

右八味。以水一斗二升。煮取六升。去滓再煎。溫服一升。日三服。煮如小柴胡湯。

嘔吐不止。心下急。鬱鬱微煩者。

心下痞鞕而痛。嘔吐下利者。

心下滿痛。大便不通者。

胸脇苦滿。腹拘攣。大便不通者。

白虎湯。

知母六兩(六分。)石膏一斤(一錢六分。)甘草二兩(二分。)粳米六合(一錢二分。)

右四味。以水一斗。煮米熟。湯成。去滓。溫服一升。日三服。以水一合二勺。煮取六勺。

手足厥冷。或惡寒而自汗出。讝語者。

手足厥冷。胸腹熱劇者。

大煩渴。舌上乾燥。欲飲水數升者。

無大熱心煩背微惡寒者。
暑病汗出惡寒身熱而渴者。
胸腹熱劇或渴如狂者。（本方內加黃連六分。）
本方證而心下痞鞕者。白虎加人參湯主之。於本方內加人參三兩（三分。）
瘧疾身熱骨節疼煩渴欲飲水者。白虎加桂枝湯主之。於本方內加桂枝三兩（三分。）右以水一斗五升。煮取八升。去滓。溫服。（煮如本方。以上皆以紫圓時時攻之。）

小承氣湯。

大黃四兩（一錢二分。）厚朴二兩（六分。）枳實三枚（九分。）
已上三味。以水四升。煮取一升二合。去滓。分溫二服。（以水二合。煮取六勺。）
初服湯當更衣。不爾者盡飲之。若更衣者勿服之。
腹滿大便不通者。
汗多。大便鞕。譫語者。
發潮熱。大便初頭鞕後必溏者。
微煩。小便數。大便鞕者。
下利譫語者。
大便不通。噦而譫語者。

厚朴三物湯。

厚朴八兩（二錢四分。）大黃四兩（一錢二分。）枳實五枚（一錢五分。）

右三味。以水一斗二升。先煮二味。取五升。內大黃。煮取三升。溫服一升。以利爲度。煮如小承氣湯。

腹滿心下痛。而大便不通者。屢所經驗也。

心下滿痛吐出水者。

厚朴七物湯。

厚朴半斤（八分。）甘草、大黃各三兩（各三分。）大棗十枚（二分五厘。）枳實五枚。生姜五兩（各五分。）桂枝二兩（二分。）

右七味。以水一斗。煮取四升。溫服八合。日三服。以水一合五勺。煮取六勺。

腹滿發熱。脈浮數。飲食如故者。

腹滿發熱。脈浮數而嘔。大便不通者。

痢疾。手足惰痛。或發熱。脈浮數或嘔者。

大承氣湯。

大黃四兩（六分。）厚朴半斤（一錢二分。）枳實五枚（七分五厘。）芒硝三合（九分。）

右四味。以水一斗。先煮二物。取五升。去滓。內大黃。煮取一升。去滓。內芒消。更上微火一兩沸。分溫再服。得下。餘勿服。以水三合。煮厚朴枳實。減半。去滓內大黃。煮取六勺。內芒消。令消。

發潮熱。大便鞕者。

腹滿難解者。

腹滿脹而喘。兩便不通。一身面目水腫者。

潮熱譫語。大便鞕或有燥屎者。

腹滿痛。大便不通者。

大便不通。煩而腹滿者。

目中不了了。睛不和。大便鞕者。

自利清水。心下痛。口乾燥者。

胸滿口噤。臥不著席。脚攣急咬牙者。

腹中有堅塊。大便不通者。

痘瘡腹大滿。兩便不通。或譫語口乾咽燥者。

痢疾譫語。或腹滿痛而不能食者。

食滯腹急痛。大便不通。或嘔利者。

瀉心湯。

大黃二兩（一錢。）黃芩、黃連各一兩（各五分。）

右三味。以水三升。煮取一升。頓服之。今以沸湯八勺。內藥一二沸。須臾絞取滓。頓服。

心下痞。按之濡者。正症也。
心氣不足。吐血衄血者。
心煩心下痞者。
若惡寒者。附子瀉心湯主之。於瀉心湯方內。加附子一枚。
右四味。切三味。以麻沸湯二升漬之。須臾絞去滓。內附子汁。分溫再服。
大黃一錢。黃芩黃連各五分。附子七分五厘。右四味。以水九勺。先煮附子。取六勺。去滓。內諸藥。煮一二沸。須臾絞去滓。服。

大黃附子湯。
大黃三兩(九分)。附子三枚(一錢二分五厘)。細辛二兩(六分)。
右三味。以水五升。煮取二升。分溫三服。若強人煮取二升半。分溫三服。
服後如人行四五里。進一服。以水一合五勺。煮取六勺。
胸下偏痛發熱者。
惡寒甚腹痛大便不通者。

大黃甘遂湯。
大黃四兩(一錢四分)。甘遂、阿膠各二兩(各七分)。
右三味。以水三升。煮取一升。頓服之。其血當下。以水一合八勺。煮取六勺。
小腹滿如敦狀。小便微難者。
小腹絞痛堅滿。手不可近者。

抵當湯。

水蛭、虻蟲各三十個（各十個）桃仁二十個（二分）大黃三兩（一錢）

右四味。爲末。以水五升。煮取三升。去滓。溫服一升。不下再服。爲末。以水一合煮取六勺。

小腹鞕滿。小便自利發狂者。

喜忘。大便鞕。反易通。色黑者。

脈浮數而善饑。大便不通者。

經水不利者。

橘皮大黃朴消湯。

橘皮一兩（六分）大黃、朴消各二兩（一錢二分）

右三味。以水一大升。煮至小升。頓服。卽消。以水一合八勺。煮取六勺。

宿食在心胸之間不化者。

大黃消石湯。

大黃、黃蘗。消石各四兩（八分）梔子十五枚（四分）

右四味。以水六升。煮取二升。去滓。內消石。煮取一升。頓服。以水一合二勺。煮三味。取六勺。去滓。內消。令消。

發黃色。腹滿。小便不利者。

身熱心煩。大便不通者。

大黃牡丹皮湯。方從千金。

大黃四兩(六分。)牡丹皮三兩(四分五厘。)桃仁五十個。芒硝二兩(各三分)瓜子一升(一分五厘)

右五味。以水六升。煮取一升。去滓。內芒硝。再煎沸。頓服之。有膿當下。如無膿當下血。以水三合六勺。煮取六勺。去滓。內芒硝。令消。

腹癰。按之卽痛。時時發熱。自汗出復惡寒者。

腹中有堅塊。經水不順者。

腹脹滿如鼓。生青筋。或腫。小便不利者。

小腹有堅塊。小便淋瀝者。

大黃甘草湯。

大黃四兩(二錢。)甘草一兩(五分。)

右二味。以水三升。煮取一升。分溫再服。以水一合八勺。煮取六勺。

大便不通急迫者。

食已卽吐。大便不通者。

調胃承氣湯。

大黃四兩(一錢。)甘草二兩(五分。)芒硝半斤(二錢。)

右三味。㕮咀。以水三升。煮取一升。去滓。內芒硝。更上火微煮。令沸。少少溫服。[以水一合八勺。煮取六勺。去滓。內芒消。令消。]

因汗吐下譫語者。

發汗後熱而大便不通者。

服下劑下利不止。心煩或譫語者。

吐下之後。心下溫溫欲吐。大便溏。腹微滿。鬱鬱微煩者。

吐後腹脹滿者。

桃核承氣湯。

桃仁五十個。桂枝、芒消、甘草各二兩（各五分）。大黃四兩（一錢）。

右五味。以水七升。煮取二升半。去滓。內芒消。更上火微沸。下火。先食。溫服五合。日三服。當微利。[以水一合五勺。煮取六勺。去滓。內芒消。微沸。令消。]

小腹急結如狂者。

胞衣不下。氣急息迫者。

產後小腹堅痛。惡露不盡。或不大便而煩燥或譫語者。

痢病小腹急痛者。

甘草湯。

甘草二兩（二錢）。

右一味。以水三升。煮取一升半。去滓。溫服七合。日二服。[以水一合二勺。煮取六勺。]

急迫而咽痛者。

桔梗湯。

桔梗一兩(一錢)甘草二兩(五分)

右二味。以水三升。煮取一升。去滓。分溫再服。以水一合八勺。煮取六勺。

咽痛者。應鐘

咽中腫不能飲食者。

肺癰。應鐘 癰疽。伯州或梅肉。初發宜灸。 諸腫有膿者。伯州梅肉

芍藥甘草湯。

芍藥甘草各四兩(各一錢四分)

右二味。㕮咀。以水三升。煮取一升半。去滓。分溫再服之。以水一合二勺。煮取六勺。

脚攣急者。應鐘紫圓

甘遂半夏湯。

甘遂三枚(二分)半夏十二枚(一錢二分)芍藥五枚。甘草指大一枚(各八分)

右四味。以水二升。煮取半升。去滓。以蜜半斤加藥汁。煎取一合。頓服之。以水一合六勺。煮取四勺。去滓。以蜜四勺和藥汁。煎取六勺。

下利心下續堅滿者。

下利拘攣而痛不可近者。

芍藥甘草附子湯。

芍藥、甘草各三兩（一錢二分。）附子一枚（六分。）

已上三味。以水五升。煮取一升五合。去滓。分溫服。以水二合。煮取六勺。

汗後惡寒者。

脚攣急疼痛者。應鐘紫圓或蕤賓

甘麥大棗湯。

甘草三兩（四分五厘。）小麥一升（一錢四分。）大棗十枚（四分。）

右三味。以水六升。煮取三升。分溫三服。以水一合六勺。煮取六勺。

心中煩躁。悲傷欲哭。腹中濡者。紫圓或解毒散兼用。

生姜甘草湯。

生姜五兩（一錢。）人參三兩（六分。）甘草四兩、大棗十五枚（各八分。）

右四味。以水七升。煮取三升。分溫三服。以水一合四勺。煮取六勺。

咳唾涎沫不止。咽燥而渴者。南呂

嘔吐不止。心下痞鞕而急迫者。紫圓

甘草乾姜湯。

甘草四兩（一錢。）乾姜二兩（五分。）

右㕮咀。以水三升。煮取一升五合。去滓。分溫再服。以水一合二勺。煮取六勺。

吐涎沫。不咳。遺尿。小便數者。南呂

足厥。咽中燥。煩躁。嘔逆者。

吐下後。厥逆。煩躁不可如何者。

四逆湯。

甘草二兩（一錢二分。）乾姜一兩半。附子一枚（各九分。）

右三味。㕮咀。以水三升。煮取一升二合。去滓。分溫再服。強人可大附子一枚。乾姜三兩。以水一合五勺。煮取六勺。

手足厥冷者。

下利清穀者。

腹拘急。四肢厥冷。下利惡寒者。

大汗出。熱不去。拘急。四肢厥冷者。

下利腹脹滿。身體疼痛者。

吐利汗出。發熱惡寒。四肢厥冷。脈微欲絕。或腹痛。或乾嘔。或咽痛者。通脈四逆湯主之。

甘草二兩（一錢。）附子一枚（一分五厘。）乾姜三兩（一錢六分。）

右三味。以水三升。煮取一升二合。去滓。分溫再服。其脈即出者愈。今煮如本方。

下利惡寒。脈微。手足厥冷。或心下痞鞕者。四逆加人參湯主之。於本方內。加人參一兩。甘草一錢。乾姜附子各七分五厘。人參五分。右煎如本方。

茯苓四逆湯。

茯苓六兩(一錢五分)人參一兩(二分五厘)甘草二兩(五分)乾姜一兩半。附子一枚(各三分八厘)

右五味。以水五升。煮取三升。去滓。溫服七合。日三服。以水一合。煮取六勺。

手足厥冷煩躁者。

肉瞤筋惕手足厥冷者。

心下悸。惡寒。腹拘急下利者。

乾姜附子湯。

乾姜一兩(一錢二分)附子一枚(一錢八分)

右二味。以水三升。煮取一升。去滓。頓服。以水一合八勺。煮取六勺。

煩躁不得眠。脈沉微者。

附子粳米湯。

附子一枚(三分)半夏半升(一錢二分)甘草一兩(二分)大棗十枚(五分)粳米半升(二錢)

右五味。以水八升。煮米熟湯成。去滓。溫服一升。日三服。以水一合六勺。煮取六勺。

腹中雷鳴切痛。胸脇逆滿嘔吐者。滑塊
惡寒或手足厥冷。腹滿痛嘔吐者。滑塊紫圓

薏苡附子敗醬散。

薏苡仁十分。附子二分。敗醬五分。
右三味。擣爲末取方寸匕。以水二升。煎減半。頓服。小便當下。以水一合二勺。煎減半。
腸癰。其身甲錯。腹皮急。按之濡如腫狀。脈數者。
瘡家身甲錯者。
所謂鵝掌風者。以上梅肉

大烏頭煎。

烏頭大者五枚(三錢)
右以水三升煮取一升。去滓。內蜜二升。煎令水氣盡。取二升。強人服七合。弱人五合。不差。明日更服。不可一日再服。以水九勺。煮取三勺。去滓。內蜜六勺。煎取六勺。
腹痛。自汗出。手足厥冷。脈沉絃者。䓝賓或紫圓

烏頭湯。

麻黃、芍藥、黃蓍、甘草各三兩(六分)川烏五枚。㕮咀。以蜜二升(八勺)
煎取一升(四勺)卽出烏頭。
右五味。㕮咀四味。以水三升。煮取一升。去滓。內蜜煎中。更煎之。服七合、

不知盡服之。以水二合七勺。煮四味。取九勺。去滓。內蜜煎中。更煎。取六勺。
歷節疼痛不可屈伸者。
脚攣急疼痛不可屈伸者。
脚腫疼痛者。以上兼用蕤賓。時時以紫圓攻之。仲呂亦可也。
腰以下腫疼痛者。蕤賓或仲呂或桃花散。
腹中絞痛。拘急不得轉側。身重。手足厥冷。陰縮者。
小腹攣急。陰囊偏大者。蕤賓或仲呂。
自汗盜汗出。浮腫者。桃花散

赤丸。

茯苓四兩。半夏四兩。一方用桂。烏頭二兩。細辛一兩。
右四味。末之。內眞朱爲色。煉蜜。丸如麻子大。先食酒飲下二丸。日再夜一服。不知稍增之。以知爲度。
厥逆惡寒。心下悸者。

眞武湯。

茯苓、芍藥、生姜各三兩（各七分五厘）朮二兩（五分）附子一枚（四分）
右五味。以水八升。煮取三升。去滓。溫服七合。日三服。以水一合六勺。煮取六勺。
腹痛。滑塊 小便不利。四肢沈重。疼痛下利。或咳或嘔者。

心下悸。頭眩。（應鐘）身瞤動振振欲擗地者。
舌上乾燥。黑胎生。口中有津液。身熱頭眩。手足振振。或下利者。（紫圓）

附子湯。

附子二枚。茯苓、芍藥各三兩（六分。）人參二兩（四分。）朮四兩（八分。）
右五味。以水八升。煮取三升。去滓。溫服一升。日三服。（以水一合六勺。煮取六勺。）
脈微細。其背惡寒者。
身體痛。手足冷。骨節痛。脈沈者。（應鐘）
身體痛。小便不利。（仲呂）心下悸。或痞鞕者。

天雄散。

天雄三兩。（當作三枚）朮八兩。桂枝六兩。龍骨三兩。
右四味。杵爲散。酒服半錢匕。日三服。不知稍增之。
失精。臍下有動而惡寒。或衝逆。或小便不利者。（應鐘）

梔子豉湯。

梔子十四枚（八分。）香豉四合（二錢。）
右二味。以水四升。先煮梔子。得二升半。內豉。煮取一升半。去滓。分爲二服。溫進一服。得吐者止後服。（以水一合六勺。先煮梔子。取一合。去滓。內豉。煮取六勺。）
心中懊憹者。

煩熱胸中窒者。

身熱不去。心中結痛者。

下後煩。心下濡者。此煩與桂枝湯發汗後之煩不可混。

若急迫者。梔子甘草豉湯主之。於梔子豉湯方內。加甘草二兩（八分。）

若嘔者。梔子生姜豉湯主之。於梔子豉湯方內。加生姜五兩（二錢。）

若胸滿煩熱者。枳實梔子豉湯主之。枳實三枚（六分。）梔子十四枚（四分。）豉一升（二錢八分。）

右三味。以清漿水七升。空煮取四升。內枳實梔子。煮取二升。下豉。更煮五六沸。去滓。溫分再服。覆取微似汗。以水一合六勺。先煮二味。取八勺。下豉。煮取六勺。

若大便不通。胸脇滿痛者。黃疸心中懊憹。或熱痛者。梔子大黃豉湯主之。梔子十二枚（一分五厘。）大黃一兩（一分五厘。）枳實五枚（七分五厘。）豉一升（二錢八分。）

右四味。以水六升。煮取二升。分溫三服。以水一合八勺。煮取六勺。

茵蔯蒿湯。

茵蔯蒿六兩（一錢八分。）梔子十四枚。大黃二兩（各六分。）

右三味。以水一斗。先煮茵蔯。減六升。內二味。煮取三升。去滓。分溫三服。以水二合。先煮茵蔯。取一合二勺。內二味。煮取六勺。服。

小便當利。尿如皂角汁狀。色正赤。一宿腹減。黃從小便去也。

發黃色。小便不利。渴而欲飲水。大便不通者。

發黃色。小便不利。腹微滿者。

寒熱不食。頭眩。心胸不安者。

梔子蘗皮湯。

梔子二十五個（一錢五分）甘草一兩（五分）黃蘗二兩（一錢）

右三味。以水四升。煮取一升半。去滓。分溫再服。以水一合六勺。煮取六勺。

身黃發熱者。

身黃心煩者。解毒散

梔子厚朴湯。

梔子十四枚（六分）厚朴四兩、枳實四枚（各一錢二分）

已上三味。以水三升半。煮取一升半。去滓。分三服。溫進一服。得吐者止後服。以水一合四勺。煮取六勺。

心煩腹滿。起臥不安者。

梔子乾姜湯。

梔子十四枚、乾姜二兩（各一錢五分）

右二味。以水三升半。煮取一升半。去滓。分二服。溫進一服。得吐者止後服。以水一合四勺。煮取六勺。

身熱不去微煩者。兼用解毒散

大陷胸湯。

大黃六兩(九分)芒硝一升(三錢)甘遂一錢(一分五厘)

右三味。以水六升。先煮大黃取二升。去滓。內芒硝。煮一兩沸。內甘遂末。溫服一升。得快利止後服。以水一合八勺。先煮大黃。取六勺。去滓。內芒硝。令消。內甘遂末。服之。

結胸心下痛。按之石鞕者。

短氣煩躁。心下鞕者。

舌上燥而渴。發潮熱。不大便。自心下至小腹鞕滿而痛不可近者。

讝語煩躁。心下痛手不可近者。

小陷胸湯。

黃連一兩(四分)半夏半升(二錢四分)括蔞實大者一個(八分)

右三味。以水六升。先煮括蔞。取三升。去滓。內諸藥。煮取二升。去滓。分溫三服。以水一合八勺。先煮括蔞。取九勺。內二味。煮取六勺。

結胸有痰飲之變者。兼用南呂姑洗或紫圓

龜背。腹中無積聚者。兼用紫圓

病聚于胸中而嘔或吃者。紫圓

胸膈膨脹而發痛者。紫圓

括蔞薤白白酒湯。

括蔞實一枚（六分）。薤白半升（二錢四分）。白酒七升（二合一勺）

右三味。同煮。取二升。分溫再服。取六勺服。

喘息咳唾胸背痛者。姑洗或白散或紫圓

若心痛徹背不得臥者。及膈噎心痛者。括蔞薤白半夏湯主之。俱兼用姑洗紫圓

括蔞實一枚（六分）。薤白三兩（九分）。半夏半升（一錢八分）。白酒一斗（三合）。

右四味。同煮。取四升。溫服一升。日三服。煮取六勺。

瓜蒂散。

瓜蒂、赤小豆各一分（五分）

右二味。各別擣篩爲散。已合治之。取一錢匙。以香豉一合（二錢四分）。用熱湯七合（七勺）煮作稀糜。去滓。取汁。和散。溫頓服之。不吐者。少少加。得快吐乃止。諸亡血虛家不可與瓜蒂散。

胸中痞塞。上衝咽喉。不得息者。

手足厥冷。心中煩滿。饑不能食者。

心中溫溫欲吐。又不能吐。手足厥冷者。

大半夏湯。

半夏二升（二錢四分）人參三兩（三分）白蜜一升（一錢五分）

右三味。以水一斗二升。和蜜揚之二百四十遍。煮取二升半。溫服一升餘。分再服。以水三合四勺。煮取六勺。

嘔吐而心下痞鞕者。太簇或紫圓

嘔而心下痛者。南呂

小半夏湯。

半夏一升（二錢四分）生姜半斤（一錢六分）

右二味。以水七升。煮取一升半。分溫再服。以水一合八勺。煮取六勺。

嘔吐而不渴者。嘔劇者倍加生姜汁。

若心下痞眩悸者。小半夏加茯苓湯主之。兼用俱紫圓

半夏一升（一錢八分）生姜半斤（一錢二分）茯苓三兩（四分五厘）

右三味。以水七升。煮取一升五合。分溫再服。以水二合八勺。煮取六勺。

半夏苦酒湯。

半夏十四枚（五分）鷄子一枚。去黃

右二味。內半夏著苦酒中。以鷄子殼置刀環中。安火上。令三沸。去滓。少少含嚥之。不差更作三劑。

咽中生瘡不能語言者。

咽中腫水穀不下者。

半夏厚朴湯。

半夏一升（一錢二分）厚朴三兩（三分）茯苓四兩（四分）生姜五兩（五分）乾蘇葉二兩（二分）

右五味。以水七升。煮取四升。分溫四服。日三。夜一服。以水一合五勺。煮取六勺。

咽中如有炙臠者。兼用南呂。按千金作胸滿心下堅。咽中帖帖如有炙肉。吐之不出。呑之不下。

若感冒桂枝之證而有痰飲者。桂枝湯合方主之。屢所經驗也。

半夏乾姜散。

半夏、乾姜各等分。

右二味。杵爲散。取方寸匙。漿水一升半（一合二勺）煎取七合（六勺）頓服之。

乾嘔不止者。

吐涎沫者。兼用南呂

乾姜人參半夏丸。

乾姜、人參各一兩（七分五厘）半夏二兩（一錢五分）

右三味。末之。以生姜汁糊爲丸。如梧子大。飲服十丸。日三服。或三味。水煎。合生姜汁服。

妊娠嘔吐不止者。

心下痞鞕而乾嘔不止者。

半夏瀉心湯。

半夏半升（九分。）黃芩、乾姜、人參、甘草、各三兩。大棗十二枚（各四分五厘。）黃連一兩（一分五厘。）

右七味。以水一斗。煮取六升。去滓。再煮。取三升。溫服一升。日三服。以水二合。煮取一合二勺。去滓。再煮。取六勺。

心下痞鞕腹中雷鳴者。太簇

嘔而腸鳴。心下痞鞕者。太簇

心中煩悸或怒或悲傷者。紫圓

若下利不止。乾嘔心煩者。甘草瀉心湯主之。默默欲眠。目不得閉。起臥不安。不欲飲食。惡聞食臭者。甘草瀉心湯主之。於半夏瀉心湯方內加甘草一兩（一分五厘）

若乾噫食臭。腹中雷鳴。下利或嘔吐者。生姜瀉心湯主之。半夏瀉心湯方內減乾姜二兩。加生姜四兩。半夏九分。甘草人參大棗黃芩各四分五厘。黃連乾姜各一分五厘。生姜六分。右八味。煮如半夏瀉心湯。

吳茱萸湯。

吳茱萸一升（一錢八分。）人參三兩。大棗十二枚（各四分五厘。）生姜六兩（九分。）

右四味。以水七升。煮取二升。去滓。溫服七合。日三服。以水二合一勺。煮取六勺。

食穀欲嘔者。方意以氣逆爲主證。

吐利。吐瀉也手足厥冷煩躁者。

乾嘔吐涎沫。頭痛者。南呂

嘔而胸滿者。紫圓

脚氣上攻而嘔者。紫圓若水腫而嘔者。非此湯之所知也。

厚朴生姜半夏甘草人參湯。

厚朴、生姜各半斤（一錢二分。）半夏半斤（九分。）人參一兩（一分五厘。）甘草二兩（三分。）

右五味。以水一斗。煮取三升。去滓。溫服一升。日三服。以水二合。煮取六勺。

腹脹滿嘔逆者。兼用消塊

黃連湯。

黃連、甘草、乾姜、桂枝各三兩。大棗十二枚（各四分五厘。）人參二兩（三分。）半夏半升（九分。）

右七味。以水一斗。煮取六升。去滓。溫服一升。日三服。夜二服。以水一合。煮取六勺。

胸中有熱。腹中痛欲嘔吐者。

心煩嘔逆者。以上兼用紫圓

乾姜黄連黄芩人參湯。

乾姜、黄連、黄芩、人參各三兩（六分五厘。）

右四味。以水六升。煮取二升。去滓。分溫再服。以水一合八勺。煮取六勺。

下利心煩食入口卽吐者。兼用紫圓

下利心下痞鞕乾嘔者。兼用紫圓

大建中湯。

蜀椒二合（六分。）乾姜四兩（一錢二分。）人參二兩（六分。）

右三味。以水四升。煮取二升。去滓。内膠飴一升。微火煎取一升半。分溫再服。如一炊頃。可飲粥二升。後更服。當一日飲糜溫覆之。以水一合六勺。煮取八勺。去滓内膠飴。煮取六勺。

心胸間痛。嘔不能食者。

腹中寒上衝皮起出見有頭足上下痛而不可觸近者。兼用紫圓

黄連阿膠湯。

黄連四兩（一錢二分。）黄芩一兩（三分。）芍藥二兩（六分。）雞子黄二枚（一枚三分之二。）阿膠三兩（九分。）

右五味。以水五升。先煮三物。取二升。去滓。内膠。烊盡少冷。内雞子黄。攪

令相得。温服七合。日三服。以水一合半。煮三物。取六勺。去滓。内膠。烊盡少冷。内雞子黃。攪令相得。

心中煩而不能臥者。

胸中有熱心下痞煩而不能眠者。

黃芩湯。

黃芩三兩。大棗十二枚（各九分）甘草、芍藥各二兩（六分）

右四味。以水一斗。煮取三升。去滓。温服一升。日再夜一服。以水二合。煮取六勺。

心下痞自下利者。

口苦咽燥目眩自下利者。

若嘔者。黃芩加半夏生姜湯主之。於本方内。加半夏半升。生姜三兩。黃芩大棗生姜各四分五厘。甘草芍藥各三分。半夏九分。右六味。煮如本方。

六物黃芩湯。

黃芩、人參、乾姜各三兩。大棗十二枚（各四分五厘）桂枝一兩（一分五厘。）半夏半升（九分。）

右六味。以水七升。煮取三升。分温三服。以水一合四勺。煮取四勺。

乾嘔下利。心下痞鞕者。

痢疾。心下痞鞕而嘔不能食者。兼用紫圓

三物黃芩湯。

黄芩一兩(四分)苦參二兩(八分)乾地黄四兩(一錢六分)

右三味。以水六升。煮取二升。溫服一升。多吐下蟲。以水一合六勺。煮取六勺。

四肢煩熱者。兼用黄連解毒散

白頭翁湯。

白頭翁、黄連、黄蘗、秦皮各三兩(各七分五厘)

右四味。以水七升。煮取二升。去滓。溫服一升。不愈更服一升。以水二合六勺。煮取六勺。

熱利下重者。

下利欲飲水者。

胸中熱而心煩下利者。以上兼用紫圓

若心煩不得眠。或煩燥者。白頭翁加甘草阿膠湯主之。於本方內。加甘草阿膠各二兩。

右六味。以水七升。煮取二升半。內膠。令消盡。分溫三服。白頭翁黄連黄蘗秦皮各六分。甘草阿膠各四分。右六味。以水一合七勺。煮取六勺。去滓。內膠。令消盡。

木防己湯。

木防己三兩(六分)石膏雞子大(一錢六分)桂枝二兩(四分)人參四兩(八分)

右四味。以水六升。煮取二升。分溫再服。以水一合八勺。煮取六勺。

喘滿心下痞堅者。

腫滿心下鞕滿者。

短氣或逆滿而痛或渴者。以上兼用礬賓南呂。劇者以紫圓攻之。

若喘滿止或不渴。心下悸而痞堅難解者。木防己去石膏加茯苓芒消湯主之。於木防己湯方內。去石膏。加茯苓四兩。芒消三合。

右五味。以水六升。煮取二升。去滓。內芒消。再微煎。分溫再服。微利則愈。

防己六分。桂枝四分。人參茯苓各八分。芒消一錢二分。

右五味。以水一合八勺。煮取六勺。內芒消。令消盡。

防己茯苓湯。

防己、黃蓍、桂枝各三兩（各六分。）茯苓六兩（一錢二分。）甘草二兩（四分。）

右五味。以水六升。煮取二升。分溫三服。以水一合八勺。煮取六勺。

四肢腫水氣在皮膚中肉瞤筋惕者。桃花散

防己黃蓍湯。方從外臺

防己四兩（六分。）黃蓍五兩（七分五厘。）朮、生姜各三兩。大棗十四枚（各四分五厘。）甘草二兩（三分。）

右六味。以水六升。煮取二升。分溫三服。以水一合八勺。煮取六勺。

水病。脈浮身重汗出惡風者。

水病。小便難。腰以下腫或及陰難屈伸者。仲呂

枳實芍藥散。

枳實、芍藥、各等分。

右二味。杵爲散。服方寸匕。日三服。並主癰膿。以麥粥下之。

腹痛煩滿者。夷則

枳朮湯。

枳實七枚（二錢一分。）朮二兩（六分。）

右二味。以水五升。煮取三升。分溫三服。腹中耎卽當散。以水一合。煮取六勺。

心下痞堅。小便不利者。

或心下滿痛。小便不利者。仲呂

排膿散。

枳實十六枚（一錢六分。）芍藥六分。桔梗二分。

右三味。杵爲散。取雞子黃一枚。以藥散與雞黃相等揉和。令相得。飮和服之。日一服。

瘡癰痛而欲膿潰者。梅肉

桂枝枳實生姜湯。

桂枝、生姜各三兩（九分。）枳實五枚（一錢五分。）

右三味。以水六升。煮取三升。分溫三服。以水一合二勺。煮取六勺。

心中痞逆滿心痛者。

逆滿吐出水不受水藥者。消塊或南呂

枳實薤白桂枝湯。

枳實四枚、厚朴四兩（各八分。）薤白半升（一錢六分。）桂枝一兩（二分。）括蔞實一枚（四分。）

右五味。以水五升。先煮枳實厚朴。取二升。去滓。内諸藥。煮數沸。分溫三服。以水一合六勺。先煮枳實厚朴。取八勺。去滓。内諸藥。煮取六勺。

心中痞。胸脇滿。脇下逆搶心者。

胸滿心痛或背痛者。南呂或控涎丹

膈噎胸痛者。控涎或紫圓

橘皮枳實生姜湯。

橘皮一斤（二錢四分。）枳實三兩（四分五厘。）生姜半斤（一錢二分。）

右三味。以水五升。煮取二升。分溫再服。以水一合五勺。煮取六勺。

胸中痞塞逆滿短氣者。

吃逆不止者。

茯苓飲。

茯苓、人參、朮各三兩（六分。）枳實二兩（四分。）橘皮二兩半（五分。）生姜四兩（八分。）

右六味。以水六升。煮取一升八合。分溫三服。如人行八九里。進之。以水二合。煮取六勺。

胸中有痰飲。滿而不能食者。南呂

吐出水。心下痞鞕。小便不利者。紫圓

脚氣小便不利。心下悸逆滿嘔者。蕤賓或紫圓

橘皮竹茹湯。

橘皮二斤（三錢二分。）竹茹二升。大棗三十枚。生姜半斤（各九分。）甘草五兩（五分。）人參一兩（一分。）

右六味。以水一斗。煮取三升。溫服一升。日三服。以水一合。煮取六勺。

胸中痹而吃逆者。

橘皮湯。

橘皮四兩（二錢。）生姜半斤（四錢。）

右二味。以水七升。煮取三升。溫服一升。下咽即愈。以水一合四勺。煮取六勺。

乾嘔噦者。手足厥者。

桂枝茯苓丸。

桂枝、茯苓、牡丹、桃仁、芍藥、各等分。

右五味。末之。煉蜜和丸。如兔屎大每日食前服一丸。不知加至三丸。

漏下不止。胎動在臍上者。

婦人衝逆頭眩。或心下悸。或肉瞤筋惕者。夷則

經水不利。面部或手足腫者。湯或散而服之夷則或抵當丸兼用。

病有血症之變。手足煩熱。小便不利者。夷則

芎歸膠艾湯。

芎藭、阿膠、甘草各二兩(三分。)艾葉當歸各三兩(四分五厘。)芍藥四兩。(六分。)乾地黃六兩(九分。)

右七味。以水五升。清酒五升。合煮取三升。去滓。內膠。令消盡。溫服一升。日三服。不差更作。以水一合。清酒一合。煮取六勺。去滓。內膠。令消盡。

漏下者。

產後下血不絕者。

下血吐血不止者。解毒散

旋覆花代赭石湯。

旋覆花、甘草各三兩。大棗十二枚(各四分五厘。)人參二兩(三分。)生姜五兩(七分五厘。)半夏半升(九分。)代赭石一兩(一分五厘。)

右件七味。以水一斗。煮取六升。去滓。再煎。取三升。溫服一升。日三服。以水二合。煮取一合二勺。去滓。再煎。取六勺。

心下痞鞕。噫氣不除者。

赤石脂禹餘糧湯。

赤石脂、禹餘糧各一斤（一錢六分）

已上二味。以水六升。煮取二升。去滓三服。以水一合八勺。煮取六勺。

下利。小便不利者。

小腹痛。小便不利。若下利者。

桃花湯。

赤石脂一斤（一錢六分）乾姜一兩（一分）粳米一升（一錢）

右三味。以水七升。煮米令熟。去滓。溫七合。內赤石脂末。方寸匕。日三服。若一服愈。餘勿服。以水二合。煮取六勺。內赤石脂末方寸匕。

下利。便膿血者。

腹痛。小便不利。下利不止者。

酸棗仁湯。

酸棗仁二升（二錢四分）甘草一兩（一分）知母茯苓芎藭各二兩（二分）

右五味。以水八升。煮酸棗仁。得六升。內諸藥。煮取三升。分溫三服。（以水一合六勺。煮酸棗。取一合二勺。內諸藥。煮取六勺。）

煩而不得眠者。

煩悸而眠不寤者。

葶藶大棗湯。

葶藶擣。丸如彈丸大(五分)大棗十二枚(三分)

右先以水三升。煮棗。取二升。去棗。內葶藶。煮取一升。頓服。（以水一合八勺。先煮棗。取一合二勺。去滓。內葶藶。煮取六勺。）

喘而不得臥者。

一身面目浮腫。咳逆上氣喘鳴息迫者。（白散兼用）

十棗湯。

芫花、甘遂、大戟、各等分。

右三味。等分。各別擣。爲散。以水一升半。先煎大棗肥者十枚。取八合。去滓。內藥末。強人服一錢匙。羸人服半錢。溫服之。平旦服。若下少病不除者。明日更服。加半錢。得快下利後。糜粥自養。（以水一合二勺。先煮大棗五錢。取六勺。內藥末一錢。頓服之。）

頭痛心下痞鞕。引脇下痛。乾嘔汗出者。

欬煩胸中痛者。

胸背掣痛不得息者。

桔梗白散。

桔梗。貝母各三分。巴豆一分。

右三味爲散。強人飲服半錢匕。羸者減之。病在膈上者吐膿。而膈下者瀉出。若下多不止。飲冷水一杯則定。

有結毒而濁唾吐膿者。

毒在胸咽而不得息者。

走馬湯。

巴豆、杏仁各二枚。

右二味。以綿纏。槌令碎。熱湯二合。捻取白汁。飲之當下。老少量之。通治飛尸鬼擊病。以熱湯六勺。餘如上法。

中惡心痛。腹脹大便不通者。

喘鳴息迫者。小兒馬脾風之類是也。

所謂中風吼喘息迫者。

備急圓。

大黃、巴豆、乾姜各一兩。

右藥各須精新。先擣大黃乾姜爲末。研巴豆内中。合治一千杵。用爲散。

蜜和丸亦佳。密器中貯之。莫令洩氣。

食滯腹痛者。

心痛諸卒痛者。

霍亂吐下心痛者。

礬石湯。

礬石二兩。

右一味。以漿水一斗五升。煎三五沸。浸脚良。

脚氣瘻弱不仁。及上入搶心者。

消礬散。

消石、礬石各等分。

右二味。爲末。以大麥粥汁和。服方寸匙。日三服。病隨大小便去。小便正黃。大便正黑。是候也。

日晡發熱惡寒。小腹滿身悉黃。額上黑。足下熱。或腹脹。如水狀。大便黑時溏者。

蛇床子散。

蛇床子仁。

右一味。末之。以白粉少許和。令相得。如棗大。綿裹内之。自然温。陰中痒者以此湯洗之。眼目痒者亦然。

黄土湯。

甘草、乾地黄、朮、附子、阿膠、黄芩（各四分五厘。）竈中黄土（一錢二分。）

右七味。以水八升。煮取三升。温服。以水一合五勺。煮取六勺。

下血。四肢不仁。或冷而痛者。

下血。手足煩熱。心煩不得眠者。

吐血衄血。亦有前症。則此湯主之。

桂枝芍藥知母湯。

桂枝、知母、防風（各四分。）芍藥三分。甘草、麻黄各二分。生姜、蒼朮（各五分。）附子（一分五厘。）

右九味。以水七升。煮取二升。温服七合。日三服。以水一合五勺。煮取六勺。

歷節疼痛攣急。頭眩。温温欲吐者。

陳存仁編校

皇漢醫學叢書

救急選方

丹波元簡編

救急選方

提要

本編方選。爲丹波元簡氏所輯。仰承先君子之遺志。深慨卒病横夭之可哀。鈔謄救急選方。以備拯急挽危。所輯諸方。皆註出處。癰瘍傷瘡之有專科者。概不錄入也。方法遴擇簡捷。藥品揀擇易辨。分類甄別。列爲兩編。備詳某法療某病。某藥治某證。或預畜以應急。或預製以待用。得能熟覽於此。則不患卒急之無措手矣。而本編之彙粹精備。無出其右。病家得之。可以保其生命。醫家得之。可以明其證治。亦不致驟遭卒暴危疾。孟浪處措。妄投藥石之殞命者矣。嘉惠後世。洵鴻寶也。

救急選方序

華元化曰。人有危病。急如風雨。命醫不及。須臾不救。觀其橫夭。實可哀憐。先府君有深慨於斯。因撰國字方書三卷。寬政初鏤版於醫學以傳。於是自通邑大都。以及窮陬僻壤。藉此而全活者。陸續尤多。乃爲世之鴻寶焉。而又將別編一書。以資醫家應急之便。有志而不果。亡何罹沈疴。今年夏五盡逝。簡泣血之餘。念所以仰承先志質性鈍魯。不能紹述其萬一。倘何有所發揮也。嘗歷觀今代醫師。孰不研其學而逞其技。以理療危險之疾難。而至其稍麁者。則有宿食在上脘。宜用鹽湯若瓜蒂涌吐之。而却用備急。升降乖錯。悶焉而死者。有中風脫證。當與參附峻補之。而認爲發沙。挑血而立斃者。霍亂不辨乾濕。驚風不別急慢。疔瘡灼艾。火燒貼膏之類。亦間有焉。又至其最下者。則溝卒暴之病。少異於尋常者。愕眙不知所出。孟浪處措。或至殞命。歸之于天。恬不爲怪。爲醫如斯。不獲罪於冥冥者幾希。此無他。因不講明救卒拯急之術於素常也。而世所傳。如救急易方。雖名曰救急。其實不論病之緩急。採輯方藥單省。倉卒易辨者。以具各門。不足尚爲危急諸疾之備也。簡丁艱以來。臥病者五閱月。其間時時披閱架藏諸書。於危證門中。遴擇最簡捷者。勒爲上下編。名曰救急選方。唯恐掘摭不精。掛一漏百。未知副先志否。九原叵起。趨庭亡期。徒增慟哭而已。然竊意斯書諸方。悉是前賢所詒。已述其明驗。而有試之于今。其效應如影響者。後進之士。常熟此編。能諳其證理。預備其藥劑。則奏回天之功於逡巡咄嗟之間者。或有之矣。雖然。古人有言曰。病之變狀。不可一概言之。所以醫方千卷。猶未盡其理。若至臨其變。則當推未盡之理而運用之。圓機之妙。在於神悟矣。

享和紀元冬十一月望丹波元簡廉夫撰

凡例

一是書耑爲拯急救危之備焉。凡閒暇之時。宜繙閱之。知某法可以療某病。某物可以理某證。留心記憶。或預畜。或預製。一遇危急。察脈揣腹。審辨甄別。卽與拯救耳。卒病暴疾。或有萬無生機。而飜然致甦者。則呻吟窘迫。呼吸危亡之際。須竭心力。死中求活。此仁人之心術。先府君所以深望於醫家輩。簡區區所以葺此書之一大關鍵也。

一病有陰陽塞脫之不同。倉猝之際。或難辨認者。間揭其厓略。以爲蒙學指南。

一中風脚氣之類。證候多端。玆彙輯倉皇拯救諸方而已。其稍涉輕緩。可以從容調理者。概置不錄。

一輯仲景而降歷代諸方。旁及本邦所傳。有一證而臚列數方者。非騖博也。地異產殊。時移物換。此之所有。彼之所無。欲因便取材耳。是乃拯急救危之本意也。

一每方各註所出書目。然多隨見採摘。未遑一一尋究。恐未免差錯。且如拯救諸法。有疎于前。而詳于後者。今特採其詳。而切乎施用者。不拘於出典之前後。又如本草綱目附方。盡載出典。而其元書佚于今。而無由平雖對詳明者。姑以本草附方四字概之。

一金瘡攧撲疔瘡獨輯內科方。至如貼傅膏散等。責在瘍醫。故一概不錄。

一分兩升合。隨時更變。輕重不等。今每方直依元書而載之。不敢以意改易。用者當視病淺深。察藥柔峻。酌古準今。以從俗便。

一藁本未繕。及門游催傳佈。蔵工入梓。如其遺漏。當爲續方而嗣刻。

丹波元簡識

救急選方目錄

上卷

下卷

救急選方上卷

丹波元簡廉夫編

諸卒死門

三物備急丸（金匱）主心腹卒暴百病。若中惡客忤。心腹脹滿。卒痛如錐刺。氣急口噤。停尸卒死。

大黃（一兩）　乾薑（一兩）　巴豆（一兩去皮心熬外研如脂）

右藥各須精新。先擣大黃乾薑爲末。研巴豆內中。合治一千杵。用爲散。蜜和丸亦佳。密器中貯之。莫令泄氣。　主心腹諸卒暴百病。若中惡客忤。心腹脹滿。卒痛如錐刺。氣急口噤。停尸卒死者。以煖水若酒。服大豆許三四丸。或不下。捧頭起灌令下咽。須臾當差。如未差。更與三丸。當腹中鳴。卽吐下便差。若口噤。亦須折齒灌之。（案古今錄驗。司空三物備急散。療卒死及感忤。口噤不開者。卽本方爲散。服如大豆二枚。）

還魂湯（金匱）救卒死客忤死。

麻黃（三兩）　杏仁（七十箇）　甘草（一兩）

右三味。以水八升。煮取三升。去滓。分令咽之。通療諸感忤。　裏實者。用備急丸。表實者。用還魂湯。（金鑑）

救卒死方（金匱）雄雞冠。割取血。管吹內鼻中。　薤搗汁。灌鼻中。
又方（肘後）半夏末。如大豆許。吹鼻中。（案此千金療五絕法。心下溫者。一日亦可治。）
又方（同上）灸臍中百壯。　又方。令人痛爪其人人中。取醒。　又方。以細繩圍其人肘腕中。男左女右。伸繩從背上大椎。度以下行脊上。灸繩頭。（一云。五十壯）又從此灸橫行各半繩。此凡三灸。各灸三壯。即起。　又方。灸鼻下人中三壯。　又方。並兩足大指爪甲聚毛中七壯。此華陀法。一云。三七壯。
又方（秘方集驗）燒炭火一杓。以醋澆之。令患人鼻受醋氣。即甦。
救卒死而壯熱者。（金匱）礬石半斤。以水一升半。煮消。以漬脚。令沒踝。
救卒死而張目反折方。（金匱）灸手足兩爪後各十四壯了。飲以五毒諸膏散。（有巴豆者。）
救卒死而四肢不收失便者方。（金匱）馬屎一升。水三斗。煮取二斗。洗之。又以牛洞一升。溫酒灌口中。灸心下一寸。臍上三寸。臍下四寸。各一百壯差。
小兒卒死（本草附方）無故者。取葱白納入下部。及兩鼻孔中。氣通或嚏即活。
卒死。或先有病痛。或居常倒仆。奄忽而絕。皆是中惡之類。（肘後）取葱中央心。刺鼻。令入七八寸。無苦。使目中血出乃佳。一云。耳中血出佳。　又方。令二人以衣壅口。吹其兩耳。極則易人。亦可以葦筒吹之。並捧其肩上。側身遠之。莫臨死人上。　又方。以葱刺耳。耳中鼻中血出者。勿怪。無血難療之。有血者是活候也。　又方。視其上唇裏弦。有青息肉。如黍米大。以針決去之差。　又方。以綿漬好酒。內鼻中。手按令汁入鼻中。並持其手足。莫令驚動也。　又方。取皂莢。如大豆。吹其兩鼻中。嚏則氣通矣。　又方。灸其唇下宛宛中。名承漿。十壯。大良。

備急。療卒死而口噤不開者。外臺 縛兩手大拇指。灸兩白肉中二十壯。

集驗。療卒死而有脈形候。陰氣先盡。陽氣後竭故也。方外臺 嚼薤哺灌之。

驚怖卒死。本草附方 溫酒灌之。卽醒。

療火盜兵戈。驚氣入心。不能言語者。危證簡便 蜜陀僧末一錢。淸茶調下。驚則氣亂。陀僧之重。以去怯而平肝也。

小兒驚死。醫法指南 用生葱姑汁。和白蜜灌之。

偶見人斬血籍籍。驚愕卒死者。本朝經驗 溫酒灌之。釅醋亦可。

療火燒悶絕不識人。以新尿冷飮之。及冷水和蜜飮之。口噤絞開與之。千金

療因回祿煙薰致死者。古今醫鑑 生蘿葍搗汁頻咽。幷嚼塗火瘡。

附 免烟薰死法。醫林集要 居民逃避石室中。賊以煙火薰之。欲死。迷悶中。摸索得一束蘿葍。嚼汁下咽而甦。又炭煙熏人。往往致死。含蘿葍一片。著口中。煙氣不能毒人。或預曝乾爲末備用。亦可。或新水擂爛乾蘿葍飮之亦可。

又法（李樓怪症方）一口呵地。卽不死。

退烟散（本朝經驗方）預服免烟薰死。　蒿雀數個。去腸實硃砂末。浸蘿菔自然汁一宿。取出。內瓦器中。鹽泥固濟煆存性。研末。每服五七分。白湯及冷水下。（又療產後血暈。止吐血衄血。）　又法葡萄多食免死。（成膏爲借尤良。）

療笑死（壽域神方）凡口有微氣。心下溫者。用食鹽成塊者二兩。火燒令通赤。候冷研細。以河水一大椀同煮至三五沸。放溫分三次服之。後以鵝翎探於喉中。吐去熱痰三五升。後服黃連解毒湯三二服。則笑自定。人可活矣。（案張子和。療一婦人喜笑不休半年。用此法。醫統云。黃連解毒湯。加半夏竹瀝薑汁。療喜笑不休。極効。）　喜笑欲死者。鍼列缺二穴在手大指後臂上三寸。及大陵二穴。在掌後橫紋中。鍼三分。立効。

療入井塚悶冒方（外臺）取其水。灑人面。令飲之。又以灌其頭及身體。卽活。若無水。取他水用也。

又方（壽世保元）以水噀其面。幷含水。調雄黃末一二錢。入水噀之

又方（本朝經驗）急解患人衣。偃臥濕地上。以醋噀其面。蓋以草薦。半時許卽甦。

救暈鍼法（鍼灸聚英）假令鍼肝經氣暈。以補肝經鍼入復甦。　甘草一二錢。水煎灌下。（本朝經驗）

又方（玉機微義）暈鍼者。奪命穴救之。男左女右。取之不回。却再取右。女亦然。此穴正在手膊上側筋骨陷中。蝦蟆兒上。自肩至肘。正在當中。（醫學綱目云。在曲澤上一尺

針入三分。
鍼暈者。神氣虛也。不可起鍼。以鍼補之。急用袖掩病人口鼻回氣。內與熱湯飲之。即甦。良久再鍼。甚者鍼手膊上側陷中。即蝦蟆肉上惺惺穴。或三里。即甦。若起鍼壞人。入門

入浴暈倒 本朝經驗 以冷水噀面。及澆周身。苦酒一鍾。灌口鼻中。或醒後。暈者。蘇子降氣湯。調辰砂末飲之。

苓朮湯 三因 治暑濕鬱發。或入浴暈倒。口眼喎邪。手足嚲曳。皆濕溫類也。

附子　茯苓　白朮　乾薑　澤瀉　桂心

右等分。水煎服。

凡人暴死。多是疔毒。急取燈遍照其身。若是小瘡。即是其毒。宜急用萬靈奪命丹之類。瘍醫大全方出疔瘡門○

中惡門

朱犀散 得效 治中惡中忤鬼氣。其證暮夜或登廁。或出郊野。或遊空冷屋室。或人所不至之地。忽然眼見鬼物。鼻口吸著惡氣。驀然倒地。四肢厥冷。兩手握拳。鼻口出清血。性命逡巡。須臾不救。此證與尸厥同。但腹不鳴。心脇俱煖。凡切勿移動其屍。即令親戚圍繞。燒麝香安息香樟木之類。直候醒知事。方可移歸。

犀角末五錢　麝香　硃砂各二錢半

右爲末。每服二錢。井水調下。如無煎藥。用雄黃末。服一錢。煎桃枝湯調灌。

走馬湯金匱附方療中惡心痛腹脹。大便不通。

杏仁二枚　巴豆二枚

右二味。以綿纏。搥令碎。熱湯二合。捻取白汁飲之。當下。老小量之。通治飛尸鬼擊。

又方外臺仰臥以物塞兩耳。以兩個竹筒。內死人鼻中。使兩人痛吹之。塞口傍無令氣得出。半日所。死人噫噫。勿復吹也。

又方附後灸兩足大拇指上甲後聚毛中。各灸二七壯。卽愈。　又方。灸右肩高骨上。隨年壯良。

中惡之證。因冒犯不正之氣。忽然手足逆冷。肌膚粟起。頭面青黑。精神不守。或錯言妄語。牙緊口噤。或頭旋暈倒。昏不知人。卽是卒厥客忤。飛尸鬼擊。弔死問喪。入廟登塚。多有此病。蘇合香圓灌之。方見中風 候稍甦。服調氣平胃散。要訣

白豆蔻　丁香　檀香　木香各二兩　藿香

甘草各八兩　砂仁四兩　蒼朮八兩　厚朴　陳皮各二兩

右姜棗水煎。入鹽十捻。

五絕死門

療五絕死方千金　夫五絕者。一曰自縊。二曰墻壁壓迮。三曰溺水。四曰魘寐。五曰產乳絕。皆取半夏一兩。細下篩。吹一大豆許。內鼻中。卽活。心下溫者。一日亦可活。案夷堅續志。添無病卒死。爲六絕死。亦主此方。又醫說。載劉大丞毗陵人。有鄰家朱之質。有一子。年三十一歲忽然卒死。脈全無。大丞取齊州半夏細末一大豆許。納鼻中良久身微䐲。氣更甦。人問卒死大丞單方半夏。如何得活死人。答曰。此南岳魏夫人方。〇此方三因。名半夏散。療五絕及諸暴絕證。

救自縊死法金匱　旦至暮。雖已冷必可療。暮至旦。小難也。恐此當言陰氣盛故也。然夏時夜短於晝。又熱。猶應可療。又云。心下若微溫者。一日以上。猶可活。醫學心悟曰。予嘗見自暮至旦。而猶救活者。不可輕棄也。　徐徐抱解。不得截繩。上下安被臥之。一人以脚踏其兩肩。手少挽其髮。常弦弦勿縱之。一人以手按據胸上。數動之。一人摩捋臂脛屈伸之。若已僵。但漸漸強屈之。幷按其腹。如此一炊頃。氣從口出。呼吸眼開。而猶引按莫置。亦勿苦勞之。須令可少桂湯。及粥清含與之。令濡喉。漸漸能嚥。乃稍止。兼令兩人以兩管吹其兩耳彌好。千金云。以氍毹覆口鼻。兩人吹其兩耳。　此法最善。無不活也。

又方千金　皂莢末葱葉吹其兩鼻孔中。逆出復內之。　又方。以藍青汁灌之。

又極須安定身心。徐徐緩解。愼勿割繩。抱取心下猶溫者。刺鷄冠血滴口中。卽活。男用雌鷄。女用雄鷄。　又方。鷄屎白。以棗許酒半盞和。灌口

鼻中。卽活。　又方。梁上塵。如大豆。各内一筒中。四人各一筒。同時吹兩耳鼻中。極力吹之

又方（顧體集）凡自縊之人。若繩細痕深者。最稱難救。須急令人抱。將結解開。切勿割斷繩子。以手揉其項痕。撚圓氣管。并摩按胸腹。或用手捫其口鼻。或用口對口接氣。令一人以脚踏其兩肩。手挽其髮。常令扯急。不可使頭低下。再令一人以膝蓋或手厚裹衣服。緊緊抵住穀道。婦人并抵陰戶。勿令泄氣。若手脚已經僵直。必須盤曲。如僧打坐之狀。急以兩管。吹其兩耳。再碾生半夏末皂角末。吹入鼻孔。以針尖刺鼻下人中穴。以艾灸脚心湧泉穴。男左女右。各三醮。男刺雌鷄冠血。女刺雄鷄冠血。滴入口中。以安心神。再以薑湯化蘇合丸灌之。如無蘇合丸。以濃薑湯灌之。其一切治法。必待氣從口出。呼吸眼開。方可歇手。甦醒後。只宜少飲粥湯。潤其咽喉。不可驟與飯食。依此拯救。再無不活之理。（瘍醫大全云：必須心口尚溫。大便未下。舌未伸出者救治。）

又方（管氏五絕治法）徐徐放下。將喉氣管捻圓。揪髮向上揉擦。用口對口接氣。糞門用火筒吹之。以半夏皂角搐鼻。以薑汁調蘇合香丸灌之。或煎木香細辛湯調灌亦得。如甦可治。繩小痕深過時身冷者。不治。用救法活。却用降氣湯三和湯蘇合香丸灌之。（居家必用）

救壓死法（三因）以死人安著。將手袖掩其口鼻眼上。一食頃活。眼開。仍與熱小便。若初覺氣絕而不能言。可急劈口開。以熱小便灌之。打撲者亦用此。

療壓死。及墜跌死。心頭溫者。（奇效單方）急扶起。將手提其髮。用半夏末吹入鼻內。少甦。以薑汁同香油。打勻灌之。次取藥服。

又方（萬全續方）以雄鷄一隻刺血。以好酒一椀。攪勻熱飲。外用連根葱炒爛傅上包裹之。冷再換。（餘當與顛撲門互考。）

救溺死法（金匱）取竈中灰兩石餘。以埋人。從頭至足。水出七孔。卽活。（李時珍云。用竈灰一石埋之。從頭至足。惟露七孔。良久卽甦。凡蠅溺水死。試以灰埋之。少頃卽便活甚驗。蓋灰性暖。而能拔水也。）

又方（肘後）取甕傾之。以死者伏甕上。令口臨甕口。以蘆火二七把。燒甕中。當死人心下。令煙出少入死者鼻口中。鼻口中水出盡則活。蘆盡更益爲之。取活而止。常以手候死人身及甕。勿令甚熱。冬天常令火氣能使死人心下足得煖。若卒無甕。可就岸穿地。令如甕。燒之令煖。乃以死人著上。亦可。　又方。便脫取煖釜覆之。取溺人伏上。腹中出水。便活也。

又方（千金）屈兩脚。著生人兩肩上。死人背向生人背。卽負持走行。吐出水。便活。　又方。解死人衣。灸臍中。凡落水經一宿。猶可活。　又方。綿裹皂莢。內下部中。須臾出水。又裹石灰。內下部中。水出盡則活。

又方（得効）用酒罎一箇。以紙錢一把。燒放罎中。急以罎口覆溺水人口面上。或臍上。冷則再燒紙錢於罎內。覆口面臍上。去水卽活。奈人不諳曉。多以爲氣絕。而不與救療。可憐。

又方（奇效單方）將醋半盞。灌鼻中。（案本朝經驗。用熱醋一椀。奇効。）

凡遇溺水者。視其心坎尙溫。以圓器覆地下。置門一扇於上。令溺者仰臥。以鴨血灌之口中。或大小便出水。卽甦。（廣筆記）

凡人溺水。往往壁泥覆罨。或倒提出水。皆未全驗。惟用鹽。不拘多少。使強有力者。自頂及踵。四肢腹背用力摩擦。須臾水自百毛孔中出。良久漸消。氣甦。雖過時可活。（博聞類纂）

又方（本朝典藥寮方）雄鷄冠血。將一茶鍾灌之。少頃水出卽活。神驗。

凡水溺之人。夏月可救。冬天難救。撈起時。切勿倒控。急將口撬開。橫啣筯一雙。使可出水。以竹管吹其兩耳。碾生半夏末。吹其鼻孔。皂角末置管中。吹其穀道。如係夏月。用牛一隻。將溺人肚皮橫覆牛背之上。兩邊使人扶住。牽牛緩緩行走。腹中之水。自然從口中并大小便流出。再用蘇合丸化開灌之。或生薑汁灌之。若無牛。以活人仰臥。令溺人如前將肚皮橫覆於活人身上。令活人微微動搖。水亦可出。若一時無牛。兼活人不肯拯救。或覆鍋一口。將溺人覆於鍋上。亦可。如係冬月。急將濕衣解去。一面炒鹽。用布包熨臍。一面厚鋪被褥。取竈內灰。多多鋪於被褥之上。令溺人覆臥於上。肚下墊以縣枕一個。仍以灰將渾身厚蓋之。灰上再加被褥。不可使灰瞇於眼內。其撬口啣筯。灌蘇合丸。生薑湯。吹耳鼻轂道等事。俱照夏天救法。冬天醒後。宜少飲溫酒。夏天甦醒後。宜少飲粥湯。顧體集

溺水死。若五孔有血者。不活。五絕療法

救魘死法附後 臥忽不寤。勿以火照之殺人。但痛齧其脚踵及足拇指甲際。而多唾其面則覺也。 又方。皂莢末。以竹筒吹兩鼻孔中。即起。 又方。以蘆管吹兩耳。

又方外臺 以鹽湯飲之。多少任意。 又方。雄黃細篩。管吹兩鼻中。

又方千金翼 灸兩足大指聚毛中二十一壯。

救魘死。不得着燈火照。亦不得近前急喚。多殺人。若原有燈。即存。得効○醫學心悟云。臥處原有燈。則存。如無燈。切不可以燈照其面。只可遠遠點燈耳。

雄朱散得效 治魘死其證初到客舍。或館驛。及久無人居冷房中。睡覺鬼物魘魅。或聞其人吃吃作聲。便令人叫喚。如叫不醒者。此乃鬼魘。須臾不救即死。

牛黃 雄黃各一錢 硃砂半錢

右爲末。和勻。先挑一錢許燒。次挑一錢用酒調灌之。

魘絕者。神虛氣濁。風痰客于心肺。所以得夢不覺。濁氣閉塞而死。氣動不甦。面青黑者不活。急以搐鼻散引出膈痰。次以蘇合丸導動清氣。身動則甦。若身靜色陷者。不療。五絕療法

搐鼻通天散

猪牙皂角去皮弦一兩　細辛　半夏各五錢

共爲極細末。每用一二分。吹鼻中。得嚏則甦。

救產乳絕法救法。出下婦人急證門。

卒中風門

療卒中法直指

天南星　木香　蒼朮　半夏　細辛

甘草　石菖蒲各一錢

生薑七厚片。水煎。乘熱調蘇合香圓三圓灌下。痰盛者加全蝎一二枚炙。

療一切卒中初作皆可用此。先以皂角。去弦皮細辛或生南星半夏爲末。搐以管子。吹入鼻中。候其噴嚏。即進前藥。牙噤者。中指點南星細辛末并烏梅肉。頻擦自開。　又方

木香二錢　南星七片　生薑七片　石菖蒲二寸

右水煎。乘熱調木香末一錢。蘇合香圓三圓與之。

三生飲（易簡）療卒中昏不知人。口眼喎斜。半身不遂。咽喉作聲。痰氣上壅。或六脈沈伏。或指下浮盛。並宜服之。兼療痰厥飲厥。

南星（一兩）　川烏（半兩）　生附（半兩）　木香（一分）

右薑十片。水煎。或口噤不省人事者。用細辛。皂角。各少許。或只用半夏爲末。以蘆管吹入鼻中。候噴嚏其人少蘇。然後進藥。痰涎壅盛者。每服加全蝎五枚。仍服養生丹鎮墜之。　一法氣盛人。止用南星八錢木香一錢加生薑十四片煎兩服。名星香散。

生薑生附湯（三因）療卒中風涎潮昏塞不知人。

大附子（一枚）

右生薑一兩。水煎冷服。　一法。加沈香一錢。　一法。加辰砂末少七。此藥能正氣消痰散風。神效。

療中風忽然昏若醉。形體昏悶。四肢不收。風涎潮於上。鬲氣閉不通。宜用救急稀涎散（本事）

猪牙皂角（四挺。肥實不蛀者。去皮。）　白礬（一兩）

右細末研勻。輕者半錢。重者三字。溫水調灌下。不大嘔吐。但微微冷涎出一二升。便得醒。醒後緩緩調理。不可便大段。亦恐過傷人。

諸中卒倒。身體強直。口噤不語。脈沈或伏。應用蘇合香丸灌之。一時無藥。

用皂莢末搐鼻。或瓜蒂爲末。水調服吐之。　又方。用香油。或生薑自然汁灌之。卽甦。萬全備急方

中風口開。喘急如鼾。撒手遺尿。汗出不止。陽虛暴絕死證也。當以大劑人參附子救之。萬全備急方　又方。當急灸百會人中氣海。危證簡便方

中風痰涎湧盛。昏不知人。應用四生散。南星附子烏頭人參　若熱者。以膽南星三錢。木香一錢。水煎灌之。萬全備急方

凡中風昏倒。最要分別閉與脫。二證明白。如牙關緊閉。兩手握固。卽是閉證。用蘇合香丸。或三生飲之類開之。若口開心絕。手撒脾絕。眼合肝絕。遺尿腎絕。聲如鼾肺絕。卽是脫證。更有吐沫直視。肉脫髮直。搖頭上攛。面赤如粧。汗出如珠。皆脫絕之證。以人參二兩熟附。五錢煎濃灌下。及灸臍下。雖曰不理。亦可救十中之一。若誤服蘇合香丸之類。卽不可救矣。醫宗必讀

口噤。用甘草二段。每段長一寸。炭火上塗麻油。炙乾。抉開牙關令咬定。約人行十里許。又換甘草一段。然後灌藥。極效。醫宗必讀

療初中風筋急口噤。牙關不開。不能進藥者。烏梅肉頻擦牙。牙關酸軟。則易開矣。危證簡便方　又方。天南星爲末。中指蘸。擦左右大牙。各二三十指。其口自開。一方。加片腦等分。一方。加烏梅肉細辛。揉和擦之。　又方。白礬鹽梅等分擦之。涎出自開。

療中風中暑中氣中惡中毒乾霍亂、一切卒暴之疾。心法附餘 生薑汁。與童便各半。和勻。徐徐灌之。立可解散。蓋薑能開痰下氣。童便降火故也。

卒暴僵仆。不省人事。牙關緊急。喉中痰聲。須設法將藥灌下。或人啣藥汁於銅管中。努力吹衝入咽嗌而下。妙也。服下不宜衆人亂嚷。益加恍惚。將患人兩掌摩之。及掐二中指。幷掐鼻下人中。醫經會元

沈香半夏湯 鍼灸資生經 主氣去痰。

附子炮一隻　沈香等分　人參半兩　半夏二錢　南星一錢

右生薑十片。水煎。

延年。療膈上風熱。心藏恍惚如醉。外臺

竹瀝三升　羚羊角屑二分　石膏十分　茯苓六分

右水煎。合竹瀝服。

獨參湯。加竹瀝薑汁。療氣虛有痰。金匱鉤玄

奪命散 青囊雜纂 療卒暴中風。痰涎壅塞。牙關緊急。目上視等危證。大有神效。

青礞石四兩。焰消煆過。

研爲末。每服半錢。酒調下。功效不可盡述。 案幼幼新書。用此散。療急慢驚風。痰涎壅塞咽喉。命在須臾 服此墜下風痰、乃療驚利痰之聖藥也。焰消用一兩。

蘇合香圓 局方 療卒中昏不知人。及霍亂不透。心腹撮痛。鬼疰客忤。癲癇驚

怖。狐狸等病。或顛撲傷損。氣暈欲絕。凡是倉卒之患。悉皆療之。

香附子　青木香　烏犀角　白朮　朱砂研水飛　丁香

訶梨勒煨取皮　白檀香　安息香別末。無灰酒一升熬膏。　沈香　麝香

華撥各二兩　龍腦研　薫陸香別研　蘇合香油入安息香膏內各一兩

右爲細末。入研藥勻。用安息香膏。并煉白蜜和劑。每服旋丸如梧桐子大。早朝取井華水。溫冷任意化服四丸。老人小兒可服一丸。溫酒化服。亦得。

養正丹局方　療元氣虛虧。陰邪交蕩。正氣乖常。上盛下虛。氣不升降。呼吸不旋。足頭氣短。及中風涎潮。不省人事。陽氣欲脫。

水銀　硫黃研細　朱砂研細　黑錫去滓秤與水銀結沙各一兩

右用黑盞一隻。火上鎔黑鉛成汁。次下水銀。以柳枝子攪勻。次下朱砂。攪令不見星子。放下少時。方入硫黃末。急攪成汁和勻。如有焰以醋洒之。候冷取出。研如粉極細。用糯米粉煮糊爲圓。如菉豆大。每服二十粒。加至三十粒。鹽湯下。此藥升降陰陽。既濟心腎。空心食前。棗湯送下。神効不可具述。

暴中卒厥。卒然仆倒昏瞶。痰涎壅盛潮作。若或口開手撒聲鼾遺尿眼合。此是臟絕。不理。若不全見。猶可。其有搖頭攛目。面粧髮直。吐沫

汗珠，面黑遺尿，眼閉口開喘多，與夫吐出紫紅，此爲不理之疴。萬匡尊生書
卒中風不語者，用黃雌鷄一隻，生破其腹，緊縛在臍上，即醒能言，亦神方也。是法明人墨書。以偶得之附此。

脫陽門

大固陽湯得効 療脫陽證，或因大吐大瀉之後，四肢逆冷，元氣不接，不醒人事，或傷寒新瘥，誤行房，小腹緊痛，外腎搐縮，面黑氣喘，冷汗自出，亦是脫陽證，須臾不救。

大附子一兩　白朮　乾薑各半兩　木香一分

右水煎，放冷灌服。　又方，桂枝二兩，好酒二升，煎至一升，候溫分作二服灌之。　又葱白連鬚三七莖，細剉，砂盆內研細，用酒五升，煮至二升，分作三服灌之，陽氣即回。生薑三七片，切碎研，酒煎服，亦效。仍炒葱白或鹽熨臍下氣海，勿令氣冷。

久曠之人，或縱慾之人，與女交合，泄而不止，謂之走陽。其女須抱定，勿使陰莖出戶，急呵熱氣于口中，以指捻尾閭，即救矣。若女人驚而脫去者，十有九死，亟以童女接氣，灌以大劑獨參湯，亦可活者。醫宗必讀○丹臺玉案此證亦名脫陽。用大固陽湯。及蒸臍法。

色厥暴脫者，必以其人本虛，偶因奇遇，而悉力勉爲者有之，相因相慕，日

久。而縱竭情慾者亦有之。故於事後。則氣隨精去。而暴脫不返。宜急掐人中。仍令陰人摟定。用口相對。務使暖氣噓通。以接其氣。勿令放脫。以保其神。隨速用獨參湯灌之。或速灸氣海數十壯。以復陽氣。庶可挽回。景岳全書

男女交接而死者。男子名走陽。女子名脫陰。男雖死陽事猶然不倒。女雖死陰戶猶然不閉。有夢中脫泄死者。其陽必舉。陰泄。容猶帶喜笑。爲可證也。皆在不救。證治彙補

諸厥門

尸厥脈動而無氣。氣閉不通。故靜而死也。金匱 菖蒲屑內鼻兩孔中吹之。令人以桂屑著舌下。　剔取左角髮方一寸。燒末。酒和灌。令入喉立起。

崔氏。凡尸厥爲病。脈動而形無所知。陽脈下墜。陰脈上爭。榮衞不通。其狀如死。而猶微有息。其息不常。人乃不知。欲殯殮者。療之方。外臺 急以蘆管吹其兩耳。極盡以氣吹之立起。若人氣極。別可易人吹之。　又方。灸鼻下人中七壯。又灸陰囊下。去下部一寸百壯。婦人灸兩乳中間。

又方千金 灸百會百壯。

朱砂圓聖惠 療尸厥脈動。而無氣。氣閉不通。故靜如死。不療三日當死。

朱砂　雄黃　附子各三分　桂心一兩半　巴豆二十枚去油

右爲末。鍊蜜和圓。如麻子大。每服以粥飲下五圓。不知更下一二圓。若利多卽止之。

硫黄散得効尸厥奄然死去。四肢逆冷。不省人事。腹中氣走如雷鳴。命在頃刻。

焰硝半兩　硫黄一兩

共爲末。作三服。每服用舊酒一大盞煎。覺焰消起。傾於盞內蓋着。服如人行五里。又一服。不過三服。卽醒。兼灸百會穴四十九壯。臍下氣海丹田三百壯。覺身體溫止。又方。用附子七錢。重包煨熟。去皮臍爲末。作二服。用酒三盞。煎一盞服。如無附子、生薑自然汁半盞。酒一盞。同煎令百沸。幷灌二服。仍照前灸。惠濟不用焰消。用馬牙硝。

氣厥卽中氣。因七情內傷。氣逆爲病。痰潮昏塞。牙關緊急。但七氣皆能使人中。因怒而中尤多。中氣之狀。與中風相似。所以別者。風中身溫。氣中身冷。急以蘇合香圓灌之。要訣

氣實而厥者。其形氣憤然勃然。脈沈弦而滑。胸膈喘滿。此氣逆也。理宜以四磨飮蘇合香丸之類。景岳

四磨飮濟生療七情傷感。上氣喘急。

人參　檳榔　沈香　烏藥

右各濃磨水。和煎服。或服養正丹尤佳。衞生家寶。不用人參。用木香。

痰厥氣虛。身微冷。面淡白昏悶。不知人事。宜順元散。卽三生飮。附南星並炮。烏氣盛身熱面赤。宜星香湯。卽南星木香。見中風門。又用生清油一盞。灌入喉中。須臾逐出風痰立愈。得効方

風涎暴作。氣塞倒仆。本草衍義用瓜蒂爲末。每用一二錢。膩粉一錢七。以水半合調灌。良久涎自出。不出。含砂糖一塊。下咽卽涎出也。

痰厥者。卒然不省人事。喉中有水鷄聲是也。用牙皂二根。白礬二錢。二味生研爲末。吹入鼻中。卽燒竹瀝薑汁少許。灌入喉中。須臾痰涎逐下立愈。普渡慈航

痰涎發厥。脈弦滑者。二陳湯。加竹瀝。挾寒。加生附子。挾火。加芩連山梔竹瀝。凡厥證。爲顛。爲眴仆。爲妄見。或腹脹。二便不利。或嘔。或心痛。皆痰火鬱氣病也。入門

痰厥者。因氣逆痰壅。故忽然昏迷卒倒。咽中涎潮。如拽鋸聲。宜先以瓜蒂散吐之。後用順氣導痰之類藥。證治大還

痰厥起死回生方。危證簡便斗大石灰一塊。先入陰陽水。高一二指。候澄清。出水一小杯。研入麝香一分。撬開牙關。灌下立甦。以尿出腸鳴爲驗。

療痰迷不省人事。危證簡便

明礬一兩　硃砂一錢

共爲一服。一錢白湯下。　又方。明礬末。打陰陽水灌之。再服再吐。極妙。

吐痰丹危證簡便　善吐頑痰。起死回生。牙關開後。即宜進此。

生雄黃一錢　膽礬一錢　生滑石一錢

共爲細末。大人五分。小兒三分。白湯調下。一時即吐頑痰。

食厥者。醉飽過度。或感風寒。或着氣惱。以致填塞胸中。陰陽否隔。升降不通。忽然厥逆昏迷。口不能言。肢不能舉。若誤作中風中氣療之。必死。凡遇此等卒暴之病。必須審問曾否醉飽過度。有此。加以氣口脈緊盛。且作食滯療之。先煎鹽湯。探吐其食。吐之後。若別無他證。只用平胃散。加半夏麴糵之類調理。醫碥

血厥之證有二。以血脫血逆皆能厥也。血脫者。如大崩大吐。或產血盡脫。則氣亦隨之而脫。故致卒仆暴死。宜先掐人中。或燒醋炭以收其氣。急用人參一二兩。煎湯灌之。但使氣不盡脫。必漸甦矣。然後因其寒熱。徐爲調理。血逆者。血因氣逆。必須先理其氣。氣行則血無不行也。宜通瘀煎之類主之。候血行氣舒。然後隨調理。景岳

通瘀煎景岳

當歸　山查　香附　紅花各二錢　青皮錢半　烏藥一二錢　木香七分

水酒煎服。

還魂湯醫統療血逆卒厥并產後血厥。昏暈目閉口噤。惟婦人多有此病。

當歸　芎藭　肉桂　乾薑

芍藥　甘草　黑豆炒　紫蘇各等分

右水煎。或爲末。酒調灌下。

芎歸養榮湯玄珠有吐衄不知人而厥者。此血厥也。療之無論其脈。急用此湯。或獨參湯以救之。

當歸　川芎　芍藥　熟地黃　黃柏

知母　人參　麥冬　枸杞子　甘草

右水煎服。

大怒載血瘀于心胃。而暴死者。名曰血升。逐瘀行血。婦人產後經行。偶着恚怒。多有之。證治彙補○案當攷後產乳絕門

寧神散入門療失血過多。心神昏悶。言語失常。不得睡臥。

辰砂　乳香各五錢　酸棗仁　人參　茯苓各一兩　琥珀七錢半

爲末。燈心棗子煎湯。調服一錢。

酒厥縱飲無節之人。多有此病。全似中風。輕者猶自知人。重者卒爾暈倒。忽然昏憒。或躁煩。或不語。或痰涎如湧。或氣喘發熱。或欬嗽。或吐血。大

便乾燥。脈實。喜冷者。此濕熱上壅之證。進雪梨漿菉豆飲。以解其毒。景岳

菉豆飲景岳 用菉豆。不拘多寡。寬湯煮。糜爛。入鹽少許。或蜜亦可。待冰冷。或厚或稀。任意飲食。若火盛。口甘。不宜厚味。但略煮半熟清湯。冷飲之尤善。

雪梨漿景岳 用清香甘大梨。削去皮。別用大椀。盛清冷甘泉。將梨薄切。浸於水中。少頃。水必甘美。但頻飲其水。勿食其楂。

酒厥 生薑細搗。自然汁。溫灌喉中立起之。惠濟

疫厥亦名瘟疫暴亡 凡人感瘟疫。視其證脈。尚不至殞命不救。而突然無氣。身直。甚至無脈。且不可驚慌。視爲告終。此疫厥也。急用臘月雄狐膽。溫水研灌即活。若牙關已緊。即撬開灌之。雄狐膽。必臘月預爲搆收爲妙。松峯曰。如得此症。不論有無狐膽。總宜先針少商穴。並十指甲上薄肉。擠出惡血。並用好猪牙皂末吹鼻可活。松峯說疫○案無狐膽。用眞熊膽。亦得。

色厥見于脫陽門

乳厥見于婦人門

癲癎門

癲癎門是多屬緩證。然其發卒暴。故收載一二應急之方。常與小兒驚風門互攷。

沈香天麻湯拔萃 療癎瘈筋攣。

沈香　益智　川烏各二錢　天麻　防風　半夏

附子炮各三錢 羌活五錢 甘草 當歸 姜蠶各一錢半

生薑三片。水煎。案此方。原出衛生寶鑑。療小兒驚癇。多服寒涼之劑。復損傷元氣。動則如痴。 潔古云。晝發灸陽蹻申脈穴。在外踝下陷中。容爪甲白肉際是也。夜發灸陰蹻照海穴。在於足內踝下陷中是也。先灸兩蹻各二七壯。然後服前藥。

五生丸永類 療癇有神效。

南星 半夏 川烏 白附子各一兩 大豆去皮秤二錢半

右爲細末。滴水爲丸。桐子大。每服三丸。至五丸。不得過七丸。姜湯下。

熊參湯本朝經驗 療元氣虧損。癇厥掣瘲。 熊膽一豆粒許。煎人參湯化開灌之。

柴胡加牡蠣龍骨湯傷寒類方 此方。能下肝膽之驚痰。以之療癲癇必效。即仲景原方

柴胡 龍骨 生姜 人參 茯苓 鉛丹

黃芩 牡蠣 桂枝各一兩半 半夏二合 大棗六枚 大黃二兩

右水煎。

鈎藤湯錦囊 療諸癇。

橘紅 鈎藤 膽星 天麻 姜蠶

人參 遠志 犀角 石菖蒲

加燈心水煎。臨服加牛黃。

清心湯統旨 療心熱痰迷胞絡。

茯神　黄連各二錢　酸棗仁　石菖蒲
遠志各一錢　柏子仁　甘草五分
右水煎。痰壅。加南星姜汁竹瀝。
禹攻散珍袖 療癲癇卒暴昏憒。不知人事。牙關緊硬。藥不可咽。
牽牛頭末一錢　茴香二錢半
右爲末。用生薑自然汁。調藥少許。灌之入鼻立醒。一方用黑牽牛木香妙。

墜痰丸衛生寶鑑 療風癇。　天南星九蒸九曝
右爲末。薑糊丸桐子大。每服二十丸。人參湯下。菖蒲麥門冬湯亦得。

鐵粉散神巧萬全 療風癲癇。
鐵粉　天竹黄　辰砂　鉛霜各一兩
右細研如麵。無時以竹瀝調下半錢。

二白丸元戎 療癲與癇。　白礬一兩。以濕麵包蒸熟。去麵。入輕粉三五分。量虚實加減。丸如桐子大。每服二三十丸。生薑湯下。

療諸癲癇證。俗呼爲牛癲馬癲羊癲猪癲等證。危證簡便　白礬末五錢。辰砂末一錢。共爲細末。臨發時。以物撬開口。熱酒一鍾。和前藥灌之。立時一吐而愈。屢驗。三因二味等分。名鎮心丹。煎人參湯下。療狂證。

五癎膏本草附方療諸風取痰如神。大皂莢半斤。去皮子。以蜜四兩塗上。慢火炙透搥碎。以熱水浸一時。挼取汁。慢火熬成膏。入麝香少許。攤在夾紙綿紙上。晒乾。剪作紙花。每用三四片。入淡漿水一小盞冲洗淋下。以筒吹汁入鼻內。痰涎流盡卽愈。立效。案瑞竹堂方。來甦膏。不用蜜及麝香。療遠近風癎心病風狂。牙關不開。痰涎潮塞。將小竹管盛藥。扶病人坐定。微擡頭。以藥次入左右鼻孔內。良久扶起。涎出爲效。欲要涎止。將溫鹽湯。令服一二口便止。

中寒凍死門

中寒之證。由平素體氣虛弱。冬月出外。一時爲嚴寒所中。則口噤失音。徧體拘急。四肢厥冷。畏寒腹痛。脈息沈微。昏沈不知人事者。宜急用熱酒入生薑汁。和而灌之。候少甦醒。然藥用姜酒。脈出者生。不出者死。更覆手取之。而無脈則絕矣。危證簡便

灸法危證簡便命蒂穴卽臍中丹田穴。關元穴。用艾火。各灸三七壯。手足暖。脈至。知人事。汗出卽生。如無汗。手足不暖。不省人事者死。

乾薑附子湯三因療中寒卒然暈倒。或吐逆涎沫。狀如暗風。手脚攣搐。口噤四肢厥冷。或復燥熱。

乾姜炮　附子

右水煎。

救凍死方肘後以大器中多熬灰使暖。囊盛。以薄其心上。冷卽易。心煖氣通。

目則得轉口乃開。可溫尿粥清稍稍含之。即活。若不先溫其心。便持火炙其身。冷氣與火相搏。則死。

凡冬月凍倒人。急與冷水一二口。扶在溫暖處。不得與熱湯。如便與熱物。及向火炙必死。雪泥中行。便近火即脚指隨落。奇效良方

又方顧體集 用厚緜被將凍人捲住睡臥。使二人推來轉去。候血脈和通。身上漸溫則活。如無緜被。氈單草薦亦可。

又方救急易方 用前法。更以熱酒。或薑湯。或粥飲少許。灌之即活。

療凍死已經救活者。奇效良方 宜用生薑帶皮。搗碎。陳皮搥碎。用水三碗。煎一碗。溫服。

冬月溺水之人。及被凍極之人。雖纖毫人事不知。但胸前有微溫。皆可救。倘或微笑。必爲急掩其口鼻。如不掩。則笑而不止。不可救矣。切不可驟令近火。但一見火。則必大笑。不可救藥。洗冤錄

凍倒人。不得近火。近火即逼寒氣入心而死矣。北方之人。手足凍僵。若湯浴火炙。則肢節脫落。須緩緩挫之。候其回煖。或反以雪挫之。引出寒氣。氣舒煖回。乃愈。即其理也。醫碥

中暑暍死門

中暑悶倒。急扶在陰涼處。切不可與冷。當以布巾衣物等。蘸熱湯熨臍中

及氣海。續以湯淋布上。令徹臍腹。暖卽漸醒。如倉卒無湯處。掬道上熱土於臍。以多爲佳。冷卽易。古法道途無湯。卽掬熱土於臍上。仍撥開作窩子。令人更溺於其中。以代湯。續與解暑毒藥白虎竹葉石膏湯。凡覺中暑急嚼生薑一大塊。冷水送下。如已迷亂悶嚼大蒜一大瓣。冷水送下。如不能嚼。卽用水研灌之。立醒。（三因）

中暑爲證。面垢悶倒。昏不知人。冷汗自出。手足微冷。或吐或瀉。切不可以冷水。及用十分冷劑。蘇合香圓用湯調灌。或剝蒜肉入鼻中。或研蒜水解灌之。初覺中暑。卽以日晒瓦。或布蘸熱湯。更易熨其心腹臍下。急二氣丹末。湯調灌下。（要訣）

二氣丹（局方）

硝石　硫黃（各等分）

右爲末。於銀石器內。火炒令黃色。再研。用糯米糊圓。如梧桐子。每服四十丸。新井水送下。

道路城市間。中暑昏仆而死者。此皆虛人勞人。或飢飽失節。或素有疾。一爲暑氣所中。不得泄。則關竅皆窒。非暑氣使然。氣閉塞而死也。大蒜一握。道上熱土。雜研爛。以新水和之。濾去滓。刔其齒灌之。有頃卽蘇。（避暑錄話）

又方（千金）張死人口令通。以煖湯徐徐灌口中。小舉死人頭。令湯入腹。須臾即蘇。　又方。使人噓其心令煖易人爲之。　又方。灌地漿一盞。即愈。

又方。濃煮蓼取汁三升。飲之。即愈。不瘥更灌。　又方。乾薑橘皮甘草。煮飮之。稍稍咽。勿頓使飽。

又方壽域　連皮生薑一塊。搗爛。熱湯灌下。即甦。急卒不得熱湯。以冷水亦可。

又方濟衆　皂莢一兩。燒存性。甘草一兩。微炒爲末。溫水調灌之。

療暑證諸藥不救者。居家必用　硃砂研細。水調灌下。

有本于陰虛。復遇暑途。飢困勞役。暴仆昏絕者。此暑邪乘虛而犯神明之府。生脈散加香薷。證治彙補

生脈散辨惑論

麥門冬　人參各兩　五味子十五粒

右水煎。

甦後冷汗不止。手足尙逆。煩悶多渴者。宜香薷飮。甦後爲醫者過投冷劑。致吐利不止。外熱內寒。煩燥多渴。甚欲裸形。狀如傷寒陰盛隔陽。當用溫藥。香薷飮加附子浸冷服。要訣

香薷飮局方

白扁豆微炒　厚朴各半斤　香薷一斤

右水煎服

會有客人。中暑迷悶。四肢厥冷。冷汗如雨。裸形欲投水中口吻涎沫流溢。此中暑已深。陰陽離絶難除。要訣

霍亂門

霍亂有兩種。一名乾霍。一名濕霍。乾霍死者多。濕霍死者少。俱緣飲食不節。將息失宜。乾霍之狀。心腹脹滿。攪刺疼痛。煩悶不可忍。手足逆冷。甚者流汗如水。大小便不通。求吐不出。求利不下。須臾不救。便有性命之慮。濕霍之狀。心腹亦攪痛。諸候有與乾同。但吐利無限。此病始得。有與天行相似者。亦令頭痛骨肉酸楚。手足逆冷。四體發熱。乾霍大小便不通。煩寃欲死。宜急與巴豆等三味丸服之。服取快利。外臺許仁則論

巴豆等三味丸　卽三物備急丸。但用巴豆百枚　乾薑三兩　大黄五兩　初服三丸如梧子大。

鹽吐法千金　療乾霍亂心腹絞痛。欲吐不吐。欲下不下。

先以極鹹鹽湯一盞頓服。候吐出令透。不吐再服。吐訖復飲。三吐乃住靜止。此法大勝諸治。俗人以爲田舍淺近。鄙而不用。守死而已。凡有此病。卽須先用之。

薑鹽飲直指　療乾霍亂。欲吐不吐。欲瀉不瀉。痰壅腹脹。

鹽一兩　生薑半兩

右同炒。令色變。以童尿兩盞。煎一盞。分爲二溫服。

厚朴湯奇效療乾霍亂。

厚朴　枳實　良薑　朴消各七錢半　大黃炒一兩

右每服三錢。水煎服。

吐利不止。元氣耗散。病勢危篤。或水粒不下。或口渴喜冷。或惡寒戰掉。手足冷逆。或發熱煩燥。欲去衣被。此蓋內虛陰盛。却不可以其喜冷欲去衣被爲熱。宜理中湯。甚則附子理中湯。不効則四逆湯。並宜放十分冷服。要訣

薑附湯濟生療霍亂轉筋。手足厥冷。多汗嘔逆。方出中寒門氣乏。加人參。利不止。加肉豆蔻。

附子粳米湯千金療霍亂四逆嘔多。

附子一枚　粳米五合　半夏半升　大棗十枚　乾薑　甘草各一兩

右水煎。

回生散百一療霍亂吐瀉。但一點胃氣存者。服之無不回生。

藿香　陳皮

右等分。水煎溫服。　加良薑甘草。名良薑散。直指療霍亂神效。

四順湯千金療吐瀉過多。手足逆冷。六脈沈細。氣小不語。急服。

附子　乾薑　人參　甘草各等分

水煎服。

霍亂轉筋。理中湯。如凍膠一錢。活人書加附子令其繫縛腿脛。若筋入腹。及通身轉筋者。不可療。轉筋者。以蓼汁煖熱浸。或用濃鹽湯浸。要訣○當與後轉筋門參看

四片金衛生家寶　療霍亂上吐下利。心下懊憹。其證因形寒飲冷。飢飽乘舟車露走。動傷胃氣。頭旋手足轉筋。四肢逆冷。用藥遲緩。須臾不救。命在頃刻。

吳茱萸　木瓜　食鹽各半兩

右三味。同炒令焦。先用磁瓶盛水三升。煮令百沸。入前件三味炒藥。同煎至二升已下。傾一盞。冷熱當隨病人意。與服藥。入咽喉即止。

鹽熨方直指　療霍亂吐瀉。心腹作痛。　炒鹽二椀。紙包紗護。頓其胸前。幷腹肚上。截以熨斗火熨。氣透則蘇。續又以炒鹽熨其背。則十分無事。

灸法千金　上脘療煩悶急脹。　臍中仝上。以鹽內臍中灸上。二七壯。　中脘療腹痛。　天樞療洞下。　關元療繞臍痛急。

大都療下利不止。　湧泉　隱白　承山並療轉筋。

療霍亂神祕起死灸法千金　以物橫度病人口中。屈之。從心鳩尾度以下灸度下頭五壯。橫度左右。復灸五壯。此三處。併當先灸中央畢。更橫度左右也。又灸脊上。以物圍令正當心厭。又夾脊左右一寸。各七壯。是腹背

各灸二處。

華佗療霍亂已死。上屋喚魂者。又以諸療皆至。而猶不差者。法。捧病人覆臥之。伸臂對。以繩度兩肘尖頭。依繩下夾背脊大骨空中。去脊各一寸。灸之百壯。無不活者。所謂灸肘椎。已試數百人皆灸畢即起坐。外臺

霍亂諸法不效。灸大椎。即效。已死但有煖氣者。灸承筋七壯。立甦。醫學綱目

霍亂務在溫和將息。若冷則遍體轉筋。凡此病定已後。一日不食爲佳。仍須三日少少喫粥。三日以後。乃可恣意食息也。七日勿雜食爲佳。所以養脾氣也。千金

霍亂之後。陽氣已脫。或遺尿而不知。或氣少而不語。或膏汗如珠。或大躁欲入水。或四肢不收。皆不可療。要訣

攪腸沙門

療攪腸沙。發即腹痛難忍。陰沙腹痛手足冷。看其身上紅點。以燈草蘸油。點火燒之。陽沙。腹痛手煖。以針刺其十指背近甲處一分半許。血出即安。仍先自兩臂捋下其惡血。令聚指頭。血即出爲好。衛生易簡　痛不可忍。須臾能令人死。古方乾霍亂。急用鹽一兩。熱湯調灌口中。鹽氣到腹即定。又將石沙。炒令赤色。令水淬之。良久。澄清水一合一服。或用香油茶吐

之。

又方（拯急遺方）右患痛之人。兩臂腕中有筋。必致黑色。急敲磁器。務取鋒尖者一塊。卽劈竹筋一隻。微開露磁鋒夾定。以線縛牢。就虛按於左腕中筋之上。却將尺或匙擊之一下。必紫血卽出。待食一碗飯間。若痛止。以手摩臂屈之。其血卽止。若痛不止。却再於右腕中脈之上。如前法擊之。卽可。

又方（衞生易簡）陳樟木　陳皮（醫林集要用陳艾）　東壁土（各等分）

右水煎。去滓。連進三四服。卽愈。　又方。用苧麻。劄十指尖。以針挑出惡血。

又方（醫林集要）先以艾湯飲之。立吐。方是其證。用白礬爲末。白湯調一錢。泡起服之。

又方（壽域神方）用白蜜馬糞。不拘多少。擂碎。新汲水化下。去滓頓服一椀。雖曰穢汚。却有神効。

又方（滋德堂方）以手蘸溫水。於病人膝腕。用力拍打。有紫黑處。以針刺去惡血。

絞腸沙。垂危將死者。尿屎已出。急用芋艿一斤。放在病人口中咽汁。下喉卽醒。醒後再喫幾片。亦可生。（秘方集驗）　胡椒二十四粒。菉豆二十四粒。同研。熱酒調服。卽愈。　鹽少許。置刀頭。燒紅。淬入水中。乘熱飲。卽死者亦甦。

凡痧脹夏月多患此證。面色紫赤。腹痛難忍。使飲熱湯。便不可救。即溫湯亦忌。如遇此證。速取生黄荳。咀嚼嚥下。約至數口。立刻止痛。平人食生荳。最引惡心。止在痧脹人食之反覺甘甜。不知腥氣。此方既可療病。且可辨證。眞奇方也。葉天士方

案攪腸沙。始見于危氏得效方。云乾霍亂。俗謂攪腸沙是也。而此所載。別是一種病。名同而其候殊異。乾霍亂得吐下而愈。此證則不爾。明末亦呼爲鬼箭。蔣示吉曰。其人衛氣素虛。腠理不密。賊風乘虛而入。客于經絡。經絡閉塞。閉塞則榮衛不通。不通則大痛作。若有鬼以射之也。故服藥之外。用挑血法。總令氣血宣通之意。詳出痧脹玉衡。今不繁引。

脚氣衝心門

凡小覺病有異。謂頑痺不仁。或脚屈腫。或緩縱不隨。或屈弱不能行。或行卒屈倒。或酷令疼煩。或覺轉筋等候。即須大怖畏。決意急療之勿緩。氣上入腹。或腫。或不腫。胸脇逆滿。氣上肩息。急者死不旋踵。寛者數日必死。不可不急療也。但看心下。急則氣喘不停。或白汗數出。或乍寒乍熱。其脈促短而數。嘔吐不止者。皆死也。千金 蘇長史曰。脈沈緊者多死。洪數者並生。緩者不療自差。外臺

茱萸湯千金 療脚氣入腹。困悶欲死腹脹。 文仲云。毒氣攻心。手足脈絕。此亦難濟。不得已。作此湯。十愈七八。外臺

吳茱萸六升　木瓜兩顆切

右水煎服。或吐或汗。或利。或大熱悶。卽瘥。此起死回生方。

廣濟。療脚氣急上衝心悶欲死。外臺

檳榔三顆細末　生薑汁三合　童子小便二升新者不須煖

右攪頓服。須臾卽氣退。若未全差。更服最佳。利三兩行無所忌。

文仲。療脚氣冷毒悶。心下堅。背膊痛。上氣欲死。外臺

吳茱萸三升　檳榔四十枚　木香二兩　犀角三兩屑　半夏八兩　生薑六兩

右水煎服。大効。破毒氣。尤良。

又脚氣入腹心悶。外臺　濃煮大豆汁。飲一大升。不止更飲。大驗。

又療脚氣入心悶絕欲死者。外臺

半夏三兩　生薑汁二升半

右二味。內半夏。煮取一升八合。分四服。

養正丹易簡　脚氣之患。入腹衝心。或見嘔吐之證。無法可療。不若用此。更須多服。以大便流利爲度。此有利性。服之無疑。

杉木節湯盧氏續易簡方　脚氣毒勝痰逆悶絕。喘急汗流昏塞。搐搦咬齒。上視致垂死者。惟此湯爲至妙。百發百中。垂死復生。

杉木節斫碎一握　大腹子連皮剪碎七箇　靑橘葉剉碎一握無葉以皮代之

分二服。童子小便一小椀。同煎。絞汁半椀服之。未通再服。其方出外臺及董汲總論許氏本事等方。但庸醫不透。棄而不用之。

三將圓（盧氏續易簡方）脚氣入腹。奔上絞痛嘔吐。用此最捷。

吳茱萸　木瓜　大黃（各等分）

右細末。糊圓菉荳大。每服五十圓。米飲下。未應多加圓數。蓋茱萸木瓜。已是理脚氣要藥。又賴大黃領而宣泄之。爲至巧也。（得効方二。大黃隨其病加減。）

大戟丸（聖濟）療脚氣攻注。心腹脹滿。小便赤澀。

大戟　芫花　葶藶（各炒兩半）　巴豆　續隨子（各炒二錢半）

右爲末。蜜丸梧子大。每十丸。燈心湯下。（案二便閉塞。心腹脹急悶亂欲死。屬大實者。用此宣洩。）

唐侍中。療苦脚氣攻心。此方甚散腫氣。極驗。（外臺）

大檳榔（七枚）　生薑（二兩）　橘皮　吳茱萸　紫蘇　木瓜（各一兩）

右水煎。　衞生良劑方。以此方名檳茱湯。云療風濕毒氣。中於足經。遂爲脚氣。下注兩脚。腫脹疼痛。履地不得。及內攻心腹。手足脈絕。悶亂煩喘。氣不得息。極有神效。（性全萬安方）

蘇長史云。脚氣盛發時。自腰以上。並不得鍼灸。當引風氣上。則殺人。若氣上擊心不退。急灸手心。（案卽勞宮穴）三七炷。氣卽便退。若已灸脚。而胸中氣猶不下滿悶者。宜灸間使五十炷。兩手掌橫文後。一云。三寸。兩筋間是也。

若胸中氣散。而心下有脈、洪大跳。心急忪悸者。宜以手按捻少腹下兩傍。接髀大斜文中。有脈跳動、（案卽氣衝穴）便當文上灸三七壯。跳卽定。灸畢皆須灸三里二十壯。以引其氣下也。　若心胸氣滿已灸身脛諸穴。及服湯藥。而氣猶不下。煩急欲死者。宜急兩足心下。（案卽湧泉穴）當中陷處。各七壯氣卽下。此穴尤爲極要。而不可數灸。但極急。乃灸七壯耳。凡灸不廢湯藥。藥攻其內。灸洩其外。譬如開門驅賊。賊則易出。（外臺）

諸卒失血門

側柏散（衛生家寶）療吐血下血。其證皆因內損也。或因酒食太過。勞損於內。或心肺脈破。血妄行。其血出如湧泉。口鼻俱出。須臾不救。

側柏葉（一兩半蒸干）　人參（一兩）　荊芥（燒灰一兩）

右三味。爲末。每服二錢。入飛羅麪二錢相和。用新汲水。調如稀糊。啜服。血如湧泉。不過二服。卽止。（拯急遺方。去荊芥。○此方原出中藏經。）

花蘂石散（十藥神書）療五內崩損。噴血出斗升。用此療之。

花蘂石煅存性。研如粉。以童子小便一鍾。男入酒一半。女入醋一半。煎調服三錢。甚者五錢。能使瘀血化爲黃水。後以獨參湯補之。

療諸般吐血（聖濟）　朱砂　蛤粉（等分）　爲末。酒服二錢。

療吐血。及傷酒食醉飽。低頭掬損肺藏。吐血汙血。口鼻妄行。但聲未失者。

用鄉外人家百草霜末。糯米湯服一錢。劉長春方

暴驚風。九竅出血。其脈虛者。直指 靈砂百粒。分三次。人參煎湯下。此證不可錯認。血得熱則宣流。妄用涼藥誤矣。

療人大驚。九竅四指岐皆血濺出。乘患人勿知。忽以井華水。猛噀其面即止。此法。又療衄血。如神。本草

療大衄久衄及諸竅出血。聖惠 人中白一團。雞子大綿五兩。燒研每服二錢。溫水服。醫說不用綿。只用人中白一味。

凡耳目鼻血出不止。以涼水浸足。貼顖貼項。噀面。薄胸。皆妙。本草

山梔子散本事 山梔子不拘多少。燒存性。末之。搐入鼻中。立愈。

鼻衄過多。昏冒欲死。本事 用香墨。濃研。點入鼻中。

補肺散楊氏家藏 療暴吐損肺。吐血不止。 成鍊鍾乳粉

右每服二錢。煎糯米湯調下。立止。如無糯米。只用粳米。

瀉心湯金匱 療心氣不定。吐血衄血。

大黃二兩 黃連 黃芩各一兩

右水煎服。 加生地犀角。名犀角地黃湯。療熱甚血積胸中。拔萃

吐血不止。就用吐出血塊。炒黑為末。每服三分。以麥門冬湯調服。蓋血不歸元。則積而上逆。以血導血。歸元則止矣。諸證辨疑

衄血不止。用白紙一張、接衄血令滿、于燈上燒灰、作一服。新汲水下、勿用病人知。聖濟

或吐血。或心衄。或內崩。或舌上出血。如簪孔。或鼻衄。或小便出血、並用亂髮灰。水服方寸匕。聖濟　肺疽吐血。髮灰一錢。米醋二合。白湯一盞調服。三因

鼻血眩冒欲死者。亂髮燒研。水服方寸匕、仍吹之。本草附方

人參湯直指　療吐血咯血。　新羅人參。慢火煎服。

凡一切手足皮膚。偶然血出不止。或鎗刀刺傷。或傷破血管。血出不止。急用手指緊捺患處。或麻繩紮住半日。或一日。即住。內急服補氣之藥為妙、危證簡便

婦人產後去血多。傷胎去血多。崩中去血多。金瘡去血多。拔牙齒去血多未止。心中懸虛。心悶眩冒。頭重目暗。耳聾懣。舉頭便悶欲倒。宜且煮當歸川芎各三兩。以水四升。煮取二升。去滓。分二服。即定。展轉續次。合諸湯療之。千金〇案此節局方三因。名芎歸湯是。

耳目口鼻竅中。一時出血。藥不及煎。死在旦夕。餓頃。用冷水當面噀幾口。急分開頭髮。用粗紙數層。蘸醋令透。搭在顖門。血即止。次以當歸一兩。煎好。磨沈香五錢。加秋石三錢服之。如無秋石。以童便和服。亦可。急救丹方〇瘍醫大全。用沈香降香各五錢。不用秋石。唯用童便云服之血自歸經。然後以四物湯。加人參黃耆五味麥門冬。爲湯服之。可收萬全之功。

卒心腹痛門 附卒疝奔豚 積氣鬱冒

卒心急痛。牙關緊閉欲絕。以葱白五莖。去皮鬚。擣膏。以匙送入咽中。灌以麻油四兩。但得下咽卽甦。少頃蟲積皆化黃水而下。永不再發。累得救人。（瑞竹堂方）

陰毒腹痛。厥逆唇青卵縮。六脈欲絕者。用葱一束。去根及青。留白二寸。烘熱安臍上。以熨斗火熨之。葱壞則易。良久熱氣透入。手足溫有汗卽瘥。乃服四逆湯。若熨而手足不溫。不可療。（活人書）

必効療蛔心痛方（外臺） 熊膽如大豆。和水服大効。

附子建中湯（易簡） 療或吐或瀉。狀如霍亂。及冒涉濕寒。賊風入腹。拘急切痛。卽小建中湯。加附子。去膠飴。

神仙沈麝丸（蘇沈良方） 療一切氣痛。不可忍者。

沒藥 血竭 沈香 麝香 辰砂（各一兩） 木香（半兩） 甘草（二兩）

右爲末。熬甘草爲膏。搜和。每服一圓。薑鹽湯嚼下。

小品解急蜀椒湯（外臺） 主寒疝心痛如刺。繞臍腹中盡痛。自汗出欲絕。

蜀椒（二百枚） 附子（一枚炮） 粳米（半升） 乾薑（半兩） 半夏（十二枚洗） 大棗（十二枚） 甘草（一兩炙）

右水煎。療心腹痛困急欲死。解結逐寒。上下痛良。

卒得諸疝。少腹及陰中相引絞痛。自汗出欲死。此名寒疝。亦名陰疝。張仲

景飛尸走馬湯。亦佳。外臺方見中惡

薑鹽湯 入門 食物塡塞心胸作痛。宜吐之。當與乾霍亂互攷。

返魂丹 十便良方 療腸內一切卒暴百病。卽三物備急丸。當與乾霍亂互攷。

香附散 得效 療心脾疼不可忍者。

良薑　香附 炒各一兩

右爲末。每服二錢。入鹽米飮調下。

療暴心痛面無顏色欲死方。千金 以布裹鹽。如彈丸大。燒令赤。置酒中消服之。利卽愈。

療急心疼 劉長春方 用定粉二錢。葱白二寸。研爛。葱和爲丸。如梧桐子大。每服七丸。好酒送下。立效。

絳雪散 劉長春方 療諸心氣痛。不可忍者神效。

朱砂一錢　金箔三葉　明礬一兩枯

右爲細末。每服一錢半。輕者一錢。空心白湯送下。

療諸心氣痛 儒門事親 用生礬一皂子大。醋一盞。煎七分服。立止

療腹中疼痛。或寒或熱。或積食。或積血。不辨藥不能施。有起死回生之功。危證簡便 生薑三四觔。搗爛。略擠去汁。入鍋炒熱。用布袱兩箇。先以一箇。包薑一半。熱鋪痛處。候熱氣蒸熨。冷卽易之。勿令間斷。如薑炒乾。以所擠

出薑汁拌之。須輪流換熨。痛止乃已。

療卒厥逆上氣。淹淹欲死。此謂奔豚病。肘後

生薑一斤　半夏　吳茱萸各一升　桂心五兩　人參　甘草各二兩

右水煎。　千金。名奔豚湯。療大氣上奔。胸膈中諸病。發時迫滿。短氣不得臥。劇者便悁欲死。

積氣從臍左右起。上衝胸滿。氣促鬱冒。厥者。先用醋炭法。熊膽小豆大。白湯化開。調辰砂末五七分。灌之。立醒。本朝經驗

陰冷漸漸。冷氣入陰囊腫滿。日夜疼悶欲死。千金　以布裹椒包囊下。熱氣大通。日再易之。以消爲度。

陰核入腹。急痛叫呼欲死。本朝經驗　以手挽陰囊。令不上縮。山茶實不拘多少。剉細。水煎服。奇効。

急喉痺門

喉痺垂死。止有餘氣者。巴豆去皮。線穿。內入喉中。牽出。即甦。千金

喉痺口噤不開。欲死。本草附方

草烏　皂莢

等分爲末。入麝香少許。擦牙。幷搐鼻內。牙關自開。

又方嚴氏

草烏　石膽

等分爲末。每用一錢。醋煮皂莢汁調稀。掃入腫上。流涎數次。其毒卽破也。

解毒雄黃丸（局方）解毒。療纏喉風。及急喉痺。卒然倒仆。失音不語。或牙關緊急。不省人事。

鬱金　雄黃（研飛各一分）　巴豆（去皮出油十四箇）

右爲末。醋煮麪糊爲圓。如菉豆大。用熱茶清下七圓。吐出頑涎。立便蘇省。未吐再服。如至死者。心頭猶熱。灌藥不下。卽以刀尺鐵匙斡開口。灌之。（拯急遺方。爲末。每服半字。如口噤咽塞。用小管吹入。）

急喉痺。其聲如鼾。有如痰在喉響者。此爲肺絕之候。用獨參湯。加竹瀝薑汁。又咽痛有陰氣大虛。陽氣飛越。脈必浮大虛。亦服此。（醫學綱目）

小便急閉門

凡飽食後。或忍小便。或走馬。或忍小便大走。及入房。皆致胞轉。臍下急滿不通。亂髮急纏如兩拳大。燒爲末。醋四合。和二方寸匕。服之。（千金○三因云一法。與葵子等分爲末。飲服一錢。）

凡尿不在胞中。爲胞屈僻。津液不通。以葱葉除尖頭。內陰莖孔中。深三寸。微用口吹之。胞脹津液大通。卽愈。（千金）

療胞轉小便不得。千金

葱白四七莖　阿膠一兩　琥珀三兩　車前子一升

右水煎服。

療小便難小腸脹。不急療殺人。本事 用葱白三斤。細剉炒令熱。以帕子裹。分作兩處。更替熨臍下。即通。

療小便不通立効方。聖惠

燈心二束　生薑　黑鉛各半兩錯爲末

右用井華水一大盞。煎取五分。去滓。以葱一枚。慢火燒令熱。拍破。先安在臍內。後頓服。

療小便不通。腹脹氣急悶。聖惠

滑石擣研　自己脚手爪甲燒灰細末

右以水一大盞。煎滑石。至五分。去滓。調指甲灰服之。

螻蛄麝香散聖濟 療小便不通。諸藥無效。

螻蛄活者一枚

生研入麝香少許。新汲水調下。立通。

葱白湯得効 療小便卒暴不通。小腹膨急。氣上衝心。悶絶欲死。此由暴氣乘膀胱。或從驚憂。氣無所伸。鬱閉而不流。氣衝胞系不正。

陳皮三兩　葵子一兩　葱白二莖

右水煎。

導氣除濕湯蘭室 療小便急閉。乃血澀致氣不通。而竅澁之證。

知母酒洗　澤瀉　黃柏酒洗各二錢　茯苓　滑石爲末各三錢

右水煎

療胞轉不得小便。外臺

吸芥眞琥珀一兩　葱白十四莖

右以水四升。煮取三升。去葱白末琥珀。細篩下湯中。溫服一升。日三服。

衛生易簡。不用琥珀。用滑石。

療小便不出。胞轉膨滿欲死者。衛生易簡 用亂髮。燒灰。冷水調下方寸匕。又方用髮灰二錢滑石末一錢。桃白皮煎湯調下。

小便不通。臍下狀如覆椀。痛悶難堪。療法有二。如氣不能化而不通。則陳皮茯苓湯。調木香沈香末二錢。空心服。兼用吐法以提之。如血汚於下而不通。則用桃仁承氣湯之類破之。醫學綱目

療實熱小便不通。入門 砂糖水。調黑牽牛末一二錢。服探吐之。

又方危證簡便 食鹽三兩。火煆。和溫水二升。服之探吐。上竅通則下竅自利。妙法也。

附子散（醫統）療小便不通。兩尺脈俱沈微。乃陽虛故也。曾服通利之藥不効者。宜服此。

附子（一箇） 澤瀉（一兩） 燈心（二十莖） 水煎。

琥珀散（繩準）療虛人心氣閉塞。小便不通。 用琥珀爲末。每服一錢。濃煎人參湯下有驗。

小便不通。臍腹脹痛不可忍。諸藥不効者。不過再服。（聖濟）用續隨子。去皮一兩。鉛丹半兩。同少蜜擣作團。瓶盛埋陰處。臘月至春末取出研。蜜丸梧子大每服二三十丸。木通湯下化破尤妙。病急亦可旋合。

又方（本草附方）萞麻仁三粒。研細入紙撚內。插入莖中卽通。 又方。濕紙包白鹽燒過。吹少許入尿孔中立通。 又方。蚯蚓擣爛浸水。濾取濃汁半碗服立通。

小便不通。百藥無效。（危證簡便）大蒜甘遂。同擣作餅。貼臍上。以艾火灸二七壯極效。

小便急閉。下部脹痛悶亂。（本朝經驗）琥珀油（西洋來者）蘸紙撚。徐徐插入莖中五六寸許。良久抽出。尿從而通。此法甚捷。

卒暴雜證

（轉筋　牙關緊急　舌卒腫　目睛突出　落下頦　卒聾卒瘂　暴盲　瘡毒內攻　傷寒併熱霍亂）

轉筋入腹欲死者。（葉氏）右以四人捉手足。灸臍左邊二寸。十四壯。 又方。生薑一兩。壁碎。酒五盞。煮濃頓服。　又方。醋煮衣絮令微溫。裹轉筋處。

又方。濃煮鹽湯。通手足。洗胸脇間。

轉筋男子。以手挽其陰。女子以手牽其乳近兩旁。此千金妙訣也。甚則舌卷卵縮者。難療也。醫學集成○案此法出千金。療霍亂轉筋。

孫尚藥療脚轉筋疼痛攣急。醫學綱目

松節三兩細剉如米粒　乳香一錢

右藥用銀石器內。慢火炒令焦。只留一分性。出火毒。研細。每服一錢。至二錢。熱木瓜酒調下。同是筋病。皆療之。　轉筋而疼。灸承山而可療。針經指南

療人呵欠口不能合。及卒然牙關緊急。水不能入。以致不救卽死。拯急遺方

右用鹽梅二箇。取肉擦牙。卽當口開。若開又不能合。再用鹽梅肉。擦兩牙注。候開合當止。却須服療風藥調理。

舌卒腫起。如吹泡滿口塞喉。須臾不療殺人。葉氏原出外臺右以指刮破舌兩邊皮。或刀破。次用釜下墨煤。和鹽塗舌上。用酒調。亦得。

眼睛突出一二寸者。以新汲水灌漬睛中。數易之自入。本草附方

物傷睛突。輕者瞼胞腫痛。重者目睛突出。但目系未斷者。卽納入。急搗生地黃。綿裹傳之。仍以避風膏藥。護其四邊。聖濟○本朝經驗。以唾塗睛納入。最妙。

落下頦拿法。患者平身正坐。以兩手托住下頦。左右大指入口內。捺槽牙上端。緊下頦用力往肩下。捺開關竅。向腦後送上。即投關竅。隨用絹條。兜頦於頂上。半時許去之。即愈。（正宗）

凡伸欠頰車蹉。但開不能合。以酒飲之。令大醉。睡中吹皂角末。搐其鼻。嚏透。即自正。（三因）

笑脫下頦。用線纏綿毯一箇。塞於左右牙床後。用手托上。妙。（壽域）

療患乍瘂。用杏仁三分。煎熬。別研。桂一分。和搗如泥。每用如杏核大。綿裹含。徐徐熱之。日五夜三服。最妙。（壽域）　又方。用皂莢一挺。去皮子。蘿蔔三枚。切片。水二盞。煎一盞。服之。不過三四服。其聲即出。

耳卒聾閉。芥子末。入乳汁。和以綿裹塞之。（外臺）

又方　巴豆一粒。紙裹。針刺孔通氣。塞之取效。（本草附方）　又方。蚯蚓入鹽安葱內化水。點之立效。

暴盲氣虛者。用大劑人參膏。血虛者大劑黃蓍當歸煎湯。調服人參膏。濕者。白朮爲君。黃蓍茯苓陳皮爲臣。附子爲佐。最忌金石墜鎮之藥。以其神氣浮散於上。犯之必死。（張氏醫通）

瘡毒入腹。心上衝逆滿。（元戎）

菉豆粉（半錢）　乾胭脂（三分）　定粉（三錢）

爲細末。新水調下。神効。

追毒散 宣明 療生瘡發悶。吐唌霍亂。

螺兒青　甘草 各一兩　白礬 二錢半

右爲細末。每服一錢。新汲水調下。立止。

療惡毒腫。或著陰卵。或著一邊。疼痛攣急。引入小腹。不可忍者。一宿殺人方。千金 取茴香草。擣汁飲一升。日三四服。滓傅腫上。冬月斸生者。根亦可用。此是外國神方。起死回生神驗。

忽喘悶絕。不能語言。涎流吐逆。牙齒動搖。氣出轉大。絕而復蘇。名傷寒併熱霍亂。得効

大黃　人參 各半兩

右水煎熱服。

婦人急證門

芎歸膠艾湯 金匱 有妊娠下血者。假令妊娠腹中痛。爲胞阻。此湯主之。集驗。療頓仆失踞。胎動不安腹痛。外臺

芎藭　阿膠　甘草 各二兩　艾葉　當歸 各三兩　芍藥　乾地黃 各四兩

右水酒煎服。

佛手散 本事 療妊孕至五七月。因事築磕著胎。或子死腹中。惡露下。疼痛不

已。口噤欲絕。此藥探之。若不損則痛止。子母俱安。若胎損。立便逐下。此藥催生神妙。

當歸六兩　川芎四兩

右水酒煎服。口噤灌之。

奪命圓大全良方　專療婦人小產下血至多。子死腹中。其人增寒手指唇口爪甲青白面色黃黑。或胎上搶心。則悶絕欲死。冷汗自汗。喘滿不食。或食毒物。胎尚未損。服之可安。已死服之可下。

牡丹皮　茯苓　桂心　桃仁　芍藥

右各等分。爲細末。以蜜圓如彈子大。每服一圓。細嚼淡醋湯送下。速進兩圓。至胎腐腹中危甚者。立可取出。即金匱桂枝茯苓圓

羚羊角散濟生　療妊娠中風。頭項強直。筋脈攣急。言語謇澁。痰涎不利。或發搐不省人事。名曰子癇。

羚羊角　獨活　酸棗　五加皮各半錢　薏苡　防風

當歸　芎藭　茯神　杏仁各四分　木香　甘草各二分半

右生薑五片。水煎。

療諸痓子癇絕。起死也。當速辦竹作瀝汁。外臺

芩連四物湯方考　療子癇陰虛火亢。　四物湯黃芩黃連半夏各等分

生薑水煎。

鈎藤湯大全良方 療妊娠八九月。胎動不安。心腹㽲痛。面目靑。冷汗出。氣欲絕。此由勞動用力傷胎宮。宜急療之。

鈎藤　當歸　茯神　人參各一兩　苦梗一兩半　桑寄生半兩

右水煎服。煩熱加石膏二三兩半。臨產月加桂心一兩。　孕婦忽然顚仆抽搐。不省人事。謂之子癎。用此湯。金鑑

二合湯壽世保元 療妊娠忽然口噤吐沫。不省人事。言語錯亂。　四物湯。合二陳。加麥門遠志石菖竹茹。

黑神散大全良方 療胎死腹中。緣兒死身冷。不能自出。服之暖其胎。須臾胎卽自出。　本方有附子。無蒲黃。本方見後

加味芎歸湯幼幼集成 催生及產後最爲穩當。功亦鉅大。

當歸一兩　芎藭五錢　上靑桂二錢

催生。但用此三味。水煎酒對服。立下。預防血暈。以本方加酒炒荊芥二錢。先將此藥煎好。俟胞衣已下。隨卽服之。永無血暈之患。

脫花煎景岳 凡臨盆將產者。宜先服此藥。并療難產經日或死胎不下。俱妙。

當歸七八錢或一兩　肉桂一二錢或二三錢　川芎　牛膝各二錢　車前一錢半

水二鍾。煎八分熱服。或服後飮酒數杯。亦妙。　水煎加酒對服。若胎死

不下。及胞衣不來。再加芒硝五錢。氣虛困劇者。加人參一二三錢。更加附子二錢。無不下者。此方比平胃散加芒硝。出良方下死胎功勝百倍。幼幼集成

療產難及橫生逆產。或血海乾枯。以致胎死不下。惶惶無措。死在須臾。幼幼集成

皮硝五錢　熟附子一錢五分　好酒　童便各半杯

同煎三沸溫服。立下。百發百中。

趙和叔傳下死胎方。本事

桂心末二錢　麝香一箇

右同研。溫酒調服。須臾如手推下。何氏方。無麝香。每用桂末一二錢。痛陣密時。用溫童子小便調下。名觀音救生散。兼療產難。及橫倒生。

奪命丹產育集　療胞衣不下。或惡血湊心。其證心頭迷悶。胎衣逆上衝心。須臾不救。其母即死。

附子半兩炮　牡丹皮一兩　乾漆一分碎之炒令烟盡

右爲細末。以釅醋一升。大黃末一兩同熬成膏。和藥圓如梧子大。每服三十丸。淡醋湯吞下。須臾又進一服。其胎衣立下。拯急遺方。去牡丹。云。此藥可預先合下。備急爲奇。

產乳暈絕。含釅醋噀面即愈。凡悶即噀之。千金

黑神散局方　療產後血暈。神昏眼黑口噤。瘀血諸疾。血暈。胸腹脹痛氣粗。外證兩手握拳。牙關緊閉。此血逆也。宜此方。無脹無痛者屬虛。大劑芎

歸湯。加肉桂。　黑豆(炒去皮半升)　熟地　當歸　肉桂　炮薑　甘草

芎藥　蒲黃(各四兩)

右爲細末。每服二錢。酒半盞。童便半盞。同煎調下。

淸魂散(產育)療產後血暈極甚者。悶絕不知人。口噤神昏。

澤蘭葉　人參(各二錢半)　荆芥(十錢)　川芎(五錢)

右爲末。溫酒調一錢。急灌之。下咽卽開眼。氣定省人事。

牡丹散(產育)療產後血暈。悶絕狼狽。若口噤則拗開灌之。

牡丹皮　大黃　芒硝(各一兩)　冬瓜子(半合)　桃仁(三七粒)

右水煎服。(卽瘍灑大黃牡丹湯是。)

獨得散(大全良方)療產後血暈昏迷不省。衝心悶絕。　五靈脂(二兩半炒半生)

右爲細末。每服二錢。溫酒調下。口噤者。拗開灌之。入喉卽愈

產後血暈(便產須知)　鹿角(燒灰出火毒)

右爲細末。好酒調下。卽醒。行血極快。

氣脫證。產時血旣大下。則血去氣亦去。故昏暈不省。微虛者少刻卽甦。大虛者竭絕卽死。但察其面目。如眼閉口開。手撒手冷。六脈微細或浮。此卽氣脫證。速用。　人參(五七錢至二三十錢)

加入炒米煨薑紅棗煎湯。徐徐灌之。但得下咽。卽可救活。若少遲延。則

無及矣。幼幼集成　若兼口鼻氣冷，手足厥冷，此爲眞虛挾寒，速宜溫補，每用人參兩餘，而以薑附佐之，庶得回春，不可忽也。醫學心悟

一婦面白形長，心鬱，半夜生產，侵晨暈厥，急於氣海臍下一寸五分灸十五壯，而甦。後以參朮等藥，服兩月而安。丹溪纂要○案此氣脫證

血運捄療，極宜靜肅，諠呌則死。簡明醫彀

六味回陽飲幼幼集成　凡眞元已敗，氣血既亡，陰陽將脫，非此莫能挽回，誠回天贊化第一之功。此景岳新方，知者尙少。

人參一二兩　附子二三錢　甘草一二錢　炮薑二三錢　熟地五錢　當歸三錢

右水煎，加鹿茸數錢，功更捷。

參蘇飲大全良方　療婦人產後血入於肺，面黑發喘，欲死者。方見撲擷門　產後氣喘極危證也。因下血過多，孤陽上越，用參附湯。若因惡露不行，敗血上攻，面色紫黑，宜此方。金鑑

愈風散中藏　療產後中風，口噤牙關緊急，手足瘈瘲，如角弓狀，亦療血暈四肢強直，不省人事，或心眼倒築，吐瀉欲死。　荊芥穗輕炒過一兩

右爲末，每服三錢，溫酒調下。　豆淋酒調下，用童便亦可，其效如神。口噤者灌，齒齦噤者吹鼻中，皆効。本草。名舉卿古拜散是。　加當歸等分，水一琖，酒少許，煎至七分，灌之，下咽卽有生理，不問多少便服，不可以藥味尋常忽

之。屢用救人有効。十便○入門名古荊歸湯此清神氣通血脈。其效如神。

乳自出如湧泉。甚而昏暈者名乳厥。先以獨參湯灌之。更以十全大補湯。服數十劑方安。證治大還

小兒急證門

凡有臍風撮口。胎風撮口。鎖肚撮口。腐腸撮口。卵疝撮口。皆出結鬱于腸胃。閉不得通。腹中滿脹。肚上青筋。撮口不乳。最爲惡候。一臘内見之尤急。用紫圓子利之。纔通疾去兒和。用者敬信而已。直指

紫圓千金　赤石脂　代赭石各一兩　巴豆三十枚　杏仁五十枚

右爲末。巴豆杏仁別研爲膏。相和。更擣二千杵。入少蜜同擣之。密器中收三十日。兒服如麻子大一丸。與少乳汁令下。

龍膽湯千金　小兒初出。面目悉黃而啼。閉目聚口撮面。口中乾燥。四肢不能伸縮。皆是血脈不斂也。

龍膽　鈎藤　柴胡　黃芩　桔梗

芍藥　茯苓　甘草各六銖　大黃一兩

右水煎灌之。原方有蜣螂二枚今依神巧萬全方。嬰童百問等去之。

療小兒胎熱撮口。聖惠

牛黃細研一錢　竹瀝一合

右令勻。時時與少許服之。

瓜蒂散（袖珍小兒方）療臍風撮口。吹入鼻內。啼則可療。又療小兒二三歲。忽發心滿堅硬。脚手心熱。則變爲黃病。不急療殺人。

瓜蒂（七枚）　赤豆（七粒）　秫米（七粒）

右爲末。用一豆許。吹兩鼻內。令黃水汁出。殘藥末盡。水調服之。得吐黃水。卽瘥。

臍風一成。必有青筋一道。上行至肚。而生兩岔。宜灸筋頭三壯。截住。若見兩岔。卽灸兩岔筋頭各三壯。十活八九。遲則上行攻心死矣。又法。以小艾炷。隔蒜灸臍中。（歐氏保嬰錄）

急驚屬實熱。宜用淸凉。慢驚屬虛寒。宜用溫補。二病若霄壤之相隔。療法若冰炭之相反。而諸方書。多用一藥。以療二病。何其謬妄之甚也。（活幼心法）

嚏開散（活幼心法）　半夏（生用一錢）　皂角（五分）

右爲細末。用一小豆許。用管子。吹入鼻立醒。

稀涎散（活幼心法）每服二匙。白湯調下。若牙關緊不可開。卽從鼻灌之。（方出中風門）

此二方。姑存以備驚風急用。

龍膽湯（千金）療急驚身熱。面赤搐搦。上視牙關緊硬。口鼻中氣熱。痰涎潮壅。忽然而發。發過容色如故。有偶因驚嚇而發者。有不因驚嚇而發者。然

多是身先有熱。而後發驚搐。未有身涼而發者。此陽證也。方見前

肘後療驚癎瘲掣。幼幼新書　右取熊膽一兩豆大。和乳汁。及竹瀝汁服。並良。得去心中涎効驗。

柴胡加大黃湯袖珍小兒方　療急驚風。最利痰熱。　即小柴胡湯。加大黃。量虛實加之

救急驚神方滋德堂方　生白石膏研末十兩。辰砂研末五錢。二味和勻。每服一歲至三歲一錢。四歲至七歲一錢五分。八歲至十二歲二錢。十三歲至十六歲二錢五分。用生蜜調下。

黑附湯直指　慢脾風之候。面青額汗。舌短頭低。眼合不開。困睡中搖頭吐舌。頻嘔腥臭。噤口咬牙。手足微搐而不收。或身冷。或身溫。而四肢冷。其脈沈微。陰氣極盛。胃氣極虛。十救一二。活幼心法云。慢脾風者。即慢驚失理而甚者。其實難大分別。

附子炮三錢　木香一錢半　白附子一錢　甘草炙半錢

右生薑五片。水煎。以匙送下。　加人參一錢半。名黑附子湯。保嬰撮要

虛風湯幼幼新書　療慢驚多因吐瀉。或因久瀉而得之。身冷面或白或黃。不甚搐搦。目微微上視。口鼻中氣塞。大小便清白。昏睡露睛。筋脈拘攣。此危證也。

黑附子　南星各一箇　白附子七箇　全蝎一箇

右水煎。

肘後療卒得癇方 外臺

鈎藤　甘草各等分

水煎。服如小棗大。

人參牛黃散 總微論 療小兒驚熱。

牛黃　人參各等分

右爲末。以薄荷水調下。最佳。

琥珀散 嬰童百問 療小兒急慢驚風。入口立效。驚癇發作。常服除根。

辰砂一錢半　琥珀　牛黃　天麻　殭蠶　全蝎　白附子

乳香　蟬蛻　代赭石煅醋淬七次各一錢　麝香　片腦　牛膽南星各一字

右爲末。薄荷湯下。慢驚加附子一分。薛氏撮要。去龍麝。

紫金錠 類萃 療一切驚風癇證。痰涎壅盛。功過牛黃等劑。卽萬病解毒丸。加雄黃辰砂。方出中飲食毒門。

暴喘。俗傳爲馬脾風也。大小便哽。宜急下之。用牛黃奪命散。後用白虎湯平之。醫學綱目 馬脾風。在百日内者。不理。

牛黃奪命散 綱目 療小兒肺脹。喘滿胸膈起急。兩脇扇動。陷下作坑。兩鼻竅張。悶亂嗽喝。聲嗄而不鳴。痰涎潮塞。俗云馬脾風。若不急療。死在旦夕。

白牽牛　黑牽牛各一兩半生半熟　大黃　檳榔各一兩

右爲細末。三歲兒每服一錢。冷漿水調下。涎多加膩粉少許。無時加蜜少許。幼幼集成。去檳榔。加枳實。

無價散綱目療風熱喘促悶亂不安。俗謂之馬脾風。

辰砂一錢半　輕粉五錢　甘遂麵裹煮焙乾一錢半

右爲細末。每服一字。用温漿水少許。入滴油一點。挑藥在上。沈下去卻。以漿水灌之。立效。入門。名馬脾風散。

又一法綱目小兒喘脹。俗謂之馬脾風。又謂之風喉者。以草莖量病兒手中指裏。近掌紋。至中指尖截斷。如此二莖。自乳上微斜直立兩莖。於梢盡頭。横一莖。兩頭盡頭點穴。灸三壯。此法多曾見愈。

小兒生下。有走馬候。甚卽遍沾作崩砂候。牙邊肉腫。爛齒齦紫色。口内氣臭。身微有潮熱。吃食不得。齒縫出鮮血。齒動似欲脫。肉爛自漏落。此候因肚中疳氣盛。而奔上上焦。熱蒸得牙如此。若先落齒一箇卽死。不活。先以淡鹽湯洗口内。次摻藥。

譚氏殊聖療走馬疳方。幼幼新書　右用尿桶内白。不拘多少。焙乾爲末。入麝香少許。研細揩牙立效。

聖散子新書療小兒走馬疳。

膽礬　龍膽草各一兩

右同於瓦瓶中。煅烟盡。略存性。貼瘡上。入麝香少許。名黑神散。

雄黃散（新書）療走馬疳。

雄黃（半兩） 水銀 銅綠（各半錢） 麝香（半字）

右先將雄黃。同水銀研。令星盡。次入銅綠麝香。研勻細。先用鹽漿水揩患處。搵冷乾。次貼藥。有涎吐之。先翦去死肉。貼藥。其效甚捷。

檳榔散（新書）

檳榔 大黃 青皮（各一分） 黑牽牛（一錢） 木香（少許）

右爲末。每服一錢。薄荷蜜水下。

牛黃散（新書）

甘草（二兩） 鬱金（一兩） 馬牙消（半兩） 朱砂（二錢）

右爲細末。衮伴令勻。每服一錢。或半錢。新汲水調下。 右二方。並療走馬疳。

黃連解毒湯（兒科方要）療牙疳。淸血中之熱。瀉胃中之火。

黃連 甘草 玄參（各一錢） 射干（一錢半） 貝母

桔梗 連翹（各七分） 生地（八分） 犀角（水磨一錢藥熟入）

水煎服。

三黃犀角地黃湯（本朝經驗）走馬疳宜速服之。 卽三黃湯。合犀角地黃湯。

療卒然腹皮青黑而死。灸臍上下左右。去臍各半寸。幷鳩尾骨下一寸。凡五處。各灸三壯。仍用酒和胡粉。塗其腹。（得效）

小兒暴腹滿欲死。半夏不以多少。微火炮爲末。酒和爲圓。如粟米大。三五

粒。淡薑湯。或蜜湯下。得效

小兒中惡暴死。葱白納下部。及鼻中立活。或用菖蒲著舌底。及吹入兩鼻兩耳中効。得效

救急選方下卷

疔瘡急證門

程山齡曰。療疔之法。貴在乎早。初起卽療者。十全十活。稍遲者十全五六。失療者十全一二。內服莫妙於菊花甘草湯。外科十法

甘菊花四兩　甘草四錢

水煎頓服。揸再煎服。

消疔簡便方大全　疔瘡及諸惡毒初起。但未成膿者。服之神效。

白礬研三錢　葱白七莖

右同搗極爛。分作七塊。每塊用熱酒一杯送下。服畢。用厚被蓋之。再進葱白湯一鍾。少頃汗出如淋。從容去其覆物。其病如脫。此雖味澁難服。其效甚妙。

萬靈奪命丹大全　療一切疔毒入腹。煩悶惡心。幷癰疽發背惡瘡。

朱砂水飛　蟾酥人乳泡　輕粉　膽礬各五錢

銅綠　血竭各一兩　雄黃　枯礬各二兩

共爲細末。麪糊丸芡實大。每服一丸。令病人先將葱白三寸嚼爛。吐在手心。將丸包在葱內。熱湯呑下。出汗。

疔毒已篤者。二服即愈。丹方彙編

土蜂房一具　蛇蜕一條

黃泥固濟。燒存性為末。每空心好酒服一錢。少刻大痛。痛止其瘡已化為黃水。

追疔奪命湯急救仙方能內消腫毒。

羌活　獨活　防風　青皮　黃連　芍藥

細辛　甘草　蟬退　僵蠶　澤蘭　金線重樓

右等分水煎。加少酒服。以衣被蓋覆。汗出為度。病退減。後再加大黃。利一兩次。以去餘毒。

黃連解毒湯正宗療疔毒入心。內熱口乾。煩悶恍惚脈實者。

黃連　黃芩　黃柏　山梔　連翹　甘草　牛蒡子各等分

燈心二十根。水煎服。

救命仙方外科纂要療疔毒走黃。打滾欲死者。一服見效。

牡蠣　山梔　銀花　木通　連翹　牛蒡子

乳香　沒藥　角刺　瓜蔞仁　大黃　地骨皮各八分

右水酒煎。便秘者加朴硝。即正宗疔毒復生湯。花粉代瓜蔞仁耳。

太乙紫金丹正宗解諸毒。療諸瘡。眞能起死回生。方出飲食中毒門

疔瘡生根。入腹者便死。用磨針刀鐵漿水一碗。絲綿濾淨。銀鍋內煎三四沸服之。病者須臾腸鳴。行利一二次。甦醒方妙。瘡瘍經驗全書

托裏護心散啓玄療諸疔疽發背。曾經汗下。毒氣攻心迷悶。嘔而痛。一二三服而安。

金瘡攧撲門

乳香明淨一兩　菉豆粉四兩

右細末。每服三錢。甘草湯調下。此方原出于精要。

傷重昏憒者。急灌以獨參湯。雖內瘀血。切不可下。急用花蕊石散內化之。方出卒失血門恐因瀉而亡陰也。凡瘀血在內。大小便不通。用大黃朴硝。血凝而不下者。急用木香肉桂末二三錢。以熱酒調灌服。血下乃生。若口噤手撒遺尿痰盛。唇青體冷者。虛極之壞症也。急投大劑參附湯。多有得生者。正體類要

參蘇飲類要療出血過多。瘀血入肺。面黑喘促。

人參一兩　蘇木二兩

右水煎服。

雞鳴散三因療從高墜下。及木石所壓。凡是傷損。瘀血凝積。氣絕欲死。

大黃一兩　杏仁二七箇

右研細。酒一盌。煎至六分盌。拔去滓。鷄鳴時服。次日取下瘀血卽愈。若便覺氣絕不能言。取藥不及。急擘口開。以熱小便灌之。

療亂打血攻心。醫法指南

大黄　當歸　蘇木　紅花各三分

酒水各半煎服。案斯方。勝於大成湯。

凡被打損。血悶搶心。氣絕不能言。可擘開口以熱尿灌入口中。令下咽卽醒。又墮車落馬。及車碾木打已死者。以死人安著。以手袖掩其口鼻眼上。一食頃活。眼開與熱小便二升。千金

跌撲傷損。去血過多。脈微欲死。獨參湯加童便。接住元氣。再處大法傷損。及金瘡失血過多。與產婦同。脈來和緩者生。急疾芤者死。宜虛細。不宜數實。證治大還

摧壓跌打。從高墜下。及竹木所磕。落馬撲車。氣沈重。取藥不及。擘開口。以熱尿灌之。用半夏末吹鼻。以艾灸臍。再將患人盤膝坐住。將髮提起。使氣從上升。則可活矣。顧體集

又方危證簡便　皂莢末。急吹入鼻亦可。如活卽以生薑汁。和香油打勻灌之。

療人被打死或踢死。危證簡便急取百會穴艾灸三壯立甦。

撲打墜損。惡血攻心。悶亂疼痛。救急易方　用乾荷葉五斤。燒令烟盡。空腹以童

便溫一盞。調下三錢。

傷經。砍斷血筒。血出如湧泉者是。醫學集成 銅末敷之。又用葱一斤。炒乘熱熨之。

自刎者。乃迅速之變。須救在早。遲則額冷氣絕。必難救矣。氣從口鼻通出。

生薑五片　人參二錢　白米一合

煎湯灌之。接補元氣。急用縫合法。正宗

自行被擷。穿斷舌心。血出不止。以米醋用鷄翎刷所斷處。其血卽止。仍用眞蒲黄杏仁去皮尖硼砂少許。研爲細末。煉蜜調藥。稀稠得所。噙化而安。得效方

順血散 本朝經驗 療一切金瘡撲損。及產後血暈。

當歸　芎藭　蒲黄　澤瀉　枳殼

人參　大黄　沈香　茯苓各一錢　甘草三分　接骨木五錢

右剉細。每服二錢。入麻布袋。用沸湯擺服之。

五金所傷。並竹木刺。流血不止。上身被傷。急以銀一錠。燒紅烙傷處。如下身。急以鐵一塊。燒紅烙傷處。其血立止。此急救良方也。瘍醫大全

可法良規云。凡傷損之症。若誤飲凉水。瘀血凝滯。氣道不通。或血上逆。多致不救。若入於心卽死。急飲童便熱酒以和之。若患重而瘀血不易散

者。更和以辛溫之劑。睡臥要上身墊高。不時喚醒。勿令熟睡。則血庶不上逆。故患重之人。多爲逆血塡塞胸間。或閉塞氣道。咽喉口鼻。不得出入而死。醫療大全

破傷風門

大豆紫湯千金療破傷風。入四體。角弓反張。口噤不能言。或產婦墮胎。凡得此者。太重不過五劑。

大豆五斤　清酒一斗

右二味。以鐵鐺猛火熬豆。令極熱焦煙出。以酒沃之。去滓。服一升。日夜數服。服盡更合。小汗則愈。

破傷風。瘡口作白痂。無血者殺人。最急療之。葉氏方　右以雄鼠糞。直者是。研細。熱酒調半錢服。

鎭風散正宗療破傷風。諸藥不効。事在危急者。用之必應。

鰾膠挫斷微焙　杭粉焙黃卽宮粉　皂礬炒紅色各一兩　朱砂三錢別研

爲細末。每服二錢。無灰熱酒調下。外灸傷處七壯。知痛爲吉。如一切猪羊癲風。發時昏倒不省人事者。每服三錢。二服卽愈不發。

玉眞散本事療風自諸瘡口入。爲破傷風。項強牙關緊欲死。

防風　天南星

右爲末。每服三錢。童子小便一大盞。煎至七分熱服。（三因名防風散）打傷至死。但心頭微溫。以童子小便調下二盞。并三服。可救二人性命。

香膠散（三因）療破傷風。口噤強直。　魚膠（燒七分留性）

右研細。入麝香少許。每服二錢。酒調下。不飲酒。米湯下。或以蘇木煎湯下。

破傷風。血凝心。針入肉。三症。如神方。（證治大還）烏鴉翎。燒灰存性。細研。服一錢。滾湯下。

大芎黃湯（活法機要）療破傷風在裏者。宜疎導。

川芎　羌活　黃芩　大黃（各二錢）

右水煎服。臟腑通和。爲度。

湯火傷門

凡火燒損。愼勿以冷水洗之。火瘡得冷。熱氣更深。轉入骨。壞人筋骨難瘥。

初被火燒。急向火更炙。雖大痛。強忍之。一食頃。卽不痛。神驗。（千金）

火氣入腹熱悶。柳葉一升。煎湯服。（萬全備急）

火燒欲死。（廣筆記）煮好酒三罎。入浴缸內。令患者沒酒中。極重不死。

療人卒中烟火毒。用黃豆醬一塊。調溫湯一碗。灌之。卽甦。（本草彙言）療人遭火燒。身爛垂死者。用臭醬一兩。取水白酒一二甕。將酒頓溫。不可過熱。調醬於中。令患者浸酒中。燒極重不死。天啓甲子秋八月。教場火藥發。燒死藥匠數百人。內十餘人。遍體赤爛。未死者。合行此方。優活如數。

療火傷附後 破鷄子。取白塗之。又取煖灰。以水和。習習爾以敷之。亦以灰汁洗之。

又方衛生易簡 凡湯燒。先用鹽末摻之。護肉不壞。後用藥傅。

又方本草附方 用缾盛麻油。以筋就樹夾取黃葵花。收入缾內。勿犯人手。密封收之。遇有傷者。以油塗之。甚妙。

平時收老黃瓜。不拘多少。覓厚實磁缾貯之。藏暗濕處。自爛爲水。將此水塗湯火傷處。立時止痛。可不起泡。此余幼時墜入烈火。半體皆傷。連療不効。得此方愈。顧體集

清涼散奇方類編 耑療湯泡火燒。敷之止疼立愈。大麥淨沙鍋內炒。至漆黑爲度。取出以紙鋪地上。出火氣。研細末。爛者乾搽。未破者。以香油桐油調搽。

療湯火傷暴證知要 鷄黃油。如法取傅。法。用鷄子。不拘多少。煮熟去白留黃。入銅杓內。每十箇加菜油一小酒盞。煎枯去查。出火氣。用傅甚佳。黯齋陳君。每用藥油救人。即此也。

湯煎膏火所燒外臺 熟擣生胡麻如泥。以厚塗瘡上。

滚湯煎膏所灼。火焰所燒。外臺 牛糞新者。和以鷄子白塗之。比常用之。亦不作瘡。不痛。神効。

火湯熱油傷公選良方 鷄子清油調淋洗。或用蜜塗。

火藥傷危證簡便 取鷄蛋清。多年陰溝泥。和勻傅神効。 又方。先用臘酒冷洗。以拔其毒。再以鷄子十數箇。熟去白。以黃炒焦黑。取油約一盞。用大黃研末二兩。和勻傅上。三日全好。

桂枝去芍藥加蜀漆龍骨牡蠣救逆湯金匱 療火邪。

桂枝三兩 甘草二兩炙 生薑三兩 牡蠣五兩熬 龍骨四兩 大棗十二枚 蜀漆三兩去腥

右水煎。

玄妙飲丹臺玉案 療湯火所傷。先服。恐火毒攻心。

黃連 花粉 玄參各二錢 陳皮 桔梗 山梔各一錢五分

竹葉十片。水煎。如藥不便。只用好酒溫洗。拔其熱毒。內服童便以護其心。使火毒不內攻。隨取大黃末。桐油調敷。卽垂危者。皆保無恙。

逐火丹石室秘錄 療無意之中。忽爲湯火所傷。遍身潰爛。與鬼爲隣。服之可以變死而生。

當歸四兩 茯苓 黃耆各三兩 大黃

甘草各五錢 荊芥炒黑 黃芩 防風各三錢

右水煎。

火燒湯潑粥燙油湯燙奇方。瘍醫大全 平日泡過茶的茶葉。剩下的茶脚。不拘甚的粗細茶葉。用瓦罏一個。放朝北地上。日逐裝在罏內。聚之已滿。用大磚一塊蓋好。須得一年。用之方妙。愈陳愈好。凡遇上症。不問已潰未潰。搽上卽定痛結疤。第一驗方。

火燒滾湯起泡。瘍醫大全 陳蕎麥麵打糊。搽上。立止疼痛結靨。

滾粥燙傷。瘍醫大全 錫箔遍貼神效。如受傷重者。可喫溫香油一鍾。

顧世澄曰。凡被火傷之人。宜用羌活一兩煎服。俾火毒得汗外泄。庶免內攻。瘍醫大全

咬傷門

人齒咬破指頭。痛不可忍。久則爛脫手指并手掌。諸方不載。急用人尿。使瓶盛之。將患指浸在內。一宿卽愈。如爛者用龜殼燒灰敷之。如無龜。用鼈殼燒灰搽敷。亦可。壽世保元 人咬傷者。用龜板或鼈甲。燒存性爲末。以香油調搽。奇效單方

又方危證簡便 咬時一日內。先用熱小便浸傷處。洗淨牙黃瘀血。次以龜板或鼈甲調搽。若腫痛焮發疼甚者。亦與童便浸洗拭乾。用粗草紙撚蘸麻油點火。用烟焰薰腫痛上。良久方住。以解牙毒。如臭腐淋漓。用葱白三

兩。粉草五錢煎湯。每日洗淨。再用藥搽。

又方集驗良方人咬。用溏鷄屎塗咬處。立刻止痛。不成膿。　又方。用生栗子。嚼爛敷之。

又方丹方彙編用熱尿洗去牙黃瘀血。以蟾酥丸塗入孔中。或嚼白菓塗之。如痛用麻油紙撚。火焰薰之。用乾人糞。裝荔枝殼內。安定咬處。加艾團灸之。以不痛爲度。

又方危證簡便人咬指。用飯店內陳久快子案即箸兒頭數十箇。燒灰存性。研細。用米湯調。做一箇套子套上。雖極重者。亦可救。

瘈猘犬咬人方肘後先咂却惡血。灸瘡中十壯。明日以去。日灸一壯。滿百乃止。案咂却惡血。人不肯爲之。宜用角法咂之。

又方肘後生食蟾蜍鱠。絕良。亦可燒炙食之。不必令其人知。初得嚙便爲之。則後不發。

又方千金急用鍼刺去血。以人小便洗淨。用胡桃殼半邊。以人糞塡滿。掩其瘡上。着艾灸之。殼焦糞乾。則易之。灸至百壯。次日又灸百壯。灸至三五百壯爲佳。出東醫寶鑑　案千金無所攷。

又方聖惠杏仁去皮尖研。作湯頻服之良。　又方。黑豆煮汁服之。甚良。

又方奇效單方急於無風處。以冷水洗淨。卽服韭汁一椀。隔七日又一椀。四十九日共七碗。百日忌食。徐本齋云。風犬一日咬三人。止一人用此方得活。親其驗。一用膽礬末傅患處。立愈。秘方集驗云。韮菜汁一椀服之。百日內常食韮菜。更妙。○此原出千金。

又方萬全備急 將番木鱉子。煆灰一錢。熱酒調服。

又方秘方集驗 番木鱉一錢。銅鍋炒。雄黃四分。爲末。冷水調三分五釐服之。大小便出血。即愈。

又方奇方類編 番木鱉三箇 虎脛骨三錢 甘草一錢

右水酒各半煎服。

又方壽域 用生杏仁。搗爛傅之。立效。千金。療凡犬咬。杏仁熬黑研傅。

療顛犬所傷。或經久復發。無藥可療者。用之極驗。醫方大成

明雄黃五錢 眞麝香五分

右研勻。用酒調二錢服。如不肯服者。則撚其鼻而灌之。服藥後。必使睡。切勿驚起。令其自醒。候利下惡物。再進前藥。則見効。

犬咬涎入瘡。令人昏悶。浸椒水。調莽草末塗之。本草附方

療風狗咬本朝經驗 鐵砂一錢 番木鱉六分 甘草五分

右水煎服。小兒減半。若過劑。令人迷悶不醒。

又方本朝經驗 急用熱小便。洗淨咬處。生杏仁研爛封之。日一換。宜服

防風 升麻 葛根各五分 杏仁一錢 甘草一分

右水煎。此方甚効。

又方（本朝經驗） 灸咬處宜服　金銀花（五錢）　木鼈　檳榔（各三錢）　白芷

橘皮（各二錢）　番木鼈　礬石　杏仁　甘草（各五分）

右水煎。或加鐵漿一匕。或加韮汁爲妙。服此藥。每五日內。再用寬中丸。瀉下五七行。下盡毒爲度。

狗咬寬中丸　青黛　百草霜（各三錢）　檳榔　木鼈　杏仁

黑牽牛　黃連　番木鼈　黃芩　大黃　雄黃

鐵粉（各一錢）　巴豆（四十粒）

右爲細末。稀糊爲丸。大人三十丸。小兒十丸。白湯送下。以上二方。神効無比。

衆療不差。毒攻心煩亂。㖡已作犬聲者。天靈蓋燒灰末。以東流水和服方寸匕。以活止。（外臺○㖡。音董。多言也。）

又方（本朝經驗）　斑蝥（五分）　大黃（一錢）　甘草（二分）

右爲末。水調下。不肯飲。撚鼻灌口內。當救萬一。

凡風犬咬者。百日內忌飲酒。忌食鷄鵝羊猪肉肥膩諸口味。及發風毒物。麻物赤小豆。俱不可見。一年勿食茄子。終身忌食狗肉。（危證簡便）　蕎麥赤小豆三年勿食之。青梅實。百日勿食之。

崔氏云。凡初被咬。卽覓一切物與喫。後不發也。（外臺）

療常犬咬人。傷處毒痛心悶。（聖惠）　杏仁（半兩生用）　桃白皮（一兩剉）

右水煎服。當吐狗毒差。

療狗咬人（聖惠）以火灸瘡中腫上。擣韮汁飲三合。日三五度。瘡差卽止。

又方（危證簡便）先用米泔水洗傷處。令極淨。再以杏仁口內嚼爛敷之。以帛縛之。卽差。　又方。松香爲末傅之。極効。

凡犬傷人。量所傷大小。杏仁爛咬沃破處。以帛繫定。至差無苦。（本草衍義）

又方（危證簡便）白礬納瘡中裹之。止痛速愈。

又方（回春）銀杏塗傷處。

又方（袖珍）蓖麻子五十粒。去殼。以井花水研膏。先以鹽水洗咬處。乃貼此膏。（危證簡便續方云。萆麻仁研如膏。先以藍水洗淨敷上。卽愈。）

又方（山居便宜）燒蟾蜍爲末傅之。

狗咬血不止。急以砂糖塗之。立愈。（博聞類纂）

犬咬傷。瘡重發者。用蔓青根擣汁服之。（肘後）　又方。以蠟炙溶。灌入瘡中。（山居便宜云。擣生蘿蔔汁服之可解。）

療狗咬極重者。雖遍身咬碎。搽立刻止疼神効方。（續危證簡便方）用蚯蚓。擣爛搽敷

狗咬眼內。以帕縛之。數日令愈。奇驗。

療犬咬傷。不可便貼膏藥。及生肌類。閉毒於內也。當先用舟車丸禹功散通經散等藥。隨便服。利十餘次。腫減痛止。後方敷貼。儒門事親

療貓兒咬 百一 研薄荷汁塗之。立效。

療貓咬傷人。常有隔窗放尿。被貓咬其陰頭。其人將死。用老鼠糞燒灰麻油調傅。立效。豈非物類相感而可以相制乎。壽域神方

療貓咬 本朝經驗 雄黄末。水調塗咬處。 若貓毒不盡。寒熱時發。或遍身發斑者。用鼠毒神方。兼服紫金錠甚効。

療鼠咬 聖惠 麝香封咬處。上以帛繫之。

又方 壽域 用砂糖調水冷服。立效。 又方。貓屎揉之卽愈。

又方 危證簡便 桐油塗之。 先以鹽湯洗淨。次傅藥。

又方 秘方集驗 斑蝥燒灰。麝香少許。津唾調敷。

又方 本朝經驗 急以火硝。盛咬處。點火發之。以散毒氣。次將牡蠣石灰黄柏三味爲末。調繁縷汁。塗咬處。服後方。

鼠毒神方 本朝經驗 療鼠咬毒。或經久寒熱淋瀝如勞。或遍身發紫赤斑。或骨節疼痛。精神不爽。

當歸　芎藭　生地　芍藥各一錢　沈香　洋參各五分

茯苓七分　紫檀八分　白檀六分　甘草二分　千屈菜八錢六分

右每帖二錢，水煎服。忌食一切油膩動風物。若發斑，於其上以鍼去惡血，兼服紫金錠。亦療貓咬毒

柞木皮湯 本朝經驗 療鼠咬傷。

柞木皮二錢　當歸三分　川芎三分　金銀花一錢　大黃五分　甘草一分

右水煎服。柞木卽櫟也。實名橡斗者是。

療馬咋，及踏人作瘡，有毒腫熱疼痛。肘後 灸瘡中及腫上，卽差。

又方 外臺 割雞冠血，點所嚙瘡中，日三。

又方 救急易方 灸訖，或人屎，或馬屎，或鼠屎，燒爲末，和猪脂，但取一味，皆可傅。

又方。用益母草細切，和醋炒，封之。

又方 醫說 用栗子，細嚼敷之，立效。

又方 祕方集驗 艾灸傷處，內服蘇木湯一碗，卽止痛。服童便韭汁，亦妙。寒水石末，敷傷處，旬日亦愈。

馬咬毒入心，用馬齒莧煎湯服之，立瘥。聖惠

馬咬成瘡腫痛，石灰傅之，効。危證簡便

猪嚙人 千金 鍊松脂貼上。山居便宜云，以松脂鎔作餅子貼之，以帛縛定。 又方，屋霤中泥以敷之。救急易方云。卽今之承溜也。

又方 危證簡便 梓樹葉，擣敷之。

猪咬成瘡本草附方 龜板燒研。香油調搽之。

療蛇咬方十便 大衍方云。黃蠟鎔化。滴瘡口內。蛇齒有四。凡咬處必有四竅。每竅滴入黃蠟。應時不痛。其毒立散。經時毒氣已入腸胃者。用黃蠟爲丸。菉豆大。研雄黃爲衣。酒吞下十圓。或十五圓。毒氣內消。

又方丹溪心法 急以小便洗出血。次取口中唾塗之。又以牙垽。封傷處。傅而護之甚妙。且不痛腫。山居四要云。用犬糞塗患處。亦佳。

路行卒被蛇咬。當急扯裹脚帶。扎縛傷處。上下寸許。使毒氣不能侵傷肌體。又急用白礬。安刀頭。火上溶汁沸。滴於傷處。待冷以長篦子。速挑去醫。則毒血隨出。黯腫尙未退。更滴之。以退爲度。村居山僻。及途中夜行。卒被蛇傷咬。難求白礬處。速作艾炷灸五壯。以唾調鹽塗之。如黯腫尙未消。當更灸。更搽毒涎自然流出。且不透裏傷人。蜈蚣咬亦宜灸。醫學綱目

趙延禧云。遭惡蛇所螫。卽帖蛇皮。便於其上灸。引去毒氣卽止。醫說

療蛇咬醫學綱目 細辛五錢 白芷五錢 雄黃二錢 麝香少許

右爲末。每服二錢。溫酒調服。

蛇傷潰爛。百藥不愈。以新水數洗淨腐敗。見白筋。挹乾。以白芷末。入膽礬麝香少許摻之。惡水涌出。數十日平復。夷堅志

回生酒醫鑒 療毒蛇所傷至死。 杠板歸。不拘多少。研爛。用汁與生酒調服。

隨量飲之。渣貼患處立已。

療蛇咬（聖惠） 白礬 甘草（各一兩）

右爲散。如蛇螫着之時。心頭熱躁。眼前暗黑。用新汲水服一錢。卽止。（竹塢堂方名解毒散）

又方（救急易方） 急於無風處。以麻皮縛咬處上下。刀剜去傷肉。小便洗令淨。燒鐵物烙之。然後塡蚯蚓泥。次塡陳年石灰末。絹扎住。輕者針刺瘡口幷四旁出血。小便洗淨。以蒜片着咬處。艾灸三五壯。

又方（顯醫） 用藍葉搗汁。調雄黃末敷之。或用雄黃一錢。生礬二錢。杓內溶化。將筯頭蘸藥傷處。冷則易之。連點七次。若毒走腫痛者。以麻油焰熏之。再用解毒紫金丹一錢。酒磨服之。取汁。

魚腥草（卽蕺菜） 療蛇傷。用之輒愈。亦解蕈毒。（吳蕈譜）

毒蛇咬。烟袋燒熱。滴油搽之。百試百效。（瘍醫大全） 又烟袋內油。塗四邊腫處。卽消。切不可塗咬傷孔內。

又方（本朝經驗） 生柿及柿餅。搗爛。傅咬處。極効。若無生柿及柿餅。用柿漆亦佳。

蛇咬。忌食酸物梅子。犯之大痛。（醫學綱目）

療卒爲蛇繞不解（千金） 以熱湯淋之。無令人尿之。

療蛇入口或入七竅（千金） 一人因熱逐涼睡熟。寤着有蛇入口中。挽不出。用刀破尾。入生椒二三粒裹着。須臾自出。

又方（附後）艾灸蛇尾卽出。若無火。以刀周匝割蛇尾。截令皮斷。乃將皮倒脫卽出。　至道方云。蛇出後。急以雄黃朱砂細研。煎人參湯調下灌之。取蛇毒。（十便）

蛇入七竅。劈開蛇尾。納川椒數粒。以紙封之。其蛇自出。更煎人參湯飲之。或飲酒食蒜。以解內毒。如被蛇咬。食蒜飲酒。更用蒜杵爛塗患處。加艾於蒜上灸之。其毒自解。凡毒虫傷並効。（口齒類要○衛生易簡云。急以手撚定。用刀刻破。以辛辣物置破尾上。用綿繫之。自出。不可拔。）

又方（瘍醫大全）以針刺其尾。不過一二三針。則褪出。

蜈蚣螫人（附後）割鷄冠血塗之差。又嚼鹽塗之効。又嚼大蒜若小蒜。以塗之。

又方（外臺）按藍汁以漬之。卽差。　又方。取錫炙令熱。以熨之。不越十度卽差。

又方（聖惠）取蝸牛。捺取汁。滴入咬處。須臾自差。此方神驗。　又方。取蠟少許。將筆管。坐所咬處。鎔蠟滴向管內。令到創上。三四滴便止。

又方（衛生易簡）以生薑汁調雄黃末。貼傷處瘥。　又方。用燈草。蘸油點燈。以烟薰之。不問他毒虫傷。皆可用。此方極驗。（壽域方云。用筆管一箇。合在傷處。用紙點燈火。燒着吹滅。將烟入筆管內。用烟熏傷處止。）

又方（秘方集驗）用艾於傷處灸二三五壯。拔去毒卽愈。

中蜈蚣毒舌脹出是也。雄鷄冠血浸舌並咽之。一男子爲蜈蚣入咽喉中咬之。垂死之際。一醫令殺生鷄。血乘熱灌喉中。蜈蚣即出而愈實良方也。青囊雜纂

蜂螫人 肘後 取人溺新者洗之差。又刮齒垢塗之。

又方 千金 以淳醋沃地。取泥塗之。

又方 救急易方 用釅醋磨雄黃。塗傷處。

又方 本草衍義 用生芋梗塗之立効。 又生芋頭。刮汁傅之。夢溪筆談

又方 醫法指南 用吐沫調硃砂擦之。又療蜈蚣傷。

療壁宮咬 聖惠 取青麻葉心七枚。以手挼令汁出。塗之差。 又方。硇砂雄黃。各半兩。同細研。挑破瘡。內藥在瘡中。

又方 顧髗 壁虎咬傷最難救療。以青苔塗擦。再用敗毒散加青苔二錢煎服。

蜘蛛咬 外臺 取生鐵衣。以醋研取汁。塗之差。

又方 千金 以烏麻油和胡粉。如泥塗之。乾則易之。取差止。

又方 外臺 以蒜摩地。取泥塗之。

又方 聖惠 雄黃一分　麝香一錢　藍汁一大盞

右爲末。於藍汁中。以塗咬處。立差。 又方。醫 薤白傅。立効。 又方。醫 續隨子傅之。立差。

又方（直指）縛定咬處，勿使毒行，以貝母末酒服半兩，至醉，良久酒化爲水，自瘡口出，水盡仍塞瘡口，甚妙。

又方（本草附方）烏鷄屎浸酒服，又取冠血塗之。

又方（醫學綱目）蜘蛛咬，諸般虫咬，用葛粉生薑汁調傅。

壁鏡毒人必死（酉陽雜俎）桑柴灰三度沸，取汁，調白礬末爲膏，塗瘡口，即差。

又方（救急易方）醋磨雄黄塗之，妙。

又方（本草附方）用大黄研，醋水塗傷處，立效。

毛蟲螫人（本草附方）赤痛不止，馬齒莧搗熟封之，妙。

又方（醫學綱目）雜色毛虫極毒，凡人觸着，則放毛入人手足上，經數日痒在外，而痛在内，骨肉皆爛，有性命之憂，此名射工毒，諸藥不效，用鍋底黄土爲末，以酸醋捏成團，於痒痛處搓轉，其毛皆出在土上，痛痒立止，神效無比（黄土即伏龍肝也）。又取蒲公英根莖白汁傅之，立瘥。

又方（危證簡便）甘草口内細嚼，傅之，立時愈。 又方，如肉已爛，用海螵蛸爲末，傅之愈（經驗良方）。

療惡蟲咬（聖惠）蛇蛻皮煮湯洗二三兩度，又燒灰水和傅瘡上。 又方，紫草浸油塗之。

療蛇毒及一切虫傷，但有小氣，可以下藥，即活，神效（千金）麥門冬煎湯，調香白芷末服之。腥穢黃水。自口中出。

凡蛇傷蟲咬。倉卒無藥去處。以大藍汁一椀。雄黃末二錢調勻。點在所傷處。併令細細服其汁神驗。如無藍。以澱花青黛代之。醫說

療諸蛇蟲傷毒。用青黛雄黃等分爲末。新汲水調一錢服。衛生易簡

諸蟲咬傷本草附方　以燈火熏之。出水妙。

又方救急易方　諸惡蟲傷。以膩粉生薑汁。調傅傷處。

又方奇效良方　用白礬雄黃黃蠟等分。丸如指頭大。遇有傷處。匙上溶開。滴傷處。或以竹筒按上滴入。則毒不散。

雄黃散千金　療一切惡蟲。咬著人成瘡。不可辨認。醫療不効者。

雄黃　硇砂　白礬　露蜂房各等分

右爲細末。入麝香少許。同研勻。用醋調塗瘡上。難辨認者。尤宜速療。三五日。毒氣入心。不得聞哭聲。衛生易簡無白礬。有乳香。療二十七般蟲。咬傷人及瘡腫。

凡蟲畜所傷。痛極危急。或因傷經風。而牙關緊閉。角弓反張。不省人事者。此毒流經絡也。急用蒜切片。以艾灸之。令傷處着火。痛裂則氣聚。而毒隨氣返。返則毒提。傷處得火而散。即隨火瘡而泄。不致內攻矣。若灸十餘壯。不應。即加至三五十壯。無不應手而愈者。故療癰毒者。以隔蒜灸法。有回生之功也。古人有淋洗灸刺等法。正以引導經絡。祛邪解散之

意。予遇施此法。而應手者比比。故記之。醫級

誤中蛇虺百蟲毒瘍醫大全

雄黃一錢　巴豆去油一粒　乾薑五分　麝香一分

共研細開水調服。

諸物入耳門 附入鼻 入目 眼被物撞着

療耳中有物不可出方。千金 以弓弦從一頭令散。傅好膠。拄耳中物上停之。令相著。徐徐引出。肘後附方云。麻繩剪令頭散。

百虫入耳千金 蜀椒末一撮。以醋半升調。灌耳中。行二十步即出。　又方。火熨桃葉捲之。取塞耳立出。　又方。以葱涕灌耳中。虫即出。　又方。若甲虫入耳者。以火照之。即向明出。或蚰蜒諸蟲入耳。以酢灌之。或麻油。或人尿亦佳。

又方衛生易簡 用鷄冠血。滴入耳中即出。　又方。用蒼耳草。搗自然汁。灌少許於耳內。其蟲即傾出。

百蟲入耳。不可驚動。如在左耳。以手緊閉右耳。及兩鼻孔。努氣至左耳。虫自出。右耳亦然。集驗良方　又方。宜閉口勿言。以紙塞耳竅鼻竅。只空虫入之耳。用麻油滴入耳竅中。或出或死。瘍醫大全

如蟲夜間暗入者。切勿驚慌喊叫。逼虫內攻。宜正坐點燈光向耳竅。其虫

見光即出。對面有人。其虫不出。正宗

蜈蚣入耳。肘後以木葉裹鹽炙令熱。以掩耳上。即出。冷復易之驗。又閉氣。滿即吐之。復閉準前。以出爲度。或死耳中。徐徐以鈎針出之。

又方救急易方用生薑汁。灌耳中自出。又方本朝經驗用蘿蔔汁。灌耳中亦佳。

蚰蜒入耳。聖惠小蒜搗研取汁。灌耳中自出。又方地龍一條。納葱葉中。化水滴耳中。其蚰蜒亦化爲水。

又方瑞竹堂方蝸牛全搥碎。置於耳邊即出。

又方衛生易簡用龍腦少許。吹入耳中。其虫即化爲水。又方用猫尿灌耳中立出。取猫尿用盆盛猫。以生薑擦牙。

飛蛾入耳。肘後先大噏氣。仍閉口掩鼻呼氣。其蟲隨氣而出。又方閉氣以葦管極吸之即出。亦療百蟲入耳。百代醫宗。吸虫訣云。療諸蟲入耳。藥品不便者。此法最妙。竹管入透半耳中。使口用力一吸。其蟲隨氣而出。俗人未識此捷。

又方衛生易簡用醬汁灌耳中。又擊銅器於耳傍。

蟻入耳。肘後燒陵鯉甲末。以水和灌之。

療小蟲蟻入耳挑不出。衛生易簡燈心浸油鈎出虫。

療百節蚰蜒幷蟻入耳。本草附方苦酒注之。起行即出。

水入耳中救急易方用薄荷汁點之立效。又用麻油點耳內立出。

水銀入耳及入六畜等耳皆死。 怪症方 以金銀着耳邊。水銀即吐出。

療黄豆入耳 救急易方 用鵝翎管。截作長一二寸許。去其中膜。留少許於一頭。以有膜之頭。入耳中。口氣吸之即出。

又方 本朝經驗 若在左耳。以手緊塞右耳。及兩鼻孔。令閉氣。一人將中指緊按豆入耳根下凹處。一手將耳朵向下引挽。患人一勢努氣。豆自出。右耳亦然。

諸物入鼻不出 本朝經驗 作紙撚刺鼻打嚏一聲即出。若不出。頻頻取嚏爲佳。

療目眯芒草沙石輩眯不出 肘後 磨好墨。以新筆點注目中瞳子上。

又方 聖惠 療雜物眯目不出。鷄肝血注目中。神效。　又方。白蘘荷根擣絞汁注目中即出。　又方。書中白魚。以乳汁和研注眼中良。

又方 聖濟 生栗七粒嚼爛。取汁洗之即出。

又方 本草 大藕洗擣綿裹。滴汁入目中即出。

麥芒入眼不出方 外臺 煮大麥汁注眼中。即出良。

眼被物撞着 聖惠 杏仁爛研。以人乳汁浸頻頻點。

又方 葉氏方 牛漩日兩三次點之避風。黑睛破亦可。

又方 本朝經驗 水仙花根掘取洗研爛。和沙糖點眼中。　又方。麻蝇頭數十箇。研和砂糖水。點眼中。　又方。鹿茸爲細末。調人乳。頻頻滴眼中。

誤吞諸物門

誤吞鈎方（附後）若繩猶在手中者。莫引之。但益以珠璫若薏子輩。就貫之著繩。稍稍令推至鈎處。小小引之則出。

誤吞錢（外臺）擣火炭末。服方寸匕。則出。

又方（聖濟）葵菜不以多少。絞取汁。冷飲之。卽出。

又方（魏氏方）爛嚼凫茈嚥之。多爲妙。生熟皆可。（百一方云自然滑化成水）

又方（事林廣記）草索頭寸剪十四段。燒葵菜汁調服。

誤吞銅錢（經驗良方）木賊草爲末。每服一錢。用鷄子白調下。

又方（怪症方）多食胡桃。自化出也。胡桃與銅錢共食成粉。可證矣。

又方（博聞類纂）以小羊蹄草。嚼嚥卽下。

誤吞金銀或銅錢入腹（衛生易簡）石灰（一杏仁大）　硫黃（一皂莢子大）同研末。酒調服。

又方（續醫說）韭菜熟而不斷。與蠶豆同咽之。不過二次。從大便出。

又方（救急易方）肥肉與葵菜作羹。卽食數頓。則銅鐵自然下。

誤吞銅錢（救急良方）用桑柴灰。細研。米飲調下二錢。或用菉豆粉。冷水調下三錢。或生茨菰。取呷。或濃煎艾湯飲。或多服飴糖。立出。　又方用艾蒿五兩。水五升。煮取一升。頓服之。立下。　又方以蜜一升。服之卽出。

療誤吞鐵石骨刺等不下危急百一方

王不留行　黄蘗皮等分

右爲細末。蒸餅圓如彈子大。以麻線穿之。掛當風處。每用一圓。冷水化開灌下。立效。

誤吞銅錢。或金銀等物不能化。得效 用砂仁。濃煎湯服之。自下。

誤吞針類救急易方 用好磁石含之。卽出。或爲末服方寸匕。　又以香油一盞服之。次用乾麪燒餅。令人食飽。其針隨大糞中出。

誤吞針刺咽中痛者。瘍醫大全 亂蔴筋一團。搓龍眼大。以線穿繫。留線頭在外。以湯浸濕。急吞下咽。頃刻扯出。其針必刺於蔴中而出。如一回不中。節再吞再扯。　又方。針入咽。無藥可施。癩蝦蟆數個。將頭剁去。倒垂流血。以甌接之。得一盃許。灌入喉中。移時連針吐出。針自軟曲。

兒誤吞針。哽喉不下。死在須臾。保元 用黑砂糖。和黄泥爲丸。令兒吞下。泥裹針于內。大便而下。

誤吞鈎線聖惠 螻蛄去身。吞其頭數枚。勿令本人知。

誤吞線錘續醫說 啖以錫半斤。卽於穀道中隨穢而下。凡誤吞五金者。皆可啖也。

誤吞竹木。入喉咽出入不得者。本草附方 故鋸燒令赤。漬酒中。及熱飲之。　又方。秤錘燒紅淬酒飲之。

誤吞稻芒 本草附方 白餳頻食。又用脂麻炒研。白湯調下。

又方 直指 蓬砂牙消等分爲末。蜜和半錢含嚥。

誤吞蜈蚣 瘍醫大全 急吞生鷄蛋二枚。不可嚼。次日卽裹出。 又方。生公鷄熱血。灌入喉中。蜈蚣卽出。案堅瓠集載以上二方。並云更飮菜油盞許。須臾大吐。以蜈蚣畏油故也。

又方 醫法指南 韮菜連根擂水。一大碗灌之。

誤吞水蛭 本草附方 藍靛和酒絞取汁服。

又方 口齒類要 食蜜卽愈。試以活蛭投蜜中。卽化爲水屢驗。一書云。井中生蛭。以白馬骨投之卽無。試之亦驗。夫蛭卽螞蝗也。雖死爲末。見水復活。吞之爲害不小。療以前法。無不愈者。

誤吞馬蝗腹痛 壽域 用田中泥爲丸。水吞下。其蟲必隨吐瀉出。

誤吞水蟲。食蜜卽化。醫法指南

誤吞田螺。下喉將死者。奇方類編 將鴨一隻。以水灌之。少時將鴨倒懸。令吐涎。與病人服之卽化。

誤吞小蛇。悶亂欲死。本朝經驗 柿餅五六枚。水煎多飲之。瀉下而愈。

木屑搶喉 奇方類編 鐵斧磨水灌之。卽愈。

誤吞髮。繞喉不出。本草附方 元頭亂髮。燒作灰。水服一錢。

誤吞大骨（菉竹堂方） 南硼砂含化卽愈。

誤吞硝子碎片。哽喉不下欲死。（本朝經驗） 款冬花根莖。燒灰爲末。白湯勻服之、

又方。山厓黃土。水攪頻頻飲之極驗。硝子得土卽消也。

吞桃枝竹杖（醫鑑大全） 但口中數數多食白糖。自消去。

誤吞磁鋒（醫鑑大全） 生紅蘿蔔搗爛吞下。其磁鋒卽從大便而出。

誤食諸蟲（本草附方） 蜀椒制其毒。

誤食蜘蛛暴死（本草附方） 取猫涎送下解毒藥。

諸物哽噎門 附 兒頭入臼 指入竹筒

療魚骨鯁在喉中。衆法不能去、（外臺） 取飴糖丸如鷄子黃大吞之、不去、又吞、此用得效也、 又方。以少許硇砂。口中咀嚼嚥之立下。 又方。小嚼薤白令柔、以繩繫中央、持繩一端、吞薤到哽處、引哽當隨出。（救急易方云。綿一小塊。以蜜煑用。卽與此法同。） 又方。作竹篾刮令滑。綿纏內咽中。令至哽處。可進退引之。哽卽出。 又方。好蜜一匙抄。稍稍嚥之。令下良。

又方（續醫說） 速取新綿白糖二物。將綿裹糖如梅大。令患人嚥下。入喉間。留綿一半于外。時時以手牽掣。俾喉中作痒。忽然痰涎壅出。其骨粘於綿上矣。

又方（魏氏） 砂糖如鷄子大爛嚼。仰面以熱酒嚥下。骨隨酒便下。又白梅取肉

去核。以砂糖含化。須臾骨軟自下。此方甚驗。

又方百一 縮砂甘草等分爲末。綿裹含之嚥汁。當隨痰出。

咽中骨哽欲死者本草附方 白鳳仙子。研水一大呷。以竹筒灌入咽。其物即軟。不可經牙。或爲末吹之。

療食諸魚骨鯁久不出方本事 右以皂角末少許。吹鼻中。得鯁出。多秘此方。禮云。魚去乙。謂其頤間有骨如乙字形者。鯁人不肯出也。○案此方原出聖惠。

金銀銅鐵哽本草百病主治 縮砂濃煎服或加甘草 鳳仙子及根擂汁下銅鐵物哽 薤白

慈姑汁 鳧茈 胡桃 石灰同硫黃少許酒服

竹木哽百病主治 半夏服取吐 鯽魚膽點 象牙爲末水服

桃李哽百病主治 麝香酒服

棗核哽萬全續方 人頭垢爲丸。茶下十丸吐之。

小兒誤吞一錢。在咽中不下。以淨白表紙。令卷實如著。以刀縱橫亂割其端。作鬅鬆之狀。又別取一箸。縛鋮鈎於其端。令不可脫。先下咽中。輕提輕抑。一探之。覺鈎入於錢竅。然後以紙卷納之咽中。與鈎尖相柢。覺鈎尖入紙卷之端。不礙肌肉。提之而出。儒門事親

療諸鯁方十便 胡氏方云。以木炭皮爲細末。研令極細。如無炭皮。堅炭亦可。粥飲調下二錢。日四五服。以鯁下爲度。此法人家皆有。沈存中云在漢東。乃目覩其神。有劉晦士

人。隣家一兒誤呑一錢。以此飲之下一物。如大烏梅。剖之乃炭裹一錢也。池州徐使君。極寶此方。數數用之。未有不效者。近歲果有人言得此方之效不復悉載。

療竹刺筅帚鬚鯁在喉中菉竹堂方 用多年舊籬笆竹截斷煎濃湯吃下。立愈。

竹絲鯁瘍醫大全 不拘黑白。芝麻炒熟。泡湯飲。再以乾芝麻嚼服幾口或以芝麻搗爛。嚼食。

呑銅在喉不出瘍醫大全 麩炭末。指彈入喉中。其銅當卽咯出。

誤呑桃李不下瘍醫大全 以少許水。灌小兒頭。承其水與飲卽出。

誤呑鐵釘。横喉不下。本朝經驗 馬腹中石。研末。水調嚥下。少頃吐出。神驗。

飡餻噎咽。逡巡至死。本朝經驗 釅醋灌鼻孔中。立噴出。 又方。蘿菔自然汁。灌鼻中。亦佳。 又方。鐵漿少許。灌口中。 又方。鷄冠血和生薑汁。灌口鼻中。雖死立出而甦。 又方。冬葵子。水煎灌。亦佳。

一小兒五歲。因戲劇。以首入搗藥臼中。不復出。舉家驚呼無計。或教之使執兒兩足。以新汲水急澆之。兒驚啼體縮。遂得出。醫說

兒頭入臼事林廣記 兒頭入鐵臼。以噴嚏藥。着鼻中。卽出。

指入竹筒事林廣記 以石灰浸水。蘸餉時。卽出。

諸物入肉門

療針折入肉中千金 刮象牙爲末。水和聚。着折針上。卽出。

又方瑞竹堂方 螻蛄腦子搗爛塗上卽出

右用硫黄研細調貼。以紙花貼定。覺痒時。其針即出。

針棘竹木諸刺。在肉中不出。鼠腦擣爛。厚塗之即出。肘後〇危證簡便方云。療醫針人病。而釘折在肉中。

針誤入肉。無眼者不動。有眼者隨氣血遊走。若走向心窩胸膛者險。瘍醫大全急用烏鴉翎數莖。炙焦黃色。研細末。酒調服一二錢俱可。

如聖膏瘍醫大全療針入肉。

車脂輦油。不拘多少。研如膏。調磁石細末。攤紙上。如錢許。貼之。每日換二次。

竹木刺在肉中不出千金頭垢塗之即出。

又方。嚼白梅以塗之。又溫小便漬之。

又方劉涓子方鹿角燒灰末。以水和塗之。立出。久者不過一夕。

蘆葦刺入肉外臺細嚼栗子。粗盦傷處。

療竹木刺入肉良朋彙集萆麻子。搗爛塗上。即出。

又方瘍醫大全收晚蠶蛾。入竹管內塞之。凡遇竹木刺戳入肉內。即取蠶蛾。研細。和津唾調塗之。即出。

又方本朝經驗螳螂頭。研和米糊。攤紙花上貼之。並療針入肉效。

如神散本朝經驗療針及竹木刺入肉。並一切骨哽悉効。

松葉　鳳仙花莖葉并子

右燒存性。各等分爲末。每服五七分。溫酒送下。針及竹木刺入肉者。頃刻出。其効如神。

療少陽魚刺（醫方集宜）用大麥。不拘多少。濃煎。薰洗傷處。即止。（案海鷂魚。食鑑一名少陽魚。藏器云。尾有大毒。海人被刺毒者。以扈竹。及海獺皮解之。）

又方（本朝經驗）焚樟腦或樟木枝葉薰之。以解刺毒。

中藥毒門

甘豆湯（千金）甘草。解百藥毒。此實如湯沃雪。有同神妙。方稱大豆汁解百藥毒。余每試之。大懸絕。不及甘草。又能加之。爲甘豆湯。其驗尤奇。（百一選方。加淡竹葉。）

凡中相反藥毒。面青脈絕。腹脹吐血。（瘍醫大全）蠶退紙。（即出過蠶的紙）燒灰研一錢。冷水調服。雖危可活。

石藥毒用白鴨屎人參。（千金）甘草安和七十二種石一千二百種草。解百藥毒。（本草）

雄黃毒用防已。（本草）

鐵粉毒用磁石　皂莢　乳香。（本草）

錫毒用杏仁。（本草）

礜石毒用大豆汁。（本草）

桔梗毒用白粥。（本草）

躑躅毒用梔子汁。（本草）

杏仁毒。用藍子汁。本草

金銀毒。水銀服數兩即出。鷄屎汁。煮葱白汁。鴨血及屎汁。並療。本草

大戟毒。用菖蒲汁。本草

甘遂毒。用黑豆汁。本草

芫花毒。用防己　防風　甘草　桂汁。本草

藜蘆毒。用雄黃　溫湯　煮葱汁。本草

半夏毒。用生薑及乾薑汁。　南星毒同。本草

蜀椒毒。用葵子汁　蒜　桂汁　人尿　冷水　土漿　鷄毛燒吸烟。及調水服。本草

硇砂毒。用菉豆汁　浮萍。本草

丹砂毒。用藍青汁　鹹水。本草　用鹽半兩。以冷水攪勻。令澄。旋旋服之。又以蚌肉食之良。奇效良方

桂毒。用葱汁。本草

銅毒。用慈姑　胡桃　鴨通汁。本草

苦瓠毒。用稷米汁　麥穰汁。本草

瓜蒂毒。用麝香。本草　又方。本朝經驗服瓜蒂。吐不止。吸味噌汁。又令患人踞床。以桶盛冷水。漬脚至膝立止。案博物志。以冷水漬至膝啖瓜至數十枚。

解砒霜毒（本草）煩躁如狂。心腹疼痛。四肢厥冷。命在須臾。黑鉛四兩。磨水一盌灌之。　又方。麻油一碗灌之。（經驗良方云。立可起死神驗。暴證知要云。緊束其腹吐之。）○又方（百一）白扁豆不拘多少。爲細末。入青黛等分細研。再入甘草末少許。巴豆一枚。去殼。不去油。別研爲細末。取一半。入藥內。以砂糖一大塊。水化開。添成一大盞飲之。毒隨利去。後服五苓散之類。（醫林集要。用益元散。）　又方。釅醋多飲之。吐出毒卽解。不可飲水。

又方（危證簡便）急以人屎汁灌之。卽解。若在胸中作楚者。急以膽礬三分。研細。冷水調灌。卽吐出。若在腹中痛甚者。宜用黑鉛四兩。磨水兩三碗。漸磨漸灌。卽大瀉出毒氣而愈。　在膈上。則瓜蒂散吐之。在腹中則萬病解毒丹下之。（入門）

救急丹（辨證錄）　大下毒藥。莫此爲甚。救法必須吐其毒。

甘草（二兩）　瓜蒂（七箇）　玄參（二兩）　地榆（五錢）

水煎服。一下喉卽吐。再煎渣服之。又吐。砒霜之毒必盡。

苦參湯（辨證錄）　此方亦神妙。苦參三兩。煎湯一碗。一氣服之。卽大吐而愈。總以吐解毒盡爲度。醒後仍顛不語者。每日以菉豆水飲之。毒盡自愈。

瀉毒神丹（石室祕錄）（祕方集驗）　服砒霜之毒。五藏欲裂者。腹必大痛。舌必伸出。眼必流血而死。最可憐也。急用此。

當歸三兩　大黃一兩　白礬一兩　甘草五錢

水煎湯數椀飲之。立時大瀉。則生。否則死矣。

砒霜服下未久者。取鷄蛋一二十箇。打入碗內。攪勻入明礬末三錢灌之。吐則再灌。吐盡便愈。洗冤錄

解砒毒神驗方 秋燈叢話 白礬三錢。調水飲之。立解。

黃礬散 醫學心悟 服毒者。砒信爲重也。用小薊根搗汁飲之。立救。或用此散療。據云奇效。

大黃一兩　明礬五錢

共爲末。每服三四錢。冷水調下。

誤中砒毒。橫身紫纍。百解不效。此名砒霜纍瘡。瘍醫大全 黃土地上。挖一斗大坑。以井水滿之。攪令渾濁。以一碗與之。少刻又與之。待渾身紫纍俱散。一吐卽甦。雖冬月間。亦宜用此法。必效。

解斑蝥毒 百一 以澤蘭挼汁飲之。乾者爲細末。白湯調下。

又方 青囊雜纂 玉簪根擂。水服之。卽解。

又方 洗冤錄 黑小豆汁服之。差。用肥皂水灌下。再以鵝翎絞喉數次。令吐卽活。　又方。用生鷄卵。開孔灌入口中。連灌五六枚。得吐卽活。倘閉以箸

療食野葛已死者方附後 以物開口。取鷄子三枚。和以灌之。須臾吐野葛出。抉開灌入。

又方。取生鴨。就口斷鴨頭。以血瀝口中。入咽則活。若口不開。取大竹筒。以一頭拄其胸脅。取冷水注筒中。數易注之。須臾口開。則可與藥。若甚者。兩脅及臍。各筒注之。甚佳。　又方。飲甘草汁。但唯多更善。

又方千金 煮桂汁飲之。又啜葱涕佳。葱涕療諸毒

又方秘方集驗 急以升麻湯探吐。亦妙。　又方。用犬糞汁灌下。即可解。或用韭菜汁灌下。亦可。

通腸解毒湯辨證錄 療服斷腸草。氣不能通。腹痛便閉而死。

甘草一兩　大黃一兩　金銀花一兩　水煎服。一瀉。

胡蔓草即鈎吻 葉如茶。其花黃而小。一葉入口。百竅潰血。人無復生。廣西愚民。私怨茄以自斃。家人覺之。急取抱卵未生鷄兒細研。和以清油斡口灌之。乃盡吐出惡物而甦。少遲不可救矣。如人誤服此藥者。止以前法解之。嶺南衛生方

烏頭天雄附子毒。用大豆汁遠志防風棗肉飴糖。本草　又用人參汁陳壁土泡湯服 菉豆汁井華水。案朱子文集云。中烏頭毒。勢甚危惡。多飲新水。大嘔泄而解。此亦不可不知也。

又方百一 多年壁土。熱湯泡。攪之令濁。少頃乘熱去脚取飲。不省人事灌之。

或掘地以水攪漿水。飲亦妙。

又方本草 童尿飲之。又黃連湯飲之。

又方瑣碎錄 麻痺不省者。竹青濃煮汁溫冷服之。

又方保元 嘔吐不止。以香油灌下立解。

又方暴證知要 目赤狂躁。用蘿菔汁。入黃連甘草汁。各半盞服。

又方博聞類纂 急以冷水漱口。飲一二口尤佳。蓋野猪每中藥箭。必走入溪澗飲水。此其驗也。一方。飲少生麻油。

一人服附子酒多。頭腫大如斗。唇裂血出。急取菉豆黑豆各數合。生嚼。并煎濃汁飲之。酒解。危證簡便

巴豆毒。用煮黃連汁。大豆汁。菖蒲汁。煮寒水石汁。冷水。本草

又方肘後 下利不止。黃連乾薑等分爲末。水服方寸匕。又大豆煮汁一升飲之。

又方危證簡便 以黃連黃柏煎湯冷服。忌食熱湯熱性藥物。

又方百一 生油卽解。

又方怪症方 芭蕉根汁。解之。

又方本朝經驗 下利不止困頓。用參連湯。 人參二錢 黃連一錢

水煎。兼啜冷粥。

解輕粉毒本草 齒縫出血臭腫。貫衆黃連各半兩。煎水冰片少許。時時漱之。

又方醫方摘要 出山黑鉛五斤。打壺一把。盛燒酒十五斤。納土茯苓半斤。乳香三錢。封固。重湯煮一日夜。埋土中出火毒。每日早晚任性飲數杯。後用瓦盆接小便。自有粉出爲驗。服至筋骨不痛乃止。

又方暴證知要 誤吞輕粉。筋骨痛。川椒半斤。湯泡晒乾。三泡三晒爲丸。天花粉爲衣。空心溫酒下五十丸。

又方萬全備急 黑鉛燒熱。淬酒數次。飲之。

又方奇方類編 川椒。去目。每日清晨吞之。任意不拘多少。白湯下。

中水銀毒萬全備急 生炭爲末。煎汁服。

又方本草 黑鉛解之。

又方瘍醫大全 揀開口花椒二兩吞下。即裹水銀從大便出。

解鉛粉毒秘方集驗 砂糖調水服。又肥皂搗爛。取汁灌下皆效。 又方以麻油調蜂蜜與服。敬信錄

皂礬毒瘍醫大全 急取麵糊一鉢服之。

多服犀角令人煩入門 麝香一字。調水飲之。

硫黃毒。用米醋黑鉛鐵漿朴消。本草 又方。黑錫煎湯服即解。

又方聖濟 硫黃毒發。令人背膊疼悶。目暗漠漠。烏梅肉焙一兩。沙糖半兩。漿

水一大盞煎七分呷之。

啞芙蓉毒 保元 或不省人事。用釅醋溫熱。入砂糖灌下一二椀。探吐之。

大黃芒消毒 暴證知要 泄瀉不止。用炒乾薑半兩。甘草二錢。烏梅二箇。水煎服。

陶氏殺車搥。更有粳米人參白朮附子皮升麻。右燈心一握水煎。入炒陳壁土一匙調服。

麻黃毒 暴證知要 汗出不止。將病人髮撒水盆中。足露于外。用炒麩皮。布裹款烙之。如再不止。用撲粉。

撲粉方 醫方考 龍骨 牡蠣 糯米 各等分

右爲末撲之。孝慈備覽。用麩皮糯米粉各一升。龍骨牡蠣各二兩。極細末。以疎絹包裹。周身撲之。

誤食膽黃 萬全續方 吃海蜇。卽解。案續醫說云。吳人名爲海蜇。水母。

誤服銀硃膽黃 湯醫大全 蘿菜水溫服。卽解。

誤服銀粉 湯醫大全 蔴油 黃蜜 紅砂糖

攪勻服之。又方。多食生荸薺。卽解。 又方。香油灌之。 又方。急搗蘿菔汁飲之。

桐油毒 本草 吐不止。乾柿餅食之。又甘草解之。

又方 救急易方 熱酒飲之。艮。

中石炭毒昏瞀。飲冷水卽解。本草

服藥過劑悶亂者 外臺 水和胡粉 水和葛根 地漿 蘘荷汁 豉汁

粳米瀋　乾薑　黄連　飴糖　飲藍汁　呑鷄子黄　刮東壁土少少。以水一二升和飲之良。　燒犀角。水服方寸匕。　凡此諸藥。飲汁解毒者。雖危急。亦不可熱飲之。待冷則解毒。熱則不解毒也。

凡解藥毒湯劑。不可熱服。宜涼飲之。蓋毒得熱則勢愈盛也。然此特以中熱毒爲言耳。若解木鱉菌蕈黄連石膏之類。而中陰毒者。豈仍避熱。而猶堪以寒飲乎。湯醫大全

集驗。療中諸毒藥未死。但聞腹中煩寃。剝裂作聲。如腸胃破斷狀。目視一人成兩人。或五色光起。須臾不救方。外臺　取新小便和圊邊久屎一升。絞取汁一升頓服。氣已絶。但絞口與之。入腹便活也。已死萬一冀活。但數與屎汁也。

療藥毒不止煩悶千金翼　甘草二兩　白粱粉一升　蜜四兩

右水煎。如薄粥飲一升。楊氏家藏方。不用白粱粉。用菉豆粉。名甘粉散。解一切藥毒。

礬灰散三因　療中諸毒。　白礬　牙茶各等分

右爲末。每服二錢。新汲水調。一得吐卽效。未效再服。楊氏家藏方。名備急散。此藥入口味甘。而不覺苦者。是中毒也。

青黛雄黄散三因　凡始覺中毒。及蛇虫咬。癰疽纔作。卽服此令毒氣不聚。

上好青黛　雄黄等分

右爲細末。新汲水調下二錢。

化毒散 楊氏家藏 療中藥毒吐血。或心痛。或舌尖微黑。口脣裂。嚼豆不腥者是。

巴豆一枚去心膜研如泥　黃丹半錢　雄黃一字同研細

右用烏鷄子一枚。煎盤內煎成餅。摻藥在上。捲爲筒子。臨睡一服。爛嚼茶清送下。當夜取下毒。

解毒藥用露蜂房甘草等分。用麩炒令黃色。去麩。爲末。水二椀。煎至八分令溫。臨臥頓服。明日取下惡物極妙。壽域神方

誤食毒藥。咽喉急閉。魏氏家藏 用羊蹄根細研。醋調飲。吐出涎。灌蜜水。聲方出。

療中諸藥毒 衛生易簡 用四物湯香蘇散各一貼。和煎服。或萱草根研汁飲之。

解一切藥毒 一百一 白扁豆。生煞乾爲細末。新汲水調下二三錢。吳內翰備急方云。服砒霜。大渴利。腹脹欲裂。以水調。隨所欲飲與之。卽安。　又方。續隨子隨多少。以熱湯送下。毒卽隨大便利去。

療吐却惡毒物後。覺胸心不安穩。聖惠

茯苓　麥門冬　人參各一兩　青竹茹半兩

棗三枚。水煎服。且宜食粥。

中飲食毒門

飮食中毒煩懣。療之方。金匱　苦參三兩　苦酒一升半

右煑三沸，三上三下服之，吐食出即差。或以水煑亦得。　又方，犀角湯亦佳。

貪食食多不消，心腹堅滿痛，（金匱）　鹽（一升）　水（三升）

右煑，令鹽消，分三服，當吐出食，便差。

蜀椒閉口者有毒，誤食之，戟人咽喉，氣便欲絕，或吐下白沫，身體痺冷，急療之方。（金匱）　濃煎豉汁飲之。　桂煎汁飲之。　飲冷水一二升。　或食大蒜。　或飲地漿。

誤吞椒閉氣不通，（一百）喫京棗三個，解之。

食諸菌中毒，悶亂欲死，療之方。（金匱）　大豆濃煑汁飲之。　人糞汁飲一升。　土漿飲一二升。　服諸吐利藥，並解。

食楓樹菌而笑不止，療之以前方。（金匱）

誤食野芋，煩毒欲死，療之以前方。（人種芋三年不收，或野芋，並殺人。○金匱）

療中蕈毒，同菰毒。（聖濟）　左纏藤，取枝莖煎汁服之。

又方，（夷堅志）　取金銀花生啖，甚驗。

又方，（得效方）　用芫花，生爲末，每服一錢，新汲水調服，以利爲度。

又方，（朱氏集驗）　茱萸煎湯服，吐下解。又熟艾煑服三五盞，雄鷄取熱血灌之。

又方，（湯方集驗）　六一散，（滑石六錢，甘草一錢，研勻。）　每服一二錢，水調服效。

又方鄉藥集成生苽少許。和油食之。村家救急方。作冬瓜。癸丑年。家僮摘蕈燒於火中。戲云。食之味甘。一婢信之食少許。又二婢在傍。取食此三少。須臾三婢眩悶。一倒竈中。二入房而倒。倉卒無藥。令食生苽。又喫與眞油一小滴。然後目開。渠云。眩悶中。生苽入口。則一路冷徹咽中。始知有生理。

療蕈毒欲死。百一用石首魚頭。白水煮濃汁灌之。

解菌湯辨證錄療誤食毒菌。胸脹心疼。腹痛腸瀉而死。　甘草二兩　白芷三錢

水煎服。服後乃用鵝翎。掃其咽喉。引其上吐。必盡吐出而愈。

又方辨證錄　白礬五錢　瓜蒂七枚

水煎服。非吐卽瀉而愈。

食松蕈中毒。本朝經驗喫豆腐解之。

諸蕈如鏕蕈之屬。經久皆毒。人食之並有害。茄子水煮食之。且飲煮汁解之。本朝經驗

野菌毒。百病主治　甘草煎油服　防風汁　胡椒　生薑　梨葉汁

荷葉煎　阿魏　童尿　人屎汁案吳蕈譜云。食蕈中毒二便頻遺。身軟口呿。以甘草濃煎灌之。獲愈。

食芋中毒。本朝經驗　地漿　生薑汁

食蟹中毒。療之之方。金匱　紫蘇煮汁飲之。搗汁飲之亦良。

又方本草　生藕汁　煮乾蒜汁　冬瓜汁　丁香

右服之並佳。

又方（證治要訣）丁香末。薑湯服五分。

又方（鄉藥集成）大黃　紫蘇　冬瓜

右水煎。一大盞服之效。

蟹柿相反。令人吐血。服此解。（本草）蘆根汁。

蟹柿反惡。若連食時。莫教吐盡。血隨之。（澹軒方）

木香急煎湯飲之奇效。（蟹柿反惡大吐繼之以血。昏不識人。病垂殆。用木香餅子灌之。見百一方。）

食鯸鮧魚中毒。（金匱）蘆根煮汁服之。卽解。

又方（百一）五倍子　白礬

右等分。爲細末。水調灌之。　又方。槐花腦子。右爲細末。水調灌之。　又方。以麻油灌之。大吐毒物盡出瘥。

又方（蓀竹堂方）用新鮮肥皂一箇。如無半新者亦可。去筋膜內子。去黑殼。搗爛如黃豆數粒。硼砂少許。再共搗勻。切作指頂大。放入口。井水灌下。卽愈。

又方（醫法指南）用鷄血灌之。

又方（萬全備急）人屎淸汁灌之。吐出得生。蘆根汁。菉豆粉。橄欖。甘蔗。皆不及也。

瓜蒂散（辨證錄）人有食河豚。舌麻心悶。腹脹氣難舒。口開而聲不出。療法宜吐出其肉。

瓜蒂七枚　白茅根一兩　蘆根一兩
水煎汁飲之。必大吐。吐後前證盡解。

食河豚毒本朝經驗　白鰲水煎服。炙食亦可。烏賊魚墨。最制其毒。　又方。無患子。燒存性。調水服。　又方。蘘荷根。研取汁服之。　又方。古文錢一文。含口中。嚥津唾。

食魚中毒。面腫煩亂方。金匱　橘皮濃煎汁服之。即解。

鱠食之在心胸間不化。吐復不出。速下除之。療之方。
橘皮一兩　大黃　朴消各二兩
右以水一大升。煮至小升。頓服。即消。

食魚中毒萬全續方　橄欖汁。蘆根汁。吃下俱妙。

又方秘方集驗　冬瓜搗汁飲之。

蟲魚毒百病主治　蓬砂同甘草浸香油　獺皮煮汁並解一切魚肉蝦蟹毒　苦參醋煎　羊蹄葉擣汁或煎解河豚及諸魚毒

療自死六畜肉中毒方金匱　黃蘗屑。搗水服方寸匕。

療食生肉中毒方金匱　掘地深三尺。取其下土三升。以水五升。煮數沸。澄清汁。飲一升。即愈。此即地漿

療食六畜肉中毒方千金　燒赤小豆一升。爲末。服三方寸匕。神良。

療食鬱肉漏脯中毒方鬱肉密器蓋之。隔宿者是也。漏脯。茅屋漏下沾着者是也。○金匱　燒犬屎酒服方寸匕。每

服人乳汁亦良。犬屎。作人屎 肘後　飲生韭汁二三升。亦得。

化漏湯辨證錄　療食漏脯。致胸膈飽滿。上吐下瀉。大腸如刀割疼痛。

山查三錢　甘草五錢　大黃三錢　厚朴三錢　白芷二錢　麥芽二錢

水煎服。

療六畜鳥獸肝中毒方金匱　水浸豆豉。絞取汁。服數升愈。

療食馬肉中毒欲死方金匱　香豉二兩　杏仁三兩　蒸一食頃熟杵之服。日再服。　又方。煮蘆根汁飲之良。

療食牛肉中毒方金匱　甘草煮汁飲之。即解。

療食野菜馬肝肉諸脯肉毒千金　取頭垢如棗核大吞之。起死人。　又狗屎燒灰。水和絞取汁飲之。立愈。

療諸食中毒方千金　飲黃龍湯。及犀角汁。無不療也。飲馬尿亦良。又服韭汁數升。

黃龍湯本草　即糞清。大明曰。臘月截淡竹。去青皮。浸滲取汁。療天行熱疾中毒。

療以雉肉作餅臛。因食皆吐下方千金　犀角爲末。服方寸匕。

食雉子毒事林廣記　飲醋少許即消。　又方。本草　飲薑汁。

療食鴨肉成病。胸滿面赤不下食。聖惠　糯米泔。溫服一中盞。

療食白瀹鷄子過多致病（鄉藥集成）蘇一升。煮服。一云。蒜一升煮服之。（萬全備急云。取蘇子一升煮食之。吐而愈。）

療中鴆毒氣欲死者（聖惠）用葛根三合。水三中盞。調飲之。如口噤者。以物揭開灌之。

食鷄中毒吐不止（萬全續方）生犀角末。新汲水調下。卽愈。

諸鳥肉毒（事林廣記）生白扁豆末。冷水服之。

食鱸魚中毒欲死（聖惠）生蘆根。舂取汁多飲。乃艮。并療蟹毒。亦可煮蘆峯茸汁飲之。

食章魚中毒（本朝經驗）鹿角菜。湯浸化飲之。亦解諸魚毒。　又方。熱灰投滾湯中。澄清服之。

食鰹魚中毒（本朝經驗）炒豆屑湯攪飲之。　又方。鐵漿飲之。　又方。大黃爲末五六分。白湯送下。　又方。櫻葉水煎服。嚼櫻子亦佳。　椎樹蕈乾者。水煎服。　又方。眼子菜水煎服。大效。

解食毒鼈（祕方集驗）飲藍汁數椀。如無藍汁。靛青水亦可。

駒弼湯（辨證錄）療食鼈而腹痛欲死。　馬尿一椀　甘草一兩　水煎服。得吐卽愈。不吐卽再飲。一二煎無不愈者。

中鼈毒（濟醫大全）

白芷　雄黃各三錢　丹砂　山查　枳實各一錢　茯苓五錢

水煎服。一劑痛止。二劑毒出矣。

又方本草　胡椒解之。

馬刀毒本草　飲新汲水解之。

食肉傷萬全備急　山查三十個。搥碎。濃煎湯飲。　又方。阿魏煎湯飲。

療飲酒連日醉不醒肘後　蕪菁菜。並少米熟煮。去滓冷之。內鷄子三枚。或七枚。調勻飲之二三升。　又方。擣生葛根汁。及葛藤餅。和絞汁飲之。無濕者。乾葛煎服佳。乾蒲煎服之亦佳。

飲酒中毒經日不醒者。今人謂之中酒也。用黑豆一升。煮取汁。溫服一小盞。不過三服即愈。醫說

飲酒過多不解萬全備急　鷄距子煎汁嚥之。

酒肉過度腹脹。以食鹽擦牙漱下。如湯沃雪。萬全備急

燒酒醉死本草　急以新汲水浸其髮。外以故帛浸濕。貼其胸膈。仍細細灌之。至甦乃已。

又方秘方集驗　冷污泥。搭胸前。燥即再搭。直至泥濕爲度自愈。凡酒毒至死。黑大豆一二升煎汁飲愈。

又方醫法指南　飲好醋一二杯。即醒。

又方顧體將頭髮浸入新汲水内。用熱豆腐切片。遍身貼之。冷卽更換。再煎葛根湯飲之。醒後宜食菉豆湯。

又方東醫寶鑑過飲燒酒中毒。則面青口噤。昏迷不省。甚則腐腸穿脇。遍身青黑冷。吐下血。死在須臾。初覺便脫衣。推身滚轉之無數。吐之卽甦。又以溫湯。裸體浸灌。常令溫煖。若灌冷水卽死。又取生瓜及蔓青。搗取汁。斡開口灌之不住。又碎冰頻納口中。及肛門。又葛根搗取汁。灌口中。漸醒而愈。

燒酒以錫壺盛。經宿飲之。令人醉悶不省。以陳壁土。攪水澄淸。入甘草湯灌之卽醒。危證簡便

飲酒中毒本朝經驗眼子菜。水煎服之。

飲點剎酒中毒西洋造者是。○本朝經驗食鹽水煮飲三四椀。乃瘥。

食熱麵中毒本草附方蘿蔔擣取汁飲之。無生者。則取子。水研取汁飲之。又地骨皮煮取汁飲之。又赤小豆末和水服。卽愈。

又方萬全續方暖酒和薑汁服。

食糉傷萬全續方以水和壁上黃土一錢。卽瘥。

食蕎麥中毒本朝經驗楊梅皮爲末。白湯送下。又方。多服蘿蔔汁亦可。又杏仁生啖卽消。又方。萩花莖葉。卽隨單茶剉水煎服。又方。柑皮搗絞汁服。

乾者水煎服。又方。海帶。水煎服。

豆粉毒 百病去治 杏仁 豆腐 蘿蔔

療豆腐毒 朱氏集驗 蘿蔔。煎湯飲之。

又方 入門 杏仁水研取汁飲之。

又方 東醫寶鑑 過食豆腐。腹脹氣塞欲死。新汲水多飲卽安。若飲酒卽死。

解鹽滷毒 秘方集驗 豆腐漿灌下。如無生漿。將黃豆浸濕。搗爛灌下。抹桌布水。或肥皂水。皆能令吐。切不可用熱。

又方 辨證錄 鹽滷之毒。必至口鹹作渴。腹中疼痛。身踡脚縮而死。療法必用甘以解之。用甘草三兩。煎湯救之。如服已久。加當歸二兩。腸潤未必皆死也。

多喫茶中毒 本朝經驗 砂糖 甘草 白梅 釅醋 並解其毒。

食竹筍中毒 本草 生薑。及麻油。能殺其毒。

又方 本朝經驗 腹緊滿。手不可近。蕎麥殼水煎多飲之。又海帶煮汁服之。亦可。

喫油煠諸物中毒 本朝經驗 柑皮水煮飲之。

水芹毒 百病主治 硬糖 杏仁 同乳餅粳米煮粥食

食銀杏中毒 百病主治 香油多飲吐之。又地漿藍汁甘草汁飲之。

又方 方便書 銀杏樹根。煎濃湯灌下。卽活。

又方（公選良方）小兒食之過多。胞脹欲死。急用白鯗頭煎湯。頻頻灌之。少頃自定。（秘方集驗云。白菓多食之。成瘋。療法同上○瘍醫大全云。凡中白菓毒。驟然一聲卽暈去。儼如驚狀者是。療法亦同。）

中白菓毒（敬信錄）將木香滾水磨汁。入麝香少許。服之卽解。或將白果殼搗爛煎服。

食桃成病（外臺）桃梟燒灰二錢。水服。取吐卽愈。

食梨過傷（事林廣記）梨葉煎汁解之。

食柑毒（事林廣記）柑皮湯解。鹽湯亦可。

食菱傷作脹（萬全備急）生薑汁飲之立消。又麝香少許。水煎服。

食瓜過多（本草）但飲酒及水。服麝香。

又方（萬全續方）食白鯗魚。卽化爲水。或加麝香少許。　又食瓜菓傷。心腹堅脹。痛悶不安。用鹽二兩水一碗。煎消頓服。吐下卽安。

食西瓜中毒（本朝經驗）番椒剉浸水飲之。

食胡椒中毒（本朝經驗）菉豆粉解之。嗆而欲絕者。香油灌之。（番椒同）

療食諸菜中毒方（千金）甘草　貝齒　胡粉（各等分）

右爲細末。水服方寸匕。　又小兒尿。乳汁。共服二升。亦好。

又方（外臺）取雞毛燒末。以飲服方寸匕差。

療食諸菜中毒。發狂煩悶。吐下欲死。（聖惠）雞糞燒灰爲末。水服一錢。未解更服。

又方 本草 甘草 香油 並佳。

中萵苣毒 醫說 生薑汁。或濃薑湯服。

食雜苽菓子過多。腹脹氣急。東醫寶鑑 桂心爲末。飯丸菉豆大。以水吞下十丸。未愈再服。又桂皮濃煎。取汁飲之。又服瓜蒂散吐之。卽愈。

又方 入門 桂心末五錢。麝香一錢。飯丸菉豆大。白湯下十五丸。卽效。名曰桂香丸。

喫菓腹痛 事林廣記 高良薑末。熱湯調服。立見效。

凡海中菜多食損人。令腹痛發氣。吐白沫。飲熱醋卽安。凡海菜傷皆同此法。東醫寶鑑

飲冰水及涼水過多。心脾疼痛。萬全續方 用川椒二十粒。浸于漿水中一宿。還以水吞之。其病卽愈。永不發。

解烟毒 秘方集驗 砂糖調水服。

烟毒發熱。欬嗽大作。服之而痊。醫意商

麥冬 知母 山梔 花粉 黄芩

蘇子 甘草 蔞仁 枇杷葉

煎成去滓。入砂糖一兩和服。

食諸肉中毒。或吐下血。胡荽子一升。煮令發裂取汁。停冷。每服半升。又生韮汁飲之。本草附方

療食諸毒肉。吐血不止。痿黄甚者。用葱子一升。洗煮使破。取汁停冷。服半升。日夜各一服。血定止。衛生易簡

消肉化毒丹 辨證錄 人有食牛犬之肉。一時心痛。欲吐不能。欲瀉不可。宜用吐法。亦有探吐之不應者。療法宜消化解毒。

神麯　雷丸　山查　大黄各三錢　厚朴　枳實各一錢

右水煎服。此方乃逐下之神方。倘可上湧。不必用此方。

黄龍湯 奇效良方 療因食中毒。　右將竈底當釜直下掘赤土。爲細末。以冷水調。隨多少服之。或以犀角水磨取汁飲。亦療食六畜肉中毒。大效。

飲食毒物 瑞竹堂方 硼砂四兩。眞香油一斤。瓶内浸之。遇有毒者。服油一小盞。久浸尤佳。

又方 本草 雄黄。青黛。等分。爲末。每服二錢。新汲水下。

神仙解毒萬病丸 一百 解一切藥毒。惡草。菰子。菌蕈。金石毒。喫自死馬肉。河豚發毒。時行疫氣。山嵐瘴瘧。急喉閉。纏喉風。衝冒寒暑。熱毒上攻。或自縊死。落水打折傷死。但心頭微煖。未隔宿者。並宜用生薑蜜水。磨一粒灌之。須臾復甦。癰疽發背未破。魚臍瘡。諸般惡瘡腫毒。湯火所傷。百蟲

犬鼠蛇傷。幷東流水磨塗。幷服一粒。良久覺痒立消。打撲損傷折。炒松節酒磨下半粒。朝鮮李宗準。紫金丹方云。如無松節酒。以炒松節。入酒湯用。乃以東流水。磨塗男子急中。及顚邪喝叫亂走。女人鬼氣鬼胎。並宜煖酒磨下。一丸可分兩服。有毒卽吐。或利。毒盡自止。李宗準云。過利一兩行無妨只用溫粥止住。大抵下泄藥。例多上吐。如欲吐則吐。溫粥一二匙壓下。則不吐。孕婦不可服。

文蛤三兩。淡紅黃色者。搥碎洗淨。本草云。五倍子一名文蛤。　紅芽　大戟一兩半淨洗。　山茨菰二兩洗。卽鬼燈檠

金燈花根也。○曜仙活人心云。人皆不識以老鴉蒜爲之。其山茨菰者。俗名金燈籠其葉似韭。花似燈籠。其色白。上有黑點。結子三稜。二月長苗。三月開花。四月苗枯。乞地得之。其茨菰上有毛包裹。人不可識採時。可於有苗時。記其地。至秋冬取之。此藥中其山茨菰不眞。則藥不效。李宗準曰。本草云。葉如車前。根如慈姑。則與余所得根如小蒜。葉如韭者病。乃知曜仙所云者。與余同。而亦爲本草所謂零陵團茨菰無疑矣。但其花上黑點。或有或無。亦豈風土之異矣。○案葉氏錄驗。楊氏家藏並云。山茨菰。乃是玉簪花根白花者。今攷本草無其說。尤可疑。錄以待識者辨之。　續隨子一兩。去殼秤。研細。紙裹壓出油再研如白霜。　麝香三錢研

右將前三味。焙乾。爲細末。入麝香續隨子研。令匀。以糯米粥爲丸。每料分作四十粒。於端午七夕重陽日合。如欲急用。辰日亦可。於木臼中杵數百下。不得令婦人孝子不具足鷄犬之類見之。李宗準云。今案合末重七兩八錢。然爲飛羅所欠。不過七兩五錢。每劑可用糯米二合。淘淨作漫飯。重六兩六錢合糊重十四兩强。杵後重十四兩三四錢。蓋擣時或粘着。乾燥則添水故也。陳自明曜仙王應猗。皆以一劑分爲四十粒。余恐人不度氣之强弱老幼。槩服一粒也。今分爲八十粒。王應猗所謂每服半粒。亦此意也。　萬病解毒圓得效　文蛤一兩半　山茨菰一兩

續隨子半兩　麝香一錢　大戟七錢半　全蝎五枚　山荳根半兩　朱砂　雄黃各二錢

主療修製同上　太乙神丹一名追毒丹。乾坤生意。　文蛤三兩　山茨菰二兩　大戟一兩半

千金子一兩　麝香三錢　雄黃一兩　朱砂五錢　右主療修製同上。外科正宗。太乙紫金丹即是。○

案解毒萬病圓。始見葉氏錄驗方。名聖授奪命丹。又觀音散。而楊氏家藏方加板藍根。名解毒圓。然其主療修製之詳。至百一方而備焉。後世或名玉樞丹。或名紫金錠。皆此方耳。而諸家增味頗多。特危氏萬病解毒圓。臞仙大乙神丹。諸家多採用。故附于此。

跋

醫有讀汗牛之書。而不能施理者焉。又有好施理術。而不識一丁字者焉。故世人恆嘲言。讀書者不善理。善理者不讀書。其爲弊也久矣。殊不知讀書而不善理者。剡精刓神於無用之學也。施理而不讀書者。師心逞臆於司命之職也。均是吾道蠹賊。其不罹天網者。僥倖而已矣。吾先人創建醫學。意在矯此二弊焉。伯兄廉夫繼先志。上自乾元崇文之秘帙。石包天承之奥册。下至山經地志。稗乘勝說。苟涉係吾道者。莫不搜索而採摘也。今日所處劑者。卽昨日所抄謄。善讀而善理者。唯吾伯兄有焉。如此。然後可能解世人之嘲矣。頃伯兄著救急選方。此亦抄謄之所得也。其書援據該博。在讀者自知之。蓋先人選濟急方。有意補續。未果而逝。故伯兄繼其志云。此書之行。不特在救疾疢之危急。而在革醫家之宿弊焉。伯兄之志。能達寰宇。則醫家負書簏之謗者。與錯用錫錫之人。均當愧沮而悔改焉。其功於吾道。豈淺淺乎哉。癸亥正月初九日胞弟湯川俠安道跋

家君以濟衆爲己任。每慨今世醫家。或平素不研其術。一旦遇卒暴之證。錯愕失措。遂致夭横。乃病在蓐也。著此書。以備應急之資。其啟來學。惠亦溥矣。享和初付之開雕。未幾燬于火。今茲再命剞梓。廣刷行之。醫

家預讀此書。精窮其術。使世人無復斃乎委靡手。則家君濟衆之功。亦與天壤不朽云。

文化庚午孟冬既望不肖男元胤奕禩謹題

陳存仁編校

皇漢醫學叢書

名家方選

元倫維亨著
村上圖基

名家方選

提要

本書原分正集續集兩冊今併爲一。以便參考。正集乃日本山田元倫維亨氏所撰。續集爲平安村上圖基氏所著。搜集古今之經驗效方。而題之曰名家方選。書分上部病、中部病、下部病、外因病、內因病、水飲病、瘡腫病、癈痼病、婦人病、小兒病、及解毒方、雜集方。共列十二門。每門又列類屬之病證。附以經驗之藥劑。所采諸方。類皆珍貴。對證施投。效若桴鼓。有裨病家。豈淺尠者乎。

名家方選序

關白良基公云。可撰國家之器用者。唯文武醫之三矣。信哉。醫也者。幽契司命。而其任尤不輕。故刼初神聖之世。有太占之卜合而教之。高産尊嘗百草以辨毒藥。大巳貴少彥名定治療禁厭之方法。可謂掌其恩賴以免夭殤札瘥耳矣。其相承悉存之和丹兩家。惜哉。其書罹應仁之兵燹。當此時。先君迺收其燼册。而自避難於丹州。其方法不普於天下。爾來譚醫者。不辨方宜。而盡假事於異邦。誠可哀哉。一日南皐田子過予瑞芝園。嘗出一書云。此生平所試之名家祕方也。投之則如皷之應聲。命曰名家方選。開卷視之。間有出和丹禁書者。嗚呼用心厚哉。實有裨病家者也。夫良醫之用藥也。簡而備。故雅忠云。人知衆方治一病。予知一方治衆病。宜哉。良工之治沈痾也。不可得測焉。然則各承家技。而後可探他之方法。囊中之玄櫛而已矣。

安永九年庚子秋中元日　　橘薰院有篤子行撰

名家方選自序

夫學方法者。可通幽明。故以言醫固也。遡其源流。三墳謂之大道。大道也者。爲天下之大經大法故仲景廣之于今爲方法之鼻祖。可謂至也。後世之方伎家。無不依據焉。然諸家之立論。又各異。異則識見在其人之好尙也。要之不過使癃痾起痼而已。然則可精撰經驗方而用之乎。夫醫以經方。而敎天下。後人可以效法。以人質生。以生質人雜以幼法符祝者。刀圭殆誤人。故予不拘古今之脈理經方。取名家之祕方。治病有桴鼓應者。以常記之小册子。欲與同公俱其術也。於是再去其粃糠。取其精粹。命曰名家方選。然歲弱冠。未能涉羣籍。嘗治禳。故其學也陋。其術也粗。世之君子削正焉。幸甚矣。

安永九年歲次庚子孟秋　平安後學　山田元倫維亨撰

續名家方選敍

古云。方也者。倣也。言可倣而用也。醫也者。意也。言可以意度也。蓋方與意並行而不忒。則始可與言治術已。不然。囊千金。坐外臺。袖肘后。溯病源。廣求劉張朱李。遍覽明書清籍。亦何益矣。世有蘊畜其方。要活用其精意者。鄙言俗方。亦足以補吾術。抑何知扁倉之不求之于鄙俗哉。唯意爲重。法則立焉。頃村圖基進曰。某平日遍探當時名家所用方法。録以小册子。今已滿卷。請續先生曩日所著名家方選。予唉曰。前所撰者。予少未嘗博渉醫事。多出杜撰。勿復論焉。今見子所撰。用心勤矣。此宜別題已。圖基曰。何傷乎。亦倣先生少時之學而已。予曰。醜倣施顰。尙有理矣。以醜效醜。其顰何爲已。而素志不宜以奪。遂使之隨其醜也。庶世之閲此書者。方與意兩精。而再選用之。則圖基之幸。豈有過焉。因爲之序。

文化紀元之夏五月　朝議郎通事舍人越後守和氣惟亨撰

續名家方選自序

李梓材曰。治適病者易。治失病者難。信哉。學醫者。宜先察其適不適。越人有起虢之妙。董奉有活變之效。亦唯是而已。我南皐先生。嘗有見于此。著名家方選。据摭古今。取捨長短。輯以爲小册。頒行海内。已有季。然諸家祕帳之藏。羣賢韞匱之久。今而得傳之遺於前者亦不少。所以余忘其固陋。補纂亦作此一編。續貂之狗。雖不免其嘲。於初學童蒙之徒。不無小助察其適不適。爲之活用。亦各資于所從之哲匠云。

平安村上圖基撰

文化甲子之夏

名家方選凡例

一名家方選者。纂集名家之良方有經驗者也。藥物多少。隨古傳不加私意。然有別考。則書其說於後也。

一所纂集之原本。方脚各記所傳之名。今盡削去。蓋從簡易而已。

一部類每病立十二門。其屬上部者。自頭面至胸部。餘倣之。然此擧也。撰名家良方。而不拘脈理經法。故勿問內傷外邪。

一凡外因。內因。水飲。瘡腫。癈痼之類。不屬上中下之部位。故別立門類。

一婦人。小兒病。有男子與大人異者。故又別立其門。

一凡水煎法。以水二合煮取一合也。異常例者於方下別記之。

南皐誌

名家方選目錄

續名家方選目錄

名家方選

平安　山田元倫維亨撰
中山泰成元吉校

上部病

【頭痛】

姜黃湯　治諸頭項痛引肩背者。甚妙。

防風　獨活各五分　桂枝　芍藥

欅皮　姜黃各三分　甘草一分

右七味。水煎服。

石亭丸　治頭痛。諸藥不效者。

硫黃三十錢　硝石十五錢　百草霜五錢

右三味。爲末糊丸。梧子大。每服自五丸至一錢五分。冷茶送下。原方出於本事方無百草霜。今加之有經驗。

治濕家頭痛方

令病人含水半盞許。瓜蒂末少許貯小竹管。吹入鼻中。

【飜胃吐食膈噎】

治反胃吐食及膈噎方

一帆青　茯苓各等分

右二味。水煎頓服甚驗。

治膈噎方

松寄生莖葉俱用　茯苓各等分　甘草減半

右三味。水煎頓服。

治同症鑾方

巴旦杏　鳳尾草各一錢　冰糖　甘草各五分

右四味。細末蜜丸。白湯送下。神效。

【咳嗽喘急】

治久咳嗽神方

射干　生款冬　蘇子　梹榔

杏仁　伏龍肝各等分

右六味。水煎頓服。

治小兒久咳方

忍冬　鷓鴣菜　甘草各等分

右三味。水煎服。兼用取白刀豆數枚。投於熱灰中。去皮爲末。白湯攪調服之。若不已者。服紫圓五六粒可。

又方

半夏　茯苓　桔梗　貝母

馬兜鈴各等分　黃芩減半　甘草少許

右七味。水煎分服。

治喘滿欲死者方

鼹鼠霜　辰砂　枯礬各等分

右三味。爲末。白湯送下。神效。

青龍丹　治咳嗽痰喘。不得卧者。

薄荷一兩六錢　桔梗五錢　川芎三錢　皂莢五分　甘草四分

細辛四分　龍腦五分　麝香五釐

右八味。爲末蜜丸。白湯送下。

瀉逆湯　治咳逆倚息。不能卧。衆治不驗者。

乾姜　蘇子各七分　半夏　杏仁

桂枝各五分　山椒二分

右六味作一劑。以水一合六勺。煮取八勺。去滓。内白砂糖五錢。煉如飴。每日三服。

治喘息或痰喘哮吼方

桂枝　香附子　甘草　乾姜　蜀羊泉

香蕈一錢　丁香二分　葛粉一分　粳米寒製　南燭葉陰各一錢

右十味爲末。白湯送下。

紫金丹　治喘息

砒霜一錢或代生生乳　豆豉　枯礬各三錢

右三味。爲末糊丸。梧子大。朱砂爲衣。每服五丸。冷茶或冷水送下。以黑屎通爲知。

【馬刀瘰癧】

夏枯草湯　治瘰癧馬刀。不問已潰未潰。用此方神效。

夏枯草三錢　大黃三分　甘草二分

右三味。水煎頓服。

享按此病。多因氣分而發。最難治。故雖潰膿汁快不出。但出黃汁而已。宜節食肉物。飲醇酒。然則營衛血氣能調和。於是用此藥則能疏通氣道。而或有痊者。

連翹湯　治瘰癧堅硬者。不分新久大小。服之至妙。

連翹　川芎　黃芩　芒硝

荊芥　薄荷各等分　甘草

右七味。水煎溫服。

治瘰癧結核方

絲瓜黑霜一錢

右溫酒送下。日三服。

【口舌牙齒鼻耳眼】

治口中燥裂齒痛方

蘆薈　沒藥　阿仙藥　黃柏各等分　人中白減半

右五味。爲極末。先以煉蜜痛處摻之。若齒根動者。加鹽梅苦蒿莖。各爲霜。擦之。

治舌疽神方

水苦蕒　生昆布(各爲霜等分)　黃連(少爲末)

右三味。塗瘡上。日三夜二。

甘遂牽牛子丸　治上部鬱熱諸疾。䶖齒者。

甘遂　牽牛子　大黃(各等分)

右三味。爲末糊丸。梧子大。白湯送下。

治䶖齒方

莎草根　烏藥(各等分)

右二味水煎。須臾含之而飲之。

治鼻中瘡方

琥珀油

右一味。內鼻中。日五六次。

又方　蠻傳

野菊油蠻名也

右一味。和麻油傅之。

治鼻淵方

桔梗(一錢)　芍藥　大黃　黃蓍　甘草(各五分)

土茯苓二十五錢炒　二十五錢生

右六味。分作二十貼。貼以水二合半。煮取一合半。滓再以水二合煮取一合服。禁五寶丹等之藥。

療酒查鼻面赤如天刑病者方

黃連　地黃　大黃　梔子　葛根

芍藥　紅花各一錢　甘草少

右八味。以水四合。煮取二合。去滓。再煎取一合半。日二服。

同傳藥方

乳香　硫黃　巴豆各一分　輕粉少

右四味。和勻煉蜜。傅之。

亨嘗用此方。初服湯後數日。覺患處或痒或痛者。乃傅此藥。且倍服煎湯。候其大發熱乃止之。是毒盡之應也。若不覺者難治。

蓖麻子丸　治耳聾奇劑也。

蓖麻子十一箇焙　皂角煨取肉半錢　生地龍中者一條　全蝎二箇焙

遠志　磁石火煆醋淬研細水和　乳香各二錢

右七味爲末。以黃蠟熔和爲丸。塞耳中。

達啓散　治耳聾妙方。生質耳聾者。與五旬有餘聲啞者。難治。

燒酒一升　麝香二錢五分　茴香二錢　葱白長二寸許者四箇

右四味調合。入硝子壺內密封。曝日曝。凡三旬而取出。漉布去滓。以竹管吹入耳中。日十五六次。兼宜服丸藥。然後或刺尺澤出血。

丸藥方　硫黃一兩　煙硝一錢

右二味爲末。先設二磁器。一磁器入小砂石上火。一磁器納末子覆令氣不泄。而置於砂石磁器上。微火燒之。須臾令火氣徹於末子。候藥煙氣昇開蓋少灌冷水一二滴。更覆蓋後下火。置於冷地上一時許。取出糊丸。

治骨槽風方

升麻　桑白　黃芪　當歸

芍藥各一錢　茯苓　甘草各五分

右七味水煎。廣東人參末日一錢五分。介爲三。以煎湯送下。

兼用丸藥方。　大黃　靑黛　黃蘗各四錢　巴豆二錢

右四味。爲末糊丸。臨臥服三分。

亨嘗試此方用人參。平脈多見滑大者。此爲知。若不滑大。則倍用人參。以取驗。

爐甘石散　諸眼病通治之方也。

爐甘石四錢　黃蘗　黃連一錢　莽草六枚　漢土五分

右五味。先內爐甘石漢土於土器中燒之半日。次黃蘗黃連莽草以水二合半煎取七勺。浸爐甘石漢土。上微火。候涸。數浸煎汁。更上微火。以煎汁盡土石乾移內器物。磨之半日許。爲細末。和煉蜜。復磨之

半時許。收貯。而或作丸。或作錠。磨水點之眼中。極效。

芣苡湯　治上衝眼中有血或生翳。或失明者。

車前子二錢　細辛　黃連　黃芩

大黃　甘草各六分　茯苓三分

右七味。水煎頓服。

內障散　治內障之靈方。

代赭石三分　滑石五分　石膏　爐甘石　朱砂各八分

右五味爲末。絹包之。投熱湯。日洗五六次。

治塵埃砂石入眼疼痛不可忍者方

山茶花去蒂十個　鼠粘子一錢各爲霜

右二味爲末。服二三匕妙。

【上部雜疾】

辛夷散　治諸毒氣攻上部者。

辛夷　大黃　川芎各二錢　荊芥

防風各三錢　甘草二錢

右六味細末。溫酒送下。

雄黃解毒丸　治纏喉急口痺

雄黃一兩　鬱金一錢　巴豆十四粒

右三味。細末糊丸。梧子大。日服一錢。

治肺癰方

三味瀉白散加樺皮甚妙

治婦人髮赤方

毛茛末十錢　龍葵一錢　沒石子　鐵粉極細末各五分　青鹽少許

右五味爲末。納布囊漬水。爲梳水。

中部病

【心腹痛】

瀉脾湯　治積氣心腹痛者。

茯苓　厚朴各七分五釐　桂枝　生姜各九分

黄芩　甘草各四分　人參三分

右七味。水煎服。

緩中湯　治積氣腹中拘急者。

芍藥一錢二分　桂枝　茯苓各六分　大棗

甘草三分　枳殼四分　厚朴六分

右七味。水煎服。或加大黄六分。

亨云。前方出於千金翼。後方出於肘后方。此二方雖不出禁秘。屢以有經驗。編入於此。

征蟲丸　治腹痛。或氣倦胸中窒者。

胡黄連　苦蔘各十錢　楊梅皮二十錢　黄蘗十錢
木香　黄連各二錢　反鼻霜少許或代百草霜
右七味。爲末糊丸。白湯下。

黒丸子古方　治積氣蟲癖。及心腹痛。
合歡霜五錢　沉香一錢　木香二錢　黄連四錢　熊胆三錢
右五味。細末糊丸。以熊胆爲衣。白湯下。

同今方
莪朮五錢　合歡四錢　木香二錢　黄連三錢　熊胆三錢或減半
右先細末四味糊丸。乃以熊胆爲衣。白湯送下。

順氣丸　凡積聚疝瘕惡苦味者。代黒丸用。
莪朮　莎草根各三錢　白朮二錢　生姜一錢　木香五錢
右五味。爲末糊丸。白湯下。

桂苓散　治動悸。諸藥不效者。
芎藥　茯苓各三十錢　當歸十五錢　干姜
桂心各十錢　甘草五錢
右六味爲散。毎服一錢。日二夜一。白湯送下。

松脂丸　治心下痞鞕。大便祕結者。
松脂七錢　大黄三錢
右二味。爲末糊丸。白湯送下。

淸中飲　治不問男女癖塊。時時妨逼心下。鬱冒心悶。爲狂態者。

莪蒁　草三稜各一錢

右二味。水煎日服一劑。或三劑。四五十日而知。百日痊。婦人加蒲黄七分。益可也。

鼈甲湯　治癖塊腹滿寒熱

鼈甲　桃仁各一錢二分　虎杖一錢　大黄三分

右四味水煎日服二劑。血塊穢物。當從大便下。

治腹痛時時發則嘔吐方

樟腦

右一味。水煎溫服之。

愈痛散　治瘀血腹痛

五靈脂二錢　莪朮一錢　當歸一錢半　玄胡索　良姜各八分

右五味爲末。每服五分。醋送下。

下部病

【疝瘕】

茴香圓　治疝瘕腰腹痛。或引囊。及囊大者。

鹿角霜五兩　茴香二兩　胡椒一兩

右三味。爲末糊丸。

治疝氣俄頃腰腹弦急不能搖者方

綿實仁二錢五分　甘草五分

右二味。水煎頓服。

【脚氣】

七味檳榔湯　治脚氣疏通之劑也。

桂枝三分　大黃　橘皮　枳實各五分

檳榔一錢　甘草　生姜各三分

右七味。水煎服。

烏頭湯　治脚氣。遍身洪腫者。

烏頭　桑白　檳榔各一錢　大黃三分

商陸三錢　生姜七分

右六味。以水三合。先煮烏頭減一合。内諸藥煮取一合。日三貼。

黑豆湯　治脚氣上沖

黑豆五錢　大黃八分　檳榔一錢

右三味。以水三合。先煮黑豆取二合。去滓。入諸藥再煮一合。分服。

沉香散　治脚氣。氣急毒攻者。

沉香上品二分五釐　香附　木瓜各二錢　宿砂五分

甘草一錢　檳榔末五分　鹽少許

右七味。水煎去滓。内檳榔鹽。攪調分温服。

逆衝飲　治脚氣。氣急上衝心欲死者。
檳榔末二錢　生姜汁五分　童便二合
右三味。攪調頓服。
如神丸　治脚氣腫滿。氣衝心。氣急不可忍者。
芫花　甘草　大戟各五分　大黄三分
右四味。細末稀糊丸。梧子大。每服五分。或一錢。空心姜湯送下。宜隨虛實增減之。頗利水則佳。勿大泄下。
洗脚氣急者方
礬石五錢　芍藥　甘草各五分
右三味。水煎洗脚妙。或少加鹽亦佳。
松葉酒　治脚氣。手足不仁。或攣急。及風濕身體疼痛不已者。
松葉三錢　烏頭　羌活各一錢
右三味。以好酒一升。漬之七宿日盡一合。
【淋疾便毒下疳陰囊病】
小解毒湯　治氣結內淋疾。小便澀。下膿血者。
山歸來二錢　滑石　澤瀉　阿膠　茯苓
木通　忍冬各七分五釐　大黄三錢
右八味。水煎服。此方解毒利水。功相兼。淋家應用之方也。
治淋疾疼痛甚者方

菟絲子七分　甘草二錢三分
右二味。水煎服。
救淋一方　治痛甚方
阿膠三錢　大黃二錢　附子一錢
右三味。水煎溫服。
又方
雄黃　大黃　海金砂各等分
右三味細末。白湯送下。
治淋奇方
桂枝湯加蘇鐵葉爲末攪調送下最妙
又方
甜瓜皮五錢　甘草一錢
右二味。水煎服。
亨嘗試之。治膿淋最妙。
又方
山茶花二錢或三錢一代木槿花　車前　瞿麥　木通　芒硝各五分
右五味。水煎服。
菓霜子方　治初發便毒。用之不過三二貼而神效。
胡桃七箇妙

右一味。爲末。酒送下。

下便毒方

芎藭　大黃　蕎麥各等分

右三味爲散。酒服一錢。日三。

治便毒瘻後核不消方

鹿角二錢　土茯三錢　蝮蛇霜二分　鼴鼠霜一錢半　甘草

紅螺各三分　當歸　丁香　川芎　大黃各五分

右十味。輕粉燒五分。和藥爲末糊丸。

傅下疳腐爛方

角石五分　百藥煎三分　輕粉二分

右三味爲末。和黃蜀葵汁。溫湯洗患處。後擦之。

下疳膏　下疳通治之奇膏也。

黃柏　猪膏各等分　輕粉少

右三味。和煉而傅患處。

單杉散　治疳瘡痛甚。忌油蠟者。杉一味細末。和鷄子。傅患處。

治陰囊溫痒方

麻黃根　牡蠣　乾姜　蛇床子各等分

右四味爲末。擦患處。

治蛙丸發方

川烏頭　湯花　大黃　硫黃各等分

右四味爲末。以燒酎煉之。以紙封固。一夜而取出。醋和之。敷患處。此方又治芥癬至妙。

又方

蓖麻子少　胡椒　黃連各等分

右三味。爲末和醋。敷患處。

又方

大黃　烏頭各等分

右二味爲末。和敷患處。

【臁瘡】

治臁瘡奇方

楊梅皮五分　茯苓六分　桔梗七釐　甘草五釐

右四味剉。以水一合。煮取九勺。日三夜二。溫服盡。五日間每以水一合。煮前滓減日倍一勺。至五勺。服法如前。至三劑而止。當時無驗者。明年不再發也。

治臁瘡連年發不痊方

絲瓜不熟者一枚黑霜　天石一錢　輕粉　滑石　麒麟血各一錢　朱砂五分

右六味爲末。取豆腐半枚。和煉之。貼患處。破之七日則愈。

服藥方

大黃　莪朮各八分　蒼朮　陳皮　白朮各八分
甘草　山梔子各五分
右七味。水煎頓服。

又方

荆防敗毒散。加雁來紅。水煎服最妙。

【痔漏脫肛】

治痔漏方

荆芥　槐實　地黃各八錢　大黃五錢
右四味水煎。鹿胎子霜二十錢。分爲七。臨臥攪煎湯送下。凡七日服盡。

同洗方

木天蓼　木綿實各十分
右二味煎汁。洗腰下最妙。

同傅藥方

蚯蚓油　蝸牛油　杉脂油　琥珀油各等分
右四味調和。傅患處。

胡黃連追毒丸　治痔漏不拘遠近。有漏通腸。污物從孔出。先用此方追膿血。

胡黃連　刺蝟皮各一兩　麝香三分

右三味爲末，陳米爛飯爲丸，麻子大，每服一錢。食前溫酒送下，服後膿水益多者。是藥之應也。勿恐矣。候膿水盡。宜用胡黃連閉管丸。

胡黃連閉管丸方

胡黃連五錢　穿山甲　石決明　槐花各五十錢

右四味爲末，蜜丸麻子大，晨昏各一服。米湯飲下。重者四十日而愈。如漏之四邊硬肉突起，蠶繭二十枚炒爲末，和入藥中。凡治遍身諸漏皆效。

薰痔法

取馬屎溫而蒸之。

外因病

試癱瘓中風瘥不瘥方

【中風】

無穗子半二錢

右一味，以水二合半，煮一合分服。

亨嘗云。凡見癱瘓中風一證，則用此湯而得大便溏者可治。否則難治。

治偏枯方

白朮　茯苓　莪朮各五分　青皮　烏藥

附子　大黃各三分　甘草二分
右八味。水煎服。兼用一粒金丹妙。

【痛風】

治痛風方　治劇症
忍冬二錢　木通　芍藥　川芎各二錢　大黃酒製
牛膝各一錢五分　甘草五分　土骨皮三錢　羌活二錢九分
右九味。分爲七劑。七日服盡。

又方　治易症
濱防風　川芎　羌活各等分
右三味。水煎服。

【瘧】

截瘧方
梨實　常山各五分。　山椒三分
右以水一合半煮八分服。

又方
椒目一錢　厚朴八分
右二味。以水一合半。煮一合頓服。

治瘧母方
反鼻　常山　大黃　鼈甲各一錢

右四味爲末。白湯送下。

【風疹】

治陰疹屬熱者

四物湯。加荆芥防風山梔各等分。

荆芥湯　治風疹。惡寒發熱者。

荆芥　麻黄各八分　桂枝

右三味。水煎溫服。

【痢疾】

如神丸　治痢疾神方

阿片一錢　黄連　沉香　砂仁　黄柏　甘草三分

右六味爲末。小麥糊丸。如梧子大。朱砂爲衣。

治痢疾後重方

三年酒三合　冰糖六錢

右二味。投土鍋中。以慢火煮。令如飴。數數服之。半日許而行。減穢物大下數日而瘥。

亨按老人小兒。元氣虚衰者。攻擊已止。而宜用此藥寬中也。

【虚勞】

內因病

乾坤丸　治心氣虛勞。及勞瘵初發。

乾牛二十錢　茯苓　薯蕷各十錢　大棗四十個去核

右四味調和。爲末糊丸。梧子大。每服二十丸。

治勞咳方

石龜生

右取一匹。入人尿中數日。喰人尿而後取出。洗流水。盛土器。密封燒爲末糊丸。白湯下。○此方能去諸病似勞熱者。至妙。

明明湯　治遺精久不止。盜汗。五心煩熱等證。

枳實　厚朴各一分　牡蠣　白朮各七分　梔子

黃連　竹茹　石膏各三分　甘草二分

右九味。水煎頓服。

七寶散　既欲成勞瘵。疑似之間。宜用此方。兼治蟲積爲羸瘦者。

半夏　厚朴　良姜各八分　甘草　青皮

草菓　烏梅各五分

右七味。水煎溫服。

神授丸　勞瘵之症。先灸四花患門。後宜服此方。

大黃　皂角　桃仁　檳榔

雷丸各一錢　安息香一分

右八味糊丸。桃柳葉煎汁送下。斷病根。

【黄胖】

黄胖丸　治黄胖上逆動氣。或下血。眩暈不能行歩者。

鐵砂醋煮後水洗　蕨粉各十錢　硫黄八錢　枯礬二錢

右四味。爲末糊丸。梧子大。日一錢或二錢半。酒送下。

鐵砂散　治黄胖病。氣上衝胸。短息。小便不利者。

鐵砂五錢　蕎麥十錢

右二味爲散。毎服五錢。日三。白湯送下。

水飲病

【水腫】

禹水湯　又曰敦阜劑　治水腫。平和而能疏通之劑也。

赤小豆一錢二分　大麥炒五分　地膚子七分炒陰干　猪苓

澤瀉　茯苓各四分炒　牽牛子一分炒

右七味。合四錢八分爲一劑。細剉。以水三合。煮取二合。日三夜二服。

○脇腹痞。加縮砂青皮各二分。氣不順加木香二分。一方加陰干胡瓜最妙。

赤小豆湯　治毒氣内攻。水腫氣急者。

赤小豆一合　商陸三錢　木通　桂枝各七分五釐　茯苓一錢五分

右五味。以水三合。煮取二合服。

琥珀湯　治產後水腫。及諸血毒生腫者。

琥珀一錢半　商陸二錢　桂枝八分　反鼻五分　猪苓七分

右五味。水煎分溫服。

白朮膏　治水腫迫胸部者。甚效。

猪皮生　桑白皮生各三十錢　白朮　瓢肉爲末各二錢八分　黑豆三合

右五味。以水二升煮取四合去滓。入酒五合更煮取三合令如泥。更加朮末。每服二錢。白湯送下。

治水腫神方

西瓜子三錢　猪白皮一錢　商陸三錢　小麥二錢

右四味。以水二合。煮取一合半服。

又方　治水腫。諸藥入口則吐。及十日餘不食脈實者。

石葦一錢　沉香五分　澤瀉　猪苓各七分

右四味。水煎服。

瘡腫病

【癰疔】

白英散　治癰疔。及諸熱毒腫。

白英一錢根莖葉並燒爲霜　胡椒燒爲霜　丁子各三分燒爲霜

右三味。各等分。溫酒飲下。每服六分。

治癰腫發背方

蒼耳　稀薟各一錢俱燒爲霜　鹽梅各五分　和蔆同各燒爲霜　食鹽各三分

右五味研勻，充塡瘡口，知痛者毒淺，不知者更數次，以知爲度。

【黴瘡】

甲字丸　治黴瘡毒

黃芩　黃柏　大黃　輕粉各三分　鹿角霜六分

右五味糊丸，辰砂爲衣，日五分或三分。

洗黴瘡痛甚者方

茵蔯五兩　蒲黃一兩

右二味，煎汁洗之。

治黴毒方

鹿角霜五錢　黃柏三錢

右二味爲末，分爲七服，七日服之，每服土茯苓一斤，剉細七分之，其一分以水九合煎取四合，煎汁送下散藥。

梓葉湯　治黴毒發未發，及骨節疼痛者。

梓葉　忍冬各一錢　大黃　川芎各五分　甘草三分

右五味水煎服，多服益佳。

【雜瘡】

如意金囊散　治毒腫，諸藥不驗者。

天花粉一錢半　黃柏　大黃　姜黃　白芷各三錢
厚朴　橘子　甘草　白朮　天南星

右十味。病輕則爲末和醋敷患處。以韌紙蓋其上。若病重則濃煎入葱白清酒熨患處。冷則頻頻換而溫之。消腫去毒至妙。

治諸結毒漏瘡不瘳者方

金銀花五錢　遠志一錢

右二味。以水五合。煮取三合。洗患處。日數次。

楸葉湯　治瘍腫。一切惡毒瘡。

楸十五錢連莖並陰乾　槲木皮十錢　櫻皮五錢

右三味。以水一升煮取五合。分溫五服。小便不利加木通三錢。

大苦參丸　治瘡毒

苦參　髮灰　靈天蓋　露房霜　雄黃
朱砂　茗　輕粉　反鼻　乳香各等分

右十味糊丸。梧子大。日一錢半。或二錢。白湯送下。

大解毒湯　治黴毒發瘡。或骨節疼痛。或下疳腐爛。不問新久難愈者。

土茯苓　川芎　通草　忍冬　茯苓各九錢　大黃一錢二分

右六味。以水三合。煮取二合服。

治湯火傷及諸惡瘡方

豆巴　代赭石　寒水石各八錢

右三味。爲末糊丸。以丹爲衣。丸梧子大。隨症增減丸數。

治疣痔方

胆礬　枯礬各等分　莽草五十枚

右三味。水煎洗痔。日三次。疣自消。

土骨皮湯　治諸毒氣在表將發者。

土骨皮　忍冬各二錢　防風　大黄各八分　羌活

桂枝各五錢　甘草三分

右七味。水煎服。

透膿湯　治膿已成而不穿破者。破之則潰爛者。

黄芪　芎藭　當歸　皂角各等分　穿山甲各一錢

右五味。水煎服。

治大人小兒頭瘡方

天花粉四錢　輕粉二錢　地龍霜一錢

右三味細末。和麻油屢傅之。

治無名毒腫方

茜根一錢　反鼻五錢

右二味。水煎溫服。

又方

劉寄奴草。生葉一味。

治疣方

薏苡（三錢）　甘草（一分）

右二味水煎。或以二味敷患處。

治浸淫瘡方

阿仙藥　黃連（各等分）

右二味。爲末和水。傅瘡上。日三次。

療一切血毒疥癬不已者方

楊梅皮（二錢）　荊芥（五錢或一錢）

右二味。水煎服日二劑。或三劑服之。○臁瘡積年不已。與此湯。結毒腫脹發痒乾瘡。不過三旬而得効。

櫻茹湯　治一切血毒熱腫

櫻茹　樸木皮（各四錢）　楊梅皮（一錢）　忍冬（二錢）　甘草（少許）

右五味水煎服。七日而痊。

發疥瘡方　將發之間二三日。以酒塗之則盡發

巴豆　萆麻子　杏仁（各等分）

右三味。細研和酒。以布包之。按患處數次。一日而瘡大發而愈。

治瘰疽方

乾柹　白砂糖　味噌（各等分）

右三味。爲霜細末。和水敷患處。

治灸瘡不愈者

豆腐一味。去水。和糊貼瘡上。

梅肉散　治諸惡毒

梅肉　山梔各七分　巴豆二分半　輕粉牛霜

右四味。細末爲散。每服方寸匕。

黴瘡病

【結毒】

七寶丸　治遠年近日瘡毒黴疾。骨節疼痛者。

牛膝　輕粉二錢半　土茯苓一錢　大黃五分　鷄舌香五分

右五味。細末糊丸。白湯送下。

後方

巴豆　鷄舌香各二分半　大黃五分

右三味細末糊丸前方朝夕服八分。至六七日。亦服續七寶丸。

續七寶丸　治服七寶丸未愈者

水銀三錢　消石　礬石各六分　鹽二錢

右先碎消石礬石。乃合四味。内尾盆以磁器覆之。以泥封之。安架上而燒之。半日許。既而取其所屬着磁器霜。以棗肉爲丸服之。

輕粉丸　治黴毒黴疾。累月積年難愈者。

牽牛子二錢 竹茹一錢 輕粉一錢 梅肉一箇

右四味。爲末糊丸。茶末爲衣。每服三分。日三服。白湯飲下。盡一劑。後服備急圓五分。穢物當下。凡施劑未必盡劑。隨病人強羸可權之。

治黴毒諸藥無効骨節疼痛不止方

鼹鼠霜

右一味。溫酒送下。

頭風神方 治瘡毒上攻。或輕粉毒攻。

萆薢十六錢或十二錢 金銀花三錢二分 防風 玄參 蔓荊子 川芎

天麻 烏頭 辛夷各五錢 燈心 細茶各三分

右十一味。水煎頓服。

酒煮解毒湯 治諸瘡毒經年不愈。或骨節疼痛者。

穿山甲 白芷 防風 沒藥 甘草 芍藥

貝母各五錢 金銀花 陳皮各三錢 皂角刺一錢

右十味。合二錢五分爲一劑。酒煎日服一劑。三日或七日服之。煎法初以酒三合。煮取二合。再入酒二合。煮取一合。若不嗜酒者。酒水各半服。

治諸結毒方

地骨皮 忍冬 通草 荆芥 防風

大黃 川芎各等分 甘草減半

右八味水煎。一日服五貼。○若有結毒者。骨節疼痛。或轉筋者。宜用
水銀丸。

水銀丸方

硝石一兩　青鹽五分　絳礬　礬石各一兩　棗肉半兩或蜜和少許　水銀一兩

右六味先用青鹽棗肉和水銀。次內絳礬研相和而不見星。次內硝石枯礬相和數磨之。若乾枯難作丸者。加蜜少許煉爲丸。菉豆大。以蜜蠟爲衣。製法勿令失法。若犯之則不作丸。

神祐丸　治筋骨疼痛。數月不止。及瘡癘不差者。

甘遂　芫花　大戟各半兩　輕粉分量隨人增減
大黃　牽牛子各一兩

右六味。細末糊丸。白湯送下。

玄直散　治一切痼疾。羸瘦虛弱。不可與峻劑者。

土茯苓六十錢合爲三生黃黑　熟地黃三兩　生地黃　當歸
黃芪各酒製一兩　茯苓蜜製一兩　甘草一錢　人參芳野產二兩

右八味細末。爲二十貼。以土茯苓煎汁日服三貼。

感亨丸　治黴毒奇劑

槐花　蓳陸內土器上微火消燥焦之而入槐花調和　棗肉炒爲末　胡桃仁各二十錢　輕粉五錢

右五味。爲末糊丸。每服一分。兼用後湯。

土茯苓五錢　萎蕤三錢

右二味，以水五合，煎取三合，溫服。禁醋油酒臭物魚鳥。

鷄肉膏　治黴毒疳瘡疾之良劑也。

大黃　黃芩　黃連　肉桂（各三兩）　土茯苓

右五味，以水三升，煮取一升五合，去滓，内雞肉一具，令煮和調，而以如飴爲度，用後一兩日，乃用後方。○製雞肉法　取鷄一具，去羽骨皮筋，薄剉之，漬清酒一宿，明旦用之。

齅藥方

水銀（一錢）　黑鉛（三分，納土器上，武火沸時，内硫黃少許，則爲黑霜）　肉桂（五分）　甘草（二分）

右四味和調，而更和陳艾六分中，令分捻而爲七炷，猶燈心狀，納盞浸香油燈於方燈檠中而齅之，每日一炷，七日齅盡之。齅法　方燈檠四面上下，以紙塞之，令氣勿洩，一面穿小孔，令患人含水，當鼻而齅之，甚驗。

鷄肉丸　治黴毒諸藥不効者

雌鷄（一具，去羽皮骨腸）　信石（一錢五分，爲末）

右二味和調，分而爲七，納土器七枚，固封，以鹽泥遍塗器面，乃悉燒之，初以文火，後以武火，須臾下火，細末糊丸，以接風解毒湯煎汁，每日送下一器之藥，七日宜盡劑，初服二三日，病人四肢稍當覺麻痺，至六七日，全身痿痺，縱雖不痿痺者，必瞑眩，則止後服。禁冷物魚鳥醋酒房事等。

治諸結毒方
樸樕木皮二錢　夏枯草　地骨皮各三錢
右三味。以水二一合。煮取一合。或加大黄二分。
再造散　治大風及黴毒。不擇新痼服之妙。
欝金五錢　皂角刺一錢　大黄十錢　白牽牛六錢　反鼻五錢
右五味爲末。温酒送下。
東山丸　治結毒。經年不愈者。
大黄　輕粉各二錢　竹茹八錢　甘草五分
黄連三分　川芎五分　阿仙藥三錢
右七味。爲末糊丸。辰砂爲衣。
【癜風】
療白癜風方
硫黄　胆礬　菊名石各等分
右三味爲末。和醋塗患上。
療赤白癜風方
苦參　大黄　川芎　硫黄各等分
右四味。爲末和醋。以茄帶擦之甚妙。
治赤白癜風經年難愈者方
豨薟葉　酸漿草各二錢　硫黄一錢　輕粉五分

右四味。先擣稀蔹酸漿。次輕粉硫黄。爲細末。合擣。盛絹袋擦痒處。日三度奇驗。

婦女病

【經閉血癖】

通滯散　治經閉帶下。或痢後腹中生塊。手足瘦弱者。

香附半生半炒　阿膠炒　反鼻　大黄各等分

右四味爲末。每服一錢。日二。溫酒送下。

浮石丸　治血地妙劑也。

桃仁　大黄　浮石各等分

右三味。爲末糊丸。梧子大。白湯送下。日一錢半。

琥珀散　消瘀血在腹内爲痛者。

琥珀　鼈甲　大黄各等分

右三味爲末。每服二錢。溫酒送下。日二。

熨瘀血在腹爲痛者方

樟腦　紅花　茴香各等分

右三味爲粗末。以新布包之。漬燒酎中。須臾而火溫熨患上。日數次。瘀血積年不瘥者。用此方。則能回宿疾。而後用藥。則藥能應病也。

下瘀血方

綿實　番茄　胡椒各五錢　紅花
牽牛子　牛膝　釜煤墨各二錢
右七味。細末糊丸。梧子大。每服三十丸。以半夏紅花桃仁大黄白芥子煎湯送下。或溫酒送下。
糯米散俗稱白藥　下瘀血塊。宜用之。
糯米冬月寒時曝者五合　硫黄一錢至二錢
右二味爲細末。以中條家本味正氣散。去人參加牡丹皮。生炒煎湯送下藥末。日二劑。
治服糯米瞑眩甚者方
鉛三錢
右一味。水煎頓服。
延胡索湯　治婦人經閉。時腹痛裏急者。
延胡索一錢　當歸　桂枝各七分　乾姜六分
右四味水煎。日二服。長服益佳。
黄漆丸　治婦人血癖痼瘕。積年不瘥者。
大黄三錢　生漆半一錢　麵粉半二錢
右三味爲末蜜丸。白湯送下。日三錢。
【崩漏帶下】
腰滯二妙湯　治赤白帶下。或產後腰弱不能步者。

毛茛根　前胡　桑白　萆菜細剉各等分　肉桂少

右五味，二錢半爲一劑，以水三合，煮取二合，滓再以水二合煮取一合。

松寄生散　治白帶下妙劑。

松寄生　益智　黄柏　芎藥　生地黄

茴香　甘草　續斷　山藥　蓮肉各等分

右十味，水煎頓服。

治崩漏下血及淋方

亂髮霜

右一味，每服一錢，日一，白湯送下。亨嘗治産前産後，血氣上逆諸疾，亂髮，味噌，黑霜二味相和，白湯送下之以極驗，併附于此。

茅根湯　治帶下諸藥不効者。

茅根四錢　丁子　肉桂各一錢

右三味水煎頻薫前陰最効。

治崩漏奇方

鯉鱗霜

右一味，白湯送下。

琥珀丸　治赤白帶下日久者。

琥珀　木香　沒藥　當歸

麝香各二分　乳香一錢　辰砂二分

右七味水丸。如彈丸大。白湯送下。

治帶下方

牡蠣一錢　梔子　芍藥各五分　甘草三分

右四味。水煎服。

又方

乾姜黑炒　芍藥　鬱金各五分　桂枝三分

右四味。水煎服。

【妊娠產後病諸症】

試妊娠方

大麻稭一味。燒爲末。

右服五分。日二。白湯送下。用七日而後不見月經者。必妊娠也。否者非。

治惡阻嘔吐不止者方

伏龍肝五錢　白朮二錢五分　猪苓二錢五分

右三味爲末。每服自三分至五分。日三。白湯送下。

犀角湯　治妊娠口中熱。生瘡者。

犀角六分　芍藥七分　芎藭五分　生地黃八分

右四味。水煎服。

治轉胞方

枇杷實二十箇　巴豆七分　ヲクリカンキリ四錢　田螺十箇去貝擣爲膏

右四味。先以枇杷實爲末。內ヲクリカンキリ。巴豆。田螺。合研塗。一寸五分紙。貼臍下二寸。以小便通爲度。劇者尤効。

香麻散　俗所謂下枕藥者也。

香附子　苧麻

右二味。黑霜。白湯送下。

治兒枕痛方

阿膠烊消。投胡椒末。和攪爲膏。乘熱塗少腹。頃刻病人覺發熱乃瘥。

治產後狂癇方

犀角　虎骨　血竭各二分　苧麻葉一錢二分六七月中爲霜

右四味爲末。白湯送下。

橐吾散　治氣逆血暈。或痰咳急迫。諸與瀉心藥而不効者。

橐吾根三錢能洗浸美酒一宿乃陰干用　阿仙藥二錢　辰砂一錢

右三味細末。白湯送下。

兔腦散　治產後血暈諸症。

兔腦霜

右一味爲末。白湯飲下。

治血暈方

椶櫚毛霜　亂髮霜各等分

右二味細末。白湯送下。

洗陰散　治產後陰門腫痛者。

五倍子　明礬　芒硝　小麥　葱白各等分

右五味。水煎屢洗陰門。

治產後熱毒口中腐爛不得食者方

楊梅皮　南燭實各二錢　甘草五分

右三味水煎。食前含之。初慘痛不可忍。二三次必効。

雲母湯　治難產奇劑也。

芎歸湯倍雲母用之方也。

亨按凡難產露手足而不出。既破水而未娩。引二三日者。或雙胎一娩一未娩之類。先須用此方。實催生之良劑也。

補母湯　治產前產後。或金瘡打撲。凡從血症變出者。

當歸　伏苓　桔梗　柴胡　木香　芍藥各一錢

莪朮　藿香　芎藭　人參　黃芪　肉桂

桂心　薑陸　沉香　乳香　熟地黃　丁子

石膏　滑石　大黃　升麻　宿砂　檳榔

黃芩　甘草　安息香各三錢

右二十七味。水煎服。

【婦人雜疾】

治乳腫方

取萬年青生汁。塗患處神驗。

治乳岩潰爛精神日衰者方

水蜥蜴生者。研令如膏。塗患處。立令精神爽恍。連日益佳。

釀乳丸

療產後百日間。乳汁不通者。服此方神驗。

木通葉六錢　牡蠣四錢　麥門二錢

右三味。爲細末糊丸。如大豆大。蒲黃爲衣。白湯送下。胎妊中亦可服。

禁五辛青菜類。又嫌他藥并用。

乳風奇方

貝母一錢　天花粉　柴胡　芍藥　穿山甲各五分

右五味。水煎溫服。

小兒病

【五疳】

千金莫傳方

五疳通治之妙劑也。

木香三錢　莪朮　檳榔　苦辛　仙人草

胡黃連各四錢　三稜三錢　黃柏二兩生二兩晒

右八味。細末糊丸。如梧子大。隨兒歲數服之。一日三四次宜服。

午王丸　疳脹通治之藥也。
人參　莪朮　山藥　丁子　木香
黃柏各二分　香附　檳榔　甘草各一分
右九味。爲末蜜丸。如梧子大。

疳眼兼藥
合歡木　車前子各等分存性霜
亨按凡類疳眼雀目者。用午王丸不愈者。兼用此藥卽驗。此藥先取小鰻鱺魚不滿尺者燒之。魚汁將出。則取霜藥粉于魚上。乃餌之益佳。

治小兒疳眼生翳方
藍藥　細辛　黃蠟各等分
右三味。爲末糊丸。先取雞卵一箇。以錐刀穿孔。納一丸。以濕紙封固。蒸熟取出去殼。日服一箇。○以上三方。余原本入眼目之部。然專以爲小兒之病。移入於此。

八神丸　治小兒五疳
蕪蘆三兩　苦參　馬錢子各一兩　黃柏炒
蝙蝠霜　大嘴鳥霜去嘴爪各半兩
右六味。以糯米糊丸。如粟粒大。一歲以上者。隨歲數。而晝夜用各三度。七歲以下。不拘歲數。四五粒可用。

鰤魚丹一名神應蛤蚧丹　治小兒五疳胎毒蟲咳雀目等諸症神驗

鰤魚箱根產可用浸水去手足爪并眼目更浸醋炒九度〇一作蛤蚧功用略相似　山查子　白芍

麥芽　白朮　青皮　茯苓　使君子

榧實各十錢　甘草五分　澤瀉三錢

右十一味糊丸。白湯送下。

白丸子　五疳殺蟲之良劑也。

雞胆五錢　黃連　黃芩各二錢半　甘草一錢

右四味糊丸。銀箔爲衣。

治疳蟲奇方

檳榔　枯礬等分

右二味。細末和糊。貼紙傅而肩骨妙。

味噌藥方　治小兒一切尸疳蟲者。

蝸牛數十箇。去殼碎爲泥。

右一味。調和味噌中同研煮服之。

【蟲症】

鷓鴣菜湯　治小兒胎毒頭瘡蟲癖腹痛者。

鷓鴣菜二錢半或三錢　大黃二分或一分　蒲黃三分　甘草二分

右四味。以水二合。煮至一合空心溫服。一二日而下蚘蟲。及穢物佳。

一方去蒲黃。加苦楝皮。

馬明湯　療小兒疳蟲症。

馬明退一錢隨人壯少　青黛五分　大黃二分　甘草三分

右四味。以水二合半。煎取一合。適寒溫服。

又方

馬明退　紅花各五分　大黃二分　甘草三分

右四味。水煎服。

治中丸　治小兒蟲積

雞胆　大黃等分

右二味。細末糊丸。白湯送下。

【痘疹】

絲瓜湯　無辨痘不痘。但嬰兒身熱。呵欠煩悶。睡中驚悸。噴嚏眼澁。鼻涕出氣粗。手足酸軟。即先宜與服。

絲瓜陰干三分　升麻　芍藥　桔梗　甘草各二分

右五味。水煎溫服。

解痘毒方　初熱之中。服之則能解毒也。

絲瓜霜一錢　辰砂一分

右二味。能攪調。白湯送下。

百祥丸　治痘瘡初發用之。則毒氣不迫咽喉。

大戟一味

右爲末。糊丸。一晝夜二一錢。白湯送下。

治痘瘡將發而或瘡上凹者方

青豆　紫河車各等分

右二味。細末糊丸。白湯送下。毒深者。以桃仁湯送下。

湯浴方　凡痘瘡至四五日六七日未起脹。或譫語發狂。或不食。或疼痛。雜症變出。當此時而令兒浴此湯。則必快起脹。

水一斗　米糠二升　好酒二十三錢　赤小豆三粒　鼠糞三箇　鹽合

右五味者爲熱湯內盤中。自兒頭面至手足遍浴之。拭巾拭一身。令氣莫泄。取微汗。則必自起脹。凡春夏行此法易起脹。如秋冬難起脹。則再三浴之而効。兒五歲以下者。宜用水四五升。或七八升。糠酒鹽亦隨之增減。

洗身散　治痘瘡陷伏不起。或隱在皮膚中者。

枳實　陳皮　紅花　牛蒡子各四錢

黑豆三錢　桃枝　桑枝各長一尺五寸

右七味。以水三升。煮取一升五合。洗遍身則大効。

治痘瘡難起脹者方

猪毛黑霜

右生者一味。白湯送下。或猪肉焙而餌之。亦佳。

雄黃臙脂散　治痘瘡諸藥不驗。見黑陷者。

大黃　紫草　雞冠雄黃各等分

右先以三稜針刮破瘡。以小竹管頻吸之。而後取三味細末。以水和寒製臙脂傅瘡上。而封。令風不入。則毒能解。

治痘瘡有蟲癖者方

山椒　烏梅各二錢　黃連三錢

右三味。細末糊丸。白湯送下。

治痘毒入眼者方

巴豆　辰砂各等分

右二味。和調敷一會。

痘瘡使眼不閉方

白檀上品

右一味為末。塗眼胞臉數次。

治痘毒痛甚血出不已者方

杏仁　雞子黃

右二味。合研塗痛處。

治痘毒入眼失明方

鴨跖漬花紙　臍帶各格

右二味。浸水以汁點眼中。

解痘毒入眼方

蜣螂一味。細摩點目中。或暴乾用之。

松花散

痘瘡爛者。用松花粉撲之。

薰癢方

茵蔯　　白芨　　荆芥

右三味爲末。以紙條點火薰之。

一方

荆芥霜摻之。

【急慢驚風】

積雪草　　藍澱各八分　　葳蕤三分　　牛黄二分

右四味。水煎服。

治急慢驚風兼蟲症者方

馬明退二錢　　蜀羊泉　　紅花各一錢　　連錢草五分

右四味。水煎服。腹痛加青皮。木香。山椒。

治小兒驚風熱毒。衝胸搐搦。煩悶不已者方。

連錢草生者一握。碎而和水取汁。屢以用之大驗。或加藍草。

【胎毒雜瘡】

蘢葵散　　治初生惡毒。

蘢葵一錢　　巴豆　　輕粉各二分

右三味細末。日三分。白湯送下。

紅花散　殺疳蟲。消胎毒。凡治小兒百病必驗。

紅花　忍冬各二錢半　黄芩　連翹各二分　檳榔一分半

木通　桔梗各一分　大黄三分

右八味。水煎服。

金玉丸　凡小兒雜病蚘蟲。及胎毒者。此丸主之。

紅花　鼹鼠霜各二錢五分　巴豆一錢五分　輕粉五分　牽牛子一錢五分

積雪草五錢　海人草三錢　大黄二錢五分

右八味。爲末糊丸。如芥子大。辰砂爲衣。自兒初生至三歲服六七丸。日三。空心白湯送下。用隨病淺深。丸數止二十丸。

解小兒胎毒方

莪蒁　紅花各八分　礬金　龍胆各五分　枯礬三分

右五味。水煎服。或加大黄。

治龜胸龜背方

紫圓每服自二分至五分。五日或十日一服。以肩生痛爲驗。用之半年。肩背漸發腫益佳。是痊之徵也。

【小兒雜病】

治吐乳方

連錢草三錢　甘草五分　樟腦一分　黄連五分

右四味。水煎服。

治小兒痰癖方

天南星　巴豆　朱砂各半兩

右三味。細末糊丸。服必便膿血。丸藥以不化而下爲度。

治暴喘弃馬脾風方

巴豆　大黄　雞冠石各等分

右三味。爲細末煉蜜爲丸。十歲以上每服三分。後服白虎湯佳。

治初生小兒黶方

胎糞一味。爲末傅之。

畫眉膏　小兒至六七歲飲乳汁。乳母欲斷之者主之。

山梔子三箇燒存性　雄黄　朱砂各三分

右三味細末。入麻油輕粉少許調匀。候兒睡着。濃抹于一眉上。覺令不念乳。若不効。加黄丹一錢。

治兒有舐鼻下之癖方

四君子湯方中。加白芷。餘依前法數服。而益佳。

治鵝口瘡方

石膏　滑石　硼砂　辰砂各等分

右四味細末和水。以鳥羽塗之。

又方

馬明退　紅花各等分　甘草少許

右三味黑霜爲細末。和乾臙脂塗患上。不過三日而愈。

又方

天南星。細末和糊。傅足心甚妙。

解毒方

解魚毒方

款冬一味。莖根倶取生汁。頓服之。

解食蕈中毒。欲死者方。

礬石　茶爲末各等分

右二味水煎服之。須臾腹中痛。大便乃下。明日復常。

解河漏毒方

楊梅皮

右一味。水煎頓服。

下水銀方

鷹糞　磁石各等分

右二味細末。白湯送下。從大小便以水銀下爲度。

解河豚毒方

五爪龍生汁一味。頓服即效。

拔竹木入肉方

象牙　芍藥各等分

右二味爲細末。和糊敷患上。

治狂犬咬傷毒方

麝香　虎骨　辰砂各五分

右三味爲細末。先以韮葉自然汁。洗咬處。而傅藥末于其上。且頻頻洗之可也。

解酒毒方

葛花一錢　大黄　甘草各五分

右三味細末。白湯送下。

治服輕粉劑口中腐爛者方

菉豆　桔梗　甘草各等分

右三味。水煎頓服。

又方

石榴皮一味。水煎服。又含之可也。

治瘋犬傷方

竜角一味爲末。水煎服之。又外和水傅患上。久而又毒發者。大黄一味。煎湯入麝香少許。水煎服至妙。

解中漆毒者方

山椒（青者尤佳） 連根葉俱揩沿遍身也。

又方

溫飩粉一味。塗之遍身。

雜集方

神通湯 治飲食大過。腹痛無吐下。悶亂痛甚。凡病當危急。諸藥不效欲死者。可用之。

良姜 丁香 沉香 木香 陳皮 莪朮

大腹 吳茱萸 砂仁 干姜 枇杷葉 連翹

右十二味。水煎服。分量存口傳。

苦參丸 治陽狂

苦參一味。細末糊丸。或煉蜜爲丸。日服一錢。兼服三黃瀉心湯。日二劑。

治癲癇方

蝮蛇（霜） 生漆（不雜油者）

右先以蝮蛇。和生漆。能乾調。陰攪爲末。糊丸。白湯送下。丸數多少。宜隨人強弱病輕重增減之。

兼用方 虎骨（一錢） 海人草 葛根 艾根

蜀椒 苦棟皮 甘草（各五分）

右七味水煎服。〇凡治療之間。大抵百日禁房。犯之則無效。

鐵朱散　治大人。小兒癲癇。

鐵粉五錢　靈粉二錢　蠍四錢　鵰鴞桊

桐木燒爲霜　硫黃各四錢　巴豆二錢

右七味。蜜丸白湯送下。日一錢。服後必下利。下利已。則有又發者。仍前法用二三。則拔病根。始用三黃瀉心湯數十貼。以冷水灌頂。而與此藥則能應。

療癲癇方

大蔘　水蛭各爲霜等分

右二味。一服一錢。白湯送下。日二服。至七日不發者。試可令食蒟蒻。而再發者。又作劑如前法。食蒟不發者。爲全瘥也。

治狐詫人方

白雞冠花　甘草各等分

右二味。水煎頓服。

治邪祟方

金銀花一味。煎湯用之佳。

亨按俗云有婦人小兒。或又大病後。血氣未調。爲狐狸猫犬所襲者。

又筑紫俗云。河伯爲祟之類。此方主之。

又方

甘松香一味。燒火薰之。

打撲不選新久悉下之方

大黃四分　鮀魚二錢　當歸　芎藭各五分

右四味以水二合。煮取一合服之。

雞鳴散　治打撲折傷

大黃一錢　杏仁二錢

右二味。以水二合。煮取一合。臨臥服。服後飲醇酒。醉臥。則至雞鳴而死血盡下。

治湯火傷爛方

黑砂糖十兩　辰砂一錢

右二味。調煉塗患處。從手愈。

又方　海胆一味。塗之大効。

治遺溺方

猫屎曝屋上者佳　防己　甘草各等分

右三味。爲末合調一服。一錢日三。

治腋下狐臭方

當歸一兩　明礬　輕粉各一錢　古茶二錢

右四味爲末。白湯飲下。

白龍散　治消渇之神劑。

寒水石生一名凝水石　甘草半生半炒　葛粉各等分

右四味爲細末。每服一二錢。濃煎麥門冬湯送下。原華佗中藏經選方也。

治落架風方　香蘇散，加木香，外楊梅皮末。入鼻得嚏。必瘥。

續名家方選

尙藥局生徒平安村上等順著

上部病

【頭面】

清上湯　治頭面諸病。屬血熱者。

四物湯合三黃湯加山梔子。桔梗。香附。連翹。薄荷。甘草。

右十三味。水煎服。

治頭屑方

黑豆一味。以醋煮。數洗之。甚妙。

治婦人血風諸頭痛方

薄荷　生地黃

右二味水煎。此方平劑。然能奏殊効。

治平素有頭痛癖者方

芎藭一兩　土茯苓五兩

右水煎服。或爲末。白湯點服。

【耳】

治大人小兒聤聹方

山烏尾黑霜　麝香少

右二味。浸麻油點耳中。未止者。加朱少許。

治有小兒停耳癖者方

藿香正氣散本方連進數貼妙。

止耳痛方

生石菖根汁。灌入耳中妙。

又方　白芷浸麻油入耳中妙妙。

又方　白百合浸麻油入耳中。

治耳鳴不聞者方

地黃　黃柏　麥門　當歸　桂枝各等分

右五味。水煎服。

療中年後耳鳴方

六味丸料，加菊花、蔓荊子、蟬蛻。水煎服。

【鼻】

辛夷湯　治鼻塞。清涕頻出。不聞香臭。及腦漏濁涕不止。

辛夷　川芎　白芷　菊花　前胡　石膏

白朮　生芐　薄荷　赤苓　陳皮各一兩　炙甘二兩

右十二味。水煎服。

療酒皶鼻奇方

枇杷葉　山梔仁　黃芩各二十錢　連翹四十錢

右四味。水糊丸。梧子大。每服五分。白湯送下。或作湯兼用之益妙。準頭自覺冷。佳兆也。

又方治久年者妙劑

當歸酒製　大黃酒製各五錢　沉香上品者四錢　川芎三錢　香附子炒一錢

右五味細末。食後煎茶服。

療鼻痔方

芒硝細末。點入鼻內數次。

又方

蜜陀僧　白芷各等分

右二味爲末。生蠟調和傅鼻中。

【眼目】

涼明飲　療風熱上衝。眼目赤腫者。

黃連　柴胡　黃芩　防風　芍藥

生苄各一錢　當歸　羌活　升麻　白芷

山梔子　川芎各五分　甘草二分

右十三味。剉水煎服。有赤脈者。加菊花。木賊。白睛赤腫痛甚。加桑白皮。多淚不止。加荊芥。薄荷。菊花。

養明飲　療老眼虛眼中氣不振。飲食不進者。

黃柏　白芍藥各一錢　人參　黃蓍各七分　蔓荊子

葛根　升麻各五分　甘草二分

右八味。剉。水煎服。

洗眼方　洗諸眼翳障要方。

寒水石　爐甘石　石膏　蓬砂　枯礬

辰砂各一銖　龍腦　麝香半銖

右八味極末。絹包和水洗諸眼甚妙

龍腦散　眼科傳方言云。凡諸眼痛治之良方也。

石膏四銖　寒水石六銖　滑石四銖　白礬二銖

真珠一分　焰硝二銖　麝香一銖　龍腦一銖

右八味。極研末。點入眼中。若眼中生瘡。白輪多血。則加蓬砂。雀貝。葛根。各一銖　貝齒。白丁香。各二銖　樟腦。少許　極研和本方。點入。若內障則代赭石。石膏。龍腦。各一銖　麝香。滑石。各二銖　極研和。本方。點入。若外障。或翳障。或血濺眼。則滑石。蛇骨。各一銖　白龍。三銖　牡蠣。一分　雀子一銖　貝石五銖　鹿角二銖　天石六銖　麝香少　極研和本方點入。

石膏散　治眼中多淚妙方。

滑石三銖　丹一銖　光明朱一銖　石膏三銖

右四味。極末點入。

焰硝散　治爛弦倒睫要藥也。

焰硝　石膏　樟腦各等分

右三味。極研末。和水塗眼四周。若倒睫。則鑷子拔睫毛塗之。

蓬砂散　治血輪見血脈。眼中生菌之類。

焰硝少　蓬砂一銖　麝香少　石膏

決明子　朱砂各一銖　龍腦少

右七味。極研末點入。

黃連湯　洗眼中疼痛甚者。尤妙。

黃連　黃芩　甘草各八分　生石菖蒲根一錢

燈心三分　文錢十銀

右六味。水一合。煮取七勺。頻洗眼中。〇以上六方。名譽眼科家所傳。無敢以授人。雖似則泄天寶。今錄示之同志。

治爛弦方

銅粉三分　黃柏生六分炒六分　黃連生末六分

右爲細末。蜜煉水和調。以鴉羽塗其爛處。不欲入眼中。

小柏散　治一切上氣熱症眼疾。

沒藥　紅花　乳香　黃柏　小蘗　橘葉陰干各等分

右六味等分。一錢許。裹緋帛。漬熱湯洗眼。目且蒸熨亦佳。

溫洗眼目方　洗冷淚

干姜　肉桂各等分　白礬減半

右三味。盛絳囊。漬熱湯。淋眼中。日數次。

治疣目方

百草霜　鹽各等分

右二味。合研入臍中。紙蓋其上。

治衝破眼方

水仙花根一味。研如泥點眼中。

療雀目奇方

五苓散方内加茉苡蒼朮。水煎服。

除眼翳方

蓬砂一味。極研末。以燈心點翳中。

制疳丸　治小兒烏睛見翳。或痘後生翳者。及疳眼通治良劑。

青皮　和胡黃連　莪朮　黃連　縮砂

乾漆　臭梧桐蟲酒浸曝乾各等分

右細末。四錢許。煉熊胆五分。丸梧子大。日服五十丸。七日而效。外龍腦散點之。

治痘後毒入眼中痛者方

京墨　熊胆各等分

右二表。乳汁和調。點眼中。

【口舌】

黛黃散　治口瘡及牙齒根臭爛或黑色。或疼痛甚者。

黃柏一兩 青黛二錢 黃連 白芷各一錢半 赤芍
細茶各一錢 麝香二分五釐
右七味。研末傅患處。若舌上生瘡爛痛者。加酒炒黃芩。干姜。細辛。山梔。各一錢。摻患上。噙之則涎出而愈。

黛紅散 治舌上赤爛生小瘡。
青黛 黃連 紅花各等分
右三味爲末。食前塗舌上。

療口舌破裂腫痛方
莽草乾陰。一味水煎。頻含之吐。

治口中一切腫痛方
礬石五分 五倍子三分 細辛二分 黃柏三分五釐
大黃二分 黃連三分 蔓荊子三分
右七味。水一合半。煮取一合。溫含之。

療舌疽方
昆布 梅干肉各四錢 巴豆一錢 枯礬二分
右四味。燒存性。合和傅之。

治上焦鬱熱。口中及牙齒痛腫方。
藍葉 黃連 石膏各等分
右三味。水煎頻含之。後吐。

【牙齒】

清熱白虎飲　治風熱攻注牙根腫痛。

石膏一錢半　升麻　知母各一錢　大黃　山梔

薄荷　茯苓　連翹各八分　朴硝六分　甘草五分

右十味水煎。食遠服。頻頻含嗽則愈。

治血熱衝上齲齒痛方

四物湯方內倍加山梔子。水煎。先含後嗽之。

治胃中鬱熱牙齒腫痛方。

平胃散本方加升麻煎服。

治齲齒方

南星一味。爲末和麻油。左痛則投左耳中。右痛則投右耳中。則愈。

治牙齒疼痛。不可忍者方。

隨牙齒疼痛左右橫臥。納入白焰硝細末少許。于痛方。耳中滴醋少許。則耳中蟬鳴。齒痛徐止。則伏下其耳。則藥汁流出而驗。

【咽喉】

通喉散　療咽喉腫痛。或喉痺食難通。或骨硬後疼痛甚者。

黎實連莖葉二十錢　鹽梅肉二箇連核　昆布四方五六寸許

右三味。各黑霜爲細末。吹咽中。

治咽喉腫塞。勺飲難通者方。

橙皮霜　黄連霜　生昆布霜　甘草少
　右四味。細末。白湯送下。或加辰砂。
療喉痺方
　鳳仙花實爲末。吞下則愈。
又方　治勺飲不入。語言不出。殆將死者。
　胆礬　烏頭　皂角刺各等分
　右三味爲末。以蘆管吹咽中。吐膿血則愈。而後隨症可識治也。
治骨硬方
　芭蕉葉嫩生卷出者。陰乾水煎服。
又方
　橘核三五枚。細嚙吞下妙妙。
治喉風方
　白姜蠶炒茶色　訶子各二錢　薄荷　甘草各一錢
　右四味細末。以管吹入喉中。
【喘急咳嗽】
定喘飲　療諸喘急屢起發者。
　橘皮　半夏　茯苓　桑白皮各一錢
　莪朮五分　甘草三分　生姜一片
　右七味。水煎溫服。

喘急奇方

無槵子黑霜一味　阿仙藥細末一味

右二味。各別調。一服。黑霜一服。細末。白湯互用。

救喘急息迫將死者方

茶實一味。濃煮汁。少許滴鼻中妙妙。

治喘急塞迫欲死者方

黃耆建中湯。加薤白。熟附子。照常水煎服。

茶實丸　治前症愈劇者。

茶實生熟者佳　百合根　礬石各等分

右三味。研勻爲丸。每服一錢。空心白湯下。

雞卵濃湯　治咳逆上衝。不得臥。喘急塞迫者。

雞卵一箇

右沸湯攪調。和白砂糖頓服。○此方淸人常服爲補虛養生之妙具。

桔梗半夏湯　療久喘咳嗽。

茯苓　陳皮　當歸　莪朮　枳殼

瓜蔞根　桔梗各五分　半夏各八分　甘草三分

右九味。水煎服。

止咳奇方　治煩咳甚者

阿芙蓉一錢　阿仙　乾姜　桂枝　罌粟殼各二錢　細辛五分

右六味。糊丸。日用三分或五分。稍安者止後服。

虛咳丸 治久咳數歲不止者。

貫汗 伊計摩 松脂各三分 烏梅 甘草各一錢

右五味。糊丸用。

咳嗽奇方

榛子二錢 甘草三分

右二味。水煎服。

百合湯 治寒熱虛咳。殆類勞者。

百合 升麻 黄芩 牡丹皮 生地黄

鼈甲 桔梗 沙參各等分 甘草二分

右九味。水煎服。

治喘滿欲死方

朱砂 鼴鼠霜 枯礬

右三味爲末。白湯下。

【嗝噎反胃】

一大醫試效云。凡反胃證在男子。則十六味流氣飲。合六君子湯煎服。在女子則同方合正氣天香湯。煎服。此方至妙。

治反胃方

馬藺十錢 茯苓二錢

右二味。以水二合。煮取一合服。

治嗝噎方

荼毗所灰少許。白湯送下。

又方　野蒜和粥煮。頻食之妙。

治膈奇方　反鼻一味。先作鹽豉稀湯。煮之三沸。俱米子攪下湯內服驗。

上部雜症 藥方稀少而不足舉門類者皆入雜症部後倣之

嘔家奇方　小半夏加茯苓湯。內加白梅花一味。用之妙妙。

又方　嘔甚藥食難用者。用之婦人女子。多有此症皆主之。

馬蘭一味。陰乾炒。甘草少許。水煎溫服。

療諸吃逆方

柹核 二枚　蜀椒 十粒　丁香 五粒

右三味。以麻沸湯。漬之飲服。

養血清心丸　凡人口吃語言蹇澁者。心血虛而火亢甚也。輕者語澁重者。口眼喎斜。醫誤爲中風者。此方主之。

當歸 酒洗十錢　麥冬 六錢　川芎　白芍　防風 去梢各十錢　黃芩

荆芥　青皮 各八分　黃連 十錢　薄荷 五錢　牛黃 二錢　甘草 三錢

右十二味。爲細末糊丸。菉豆大。每服五十丸。臨服空心熱酒送下。○

此方往昔鹿苑上皇珍貴之方也。

治瘭疽及一分指腫方。

杉葉生葉黑霜三錢　鼴鼠二錢　丁子八分

右三味。爲細末。和梅肉與飯煉和鋪紙上傅之。○按此方手腕以上。足踹以下。一切腫痛之病奏殊效。

療瘭疽方

毛莨花一錢二分　甘草二分

右二味。水煎服。

療瘭疽疼痛。不可忍者方。

亂髮灰一味。和麻油傅患上。即愈。

又方　小麥粉一味和麻油傅瘡上。

治指痛方

水仙花根。研調以釜底墨和之。傅患上。

療澆瘡方

蜈蚣　紫草各等分

右二味。爲末和麻油傅之。

治臂痛妙方

木鼈子去油一兩　桂枝五錢　右糊丸用

治狐臭方

田螺一箇　巴豆一箇　胆礬大豆許　麝香少

右先以田螺一箇。投于水中。三日吐泥。開蓋入三味末。以絲縛田螺之盏。而納于器中。明日化爲水。臨服以藥末傅腋下。盡爲度。後覺心腹痛爲佳。臭氣從大便下。宜別厠。莫使臭氣感他人。若不愈更傅如前法。

中部病

【心腹痛】

調中散　治諸般腹痛奇方。

牡蠣六兩　甘草　丁子　肉桂　胡椒各二兩

右五味。細末。白湯送下。

療虛腹諸藥無效。或血氣留滯。久腹痛難愈者方。

肉桂　乳香　延胡索各等分

右三味。水煎服。

療心痛方

鬼燈籠實去皮　右一味。水煎服。

化蟲丸　治大人小兒諸蟲痛。

鷓鴣菜二十錢　甘草　白礬各五分　鶴風

檳榔子　蜀椒各十錢　牡蠣一錢

右七味和丸。

治心痛徹背。縮脊。聲不出者方。

五靈脂一錢　乾姜五分

右二味。以水一合半。煮取一合。内童便三勺服。

三靈湯　治嘔吐腹痛。胸中氣結。痰飲窒塞。惡聞藥食氣。專屬蟲積諸證者。

紅花　檳榔　香附子各等分

右三味。以麻沸湯漬之。須臾而用之。即效。

圖基按此方。先師以來。常常活用之良方也。今取其隨症加減法錄之。因蟲嘔吐不止者。加橘皮茯苓生姜水煎服。咳甚不止屬蟲者。合二陳湯加青皮蘇子杏仁水煎服。熱病吐不止譫語。全不納食者間有蟲積熱不解者。加柴胡葛根山梔子芍藥茯苓生姜煎服。婦人小兒風熱解後。餘熱不除者。有屬蟲者。加柴胡葛根陳皮茯苓水煎服。癇症氣逆衝上。眩暈惡心者。加沈香沸湯用。凡蟲積症脈微弱。全不食。惡心嘔吐者。醫誤爲虛症。以補劑則惡候蜂起。臨此際用此方。則有起死回生之妙。不可盡述。

安蟲丸　大人小兒蟲積腹痛。必用之劑。

黄柏五兩　苦參二兩　檳榔一兩半　楊梅皮一兩

黄連三兩　黄芩一兩　莪朮一兩

右七味。丸梧子大。白湯送下。

征蟲丸　治諸蟲屬冷者。

香附一錢　良姜七分　丁香五錢　莪朮　陳皮各三分

右五味爲末。白湯送下。或煎服亦可。

青木香丸　治諸蟲屬熱者。

香附三錢　黃柏二錢黑霜　胡黃連一錢　青木香五分

右四味。爲丸用。

雞胆丸　治小兒腹中有蟲。喜食土器壁土。或馬糞等者。

雞胆用稱嘉士和者佳　黃連　大黃　榔檳各等分

右四味爲末。糊丸梧子大。每服五分。白湯送下。

貼積塊方

穿山甲　檳榔　木香　莪朮　三稜

青皮　枳殼　雄黃　牛膝各等分

右九味爲末。以海蘿煉貼血塊。以紙蓋其上。又加南星角石益妙。

寬中湯　治腹中攣急。大便燥結。

蠶豆二錢炒　糖霜一錢　雞子黃一枚

右三味。以水一合。先煮蠶豆三沸去滓。內糖霜。及雞子黃攪勻。臨臥空心頓服。

下部病

【疝瘕腰腹痛】

臭橙飲　治疝瘕偏墜。腰脇攣急。

臭橙皮　芍藥各二錢　茴香　吳茱萸　附子

桂枝各一錢　甘草　大棗各五分

右七味。水煎服。

杜松散　治一切疝氣拘攣者。

杜松子二錢　桂枝　枳殼　茴香各一錢　甘草三分

右五味。剉。水煎服。

療疝瘕腰腹疼痛諸藥無效者方

燈籠草根一錢五分　薏苡仁五分　梅松實二箇去皮及澁皮　甘草少許

右四味。水煎服。

治寸白方　治久年寸白。其證眩暈頭痛。或胸痛時傷食。或面腫筋骨疼痛。寒熱往來似勞者。

蓬根米泔水漬日乾　檜木節取透明者　芍藥米泔水浸晒乾酒漬乾炒　榧實去澁皮生黑霜褐色二製

檳榔子各一兩　木通二錢　丁子　沉香各一錢

右八味。分如常法。照常煎服。有熱倍丁子沉香。頭痛加川芎。風加陳皮。小便澁加木通。胸滿倍檳榔。疝甚加炒茴香。

治寸白蟲方

乾鮭　大黄　黒丑　茯苓各等分

右細末。白湯送下。四錢。

【淋疾】

石淋散　治砂石淋奇方。

浮石　阿膠各一錢　木通　甘草各五分

右四味剉。水煎服。

膏淋散　治膏淋奇方。

海金砂選眞者　滑石各四錢　甘草一分

右三味爲細末。麥門冬湯送下。

血淋散　治血淋

無槵子二錢　白砂糖一錢

右二味剉。水煎服。或海金砂一味。砂糖湯送下。亦佳。

治淋疾大奇方

胡桃肉二錢　大麥六分　茯苓　甘草　燈心各三分

右五味。水煎服。頻驗。

療諸淋方

蒴藋二錢　甘草二分

右二味。水煎服。

又方

合歡木二錢五分　大黃七分

右二味。水煎服。

治淋疾諸藥不能治者方

茶毗所灰一味。白湯下。

療淋疾痛甚者方

松脂　砂糖各等分　甘草少

右二味爲末。白湯送下。日二錢。

治婦人淋瀝痛甚者方

蕪菁葉陰乾大　款冬根生溪中者佳中

右三味。水煎日二服。

又方　此方百發百中之妙劑。

早稻藁細製大　黑粳米中　甘草少

右三味。剉。水煎服。

銀杏湯　治婦人淋瀝疼痛。不可忍妙方。

銀杏十箇　冰砂糖二錢　甘草少

右三味。水煎服卽效。

治婦人淋瀝陰中痛甚遂至四肢厥冷者

生牛膝一味。水煎。而後湯成。入麝香少許。頓服妙妙。

【下疳瘡】

卽驗丹　治疳瘡。及毒腫發下部陰股邊者。立驗。

輕粉炒二錢　角石二錢　大黃　黃連

黃芩各一錢　光明朱五分　土茯苓三錢

右七味。細末糊丸。椒目大。辰砂爲衣。每服一分。

傅下疳腐爛方

角石五分　百藥煎二分　輕粉一分

右三味。爲末。以黃蜀葵汁。和之。溫湯洗患處傅之。

治玉莖將落者方

信石末二分　水一勺

右二味。攪調。以鵝翎洗之。後敷膏藥。

洗下疳瘡方　毒氣不劇者。但此洗方妙。

金銀花　防風各二錢　薄荷　黃柏各一錢　甘草五分

右五味。水煎。洗患處。

【痔】

逐瘀湯　治痔漏疼痛。內有瘀血作疼痛。通利大小腸。取下穢物立效。兼治赤痢血痢。

川芎　白芷　枳殼　赤芍　阿膠

茯苓　生地　茯神　木通　甘草

五靈脂各一錢　桃仁　大黃各一錢半　生姜三片　蜜二七

右十五味。水煎空心服。以利爲度。

治痔酒醪方

當歸　肉桂　菟絲子　麥門各八錢　白朮　茯苓
紅花　生地　香附　芍藥各四分　甘草二分
右一劑。陳酒一升。冰糖十四錢。調和。一夜漬之。去滓服之。
治痔疾大腫痛奇方
桃仁　乳香各一錢　麒麟竭三分
右三味細末。和麻油塗之。
治瘀血痔痛一方
當歸　黑丑　連蘂各五錢
右三味爲細末。酒送下。數日服之勿怠。
救痔痛疼甚難堪者方
青木葉百枚許　薄荷十錢
右二味。濃煎洗之。
治痔突出難愈者方
丁班魚三箇。生水吞之。
治痔方
辰砂少　猪膏二錢
右二味。塗患處。
療痔疾方
蓮葉　槙葉各二錢　甘草五分

右三味。水煎服。

又方

海帶一味。煎汁洗腰下妙妙。

療痔漏脫肛。諸痔。腫痛及淋痛。

補中益氣湯。本方內加智母黃柏紅花水煎服。

治內痔下血方

柹黑霜

右方寸匕鹽湯下。

治痔痛方

茄莖蚪。煎洗之。

治舊年痔瘡傅藥方

赤螺三遍燒十錢　白粉十錢　輕粉四錢　樟腦三錢　龍腦一錢　麝香三分

右六味。和麻油傅之。

枯痔散

礬石二兩　蟾酥二錢　輕粉四錢　砒石一兩　靈天蓋四錢

右五味。燒二炷香。極末。貼痔上則卽落。

治五痔方

熊胆一味。水解塗之。忽愈。他方皆不及此。

治脹痔下血如注水者法

每遇更衣。取河水灌之妙妙。○此法原出蘇沈良方。今用之神驗無比故再出之。

【脫肛】

良姜圓　治脫肛奇方。

良姜　乾姜　桂枝各一錢　赤石脂醋炒二錢　粳米五分　甘草二分

右六味。糊丸梧子大。或作湯用。佳。小兒益妙。

治脫肛奇方

香附子　荆芥　茯苓各二錢　黃蓍　大黃各一錢　白芷

芎藭　白朮各七分　人參　沈香　木香　甘草各五分

右十二味。水煎服。因毒者益妙。

治脫肛方

古草韈細末。和麻油塗之。

治脫肛妙方

泥鰌大者三五枚。同冰砂糖一兩。納一壺中。半日許。則泥鰌自死。其色必赤。而去泥鰌。則冰糖化爲水。乃取其水。多塗肛門。納入之。無不納者。至妙。

治肛門痒不可忍者方

半夏末。和姜汁。先洗肛門。後塗此藥。則大痒一陣。而愈。

治大人小兒脫肛妙方

胡椒一兩　梔子炒　榴皮各五分　五倍子二分五厘

右糊丸梧子大。日六十粒。

治下部痒痛如蟲嚙方

胡粉　水銀各等分

右二味。如棗膏調綿裹。夜臥入穀道中。試效。

【遺溺】

香龍散　療遺溺要方。

蝮蛇一錢　雞舌香二分

右二味細末。臨臥白湯送下。後溫酒任性。凡自七歲至十歲每服五分。自十歲至十五歲。隨年壯每增至一錢。十五歲以上。每服一錢溫酒送下。惡酒者。白湯亦佳。不過二十日而瘥。

尿淋奇方

烏骨雞尿。水飛細末一錢。溫酒臨臥用五七日驗。

破故紙散　治遺尿奇方

破故紙一味。酒蒸七次。爲散。令病者含一蜆殼許。胡麻鹽和勻服。

雞腸散　治遺尿奇方。

雞腸一具黑霜　牡蠣　茯苓　肉桂　桑螵蛸　龍骨各等分

右六味細末。白湯服之。又外脾俞腎俞腰眼穴灸數十壯效。

治小兒尿淋方

赤小豆葉。自然汁搽之。用速効。

【下部雜疾】

治履瘡方

柹實黑霜　和糊塗之。

治小便頓閉者方

敗筆頭灰二匕。白湯送下。半時許。而卽通。

療頓癃閉者奇方

枇杷葉十枚　巴豆八分　於久里加牟季里五箇

右三味。細末。和田螺貼臍中。

治陰莖斷毛方

阿仙藥一味。極細末擦之妙。

土茯苓湯　療臁瘡

土茯苓　櫻皮　忍冬　甘草　樺木皮各等分

右五味。水煎服。

外因病

【中風】

治中風初發者奇方　治偏枯卒中初發者。

棕櫚生葉五錢　桂枝三錢　紅花三錢　鶯屎三錢

右四味，黑霜爲細末，溫酒送下，十四日。

椶葉湯　治前症初發者，凡手足麻痺者，服之妙。

紅花　荊芥　白姜蠶各二錢　椶櫚葉五錢

右四味，以水三合，煮取一合半，溫服。

偏枯奇方

白刀豆　白刀豆莢　久曝雨露古藁繩。

右三味，各別黑霜調之，入八物湯煎汁中，三匕許，而患處覺痛，佳兆也。而再加香附末，一匕多驗。

療中風着痺方

鳳仙花花實莖俱爲陰干三錢　茯苓　半夏各一錢

右三味，以水三合，煮取二合，日服二劑，此方每歲期月日服一劑，則預防中風妙劑也。

【歷節痛風】

白朮湯　療痛風妙劑

白朮　紫蘇　芍藥　金銀花各八分　葛根三分　荊芥

乾姜　知母　獨活　甘草各二分　生姜一片

右十一味，水煎服。

除痛解毒飲　治痛風走注，骨節疼痛。

羌活　木通各一錢　忍冬　土骨皮

大黃　防風各七分　甘草二分

右七味。水煎服。○圖基按治痛兼黴毒者。觀宜堂日用之良劑也。

療風毒疼痛甚者方

麻稭　青麻苧各五十錢　干鮭三十錢各黑霜

右三味。細末溫酒調下二三次。而立愈。

療風毒劇痛方

筝篳十錢

右剉。以水一升。酒三合。煮取七合。數服之妙。

治四肢疼痛難屈伸者方

夏枯草粗末。作大劑。以水三升。煮取一升。洗患處。或蒸之佳。

【瘧】

治勞瘧難截者方

丹水翁驅邪湯方內。加上品硫黃少許。數日連進之。則自然而截也。

吐瘧妙方

千歲虆一味。極細末二錢許。常山細末一錢。調和。發日早晨冷水頓服。須臾而當吐乃截。

截瘧奇方

黃柏　檳榔　和常山各二錢　莪朮一錢　甘草五分

右五味。細剉。水煎。從發日前夜至曉連進。

截瘧一方

須坐羅之二錢　甘草一錢

右二味水煎。發日早朝頓服。無不截者。

截瘧丸　平穩之截方

常山細末酒浸炒透二錢　烏梅肉四枚

右二味。研爛。丸如梧子大。白湯發朝送下。五十丸。○圖基按此方。原出醫宗必讀。世俗患瘧者。畏截方。發吐。不敢服。唯此方常山炒透。則不發吐而截也。

治久瘧諸藥不效方

猪胆一味。白湯解之。頓服神效。

【痢】

療痢疾一方

土茯苓　忍冬各二錢　芍藥　茯苓　黃連各一錢五分　甘草少

右五味。水煎服。○圖基按凡痢因于濕熱。故此方不拘寒熱。皆用之治其本也。痢藥古所未用。而頻用試效。

療禁口痢方

炒蓮肉一味。爲末。每服一錢。白湯送下。

【泄瀉】

益中散　治感寒冷泄瀉腹痛者。

白朮　茯苓　橘皮　芍藥　干姜　甘草各等分

右六味。水煎服。

良姜散　治因酒毒常常泄瀉者。

良姜六錢　茴香四錢　甘草二錢

右三味爲末。白湯飲下。

【疹】

羌活湯　療癮疹常發不止者

羌活　前胡　人參　桔梗　甘草

枳殼　川芎　天麻　茯苓

薄荷　蟬退　白朮　生姜各等分

右十三味。水煎服。

内因病

【虚勞】

治勞瘵初發者方

蛞蝓霜一味。日服一錢。分三服。

下瘵蟲方

蜀椒　烏梅　青黛　薏苡各等分

右四味爲末。丸梧子大。日用百丸。

疳勞丸　治疳勞初發。咳嗽盜汗黃瘦。

茶毗處煤七錢　甘草三錢　麝香二分

右三味糊丸。空心黃蓍湯送下。十五歲以上每服七分。日二夜一。小少減之。

獺肝丸　治蟲瘵勞

獺肝陰干二十錢　地栗三錢五分　榧實去皮二錢　鼈甲八分

右四味。糊丸梧子大。每服三十丸。日三。白湯送下。

治遺精久不止盜汗口心煩熱等症方

枳殼　厚朴　牡蠣　山梔子　黃連

竹茹　石膏　白朮　甘草各等分

右九味。水煎服。

【血證】

三奇丸　治咯血吐血下血奇効。

黃芩　黃連各三錢　犀角　滑石　地黃　青黛各一錢

右六味。糊丸梧子大。三十丸。日三四度。白湯送下。

花蕊石散　治衄血吐血。及溜血打撲出血。血氣逆上甚者。

花蕊石煆三錢　辰砂　黃連　甘草各八分　龍腦三分

右五味。爲末白湯送下。

三灰散　止吐衄崩漏諸血之聖劑。

蒲黃醋炙　棕櫚燒存性　亂髮燒存性各等分

右三味細末。每服一錢。童便和下。急則淡醋湯亦佳。

止衄妙方

胡粉炒黑。細末。醋服一錢卽止。

治金瘡血不止者方

紫蘇葉五六月間。取之陰乾。

又方　治出血不止者

茅穗一味。敷患處。

治諸血症方

朝鮮石榴花。陰乾細末。置舌上津液送下。

【黃胖】

鍼砂湯　療黃胖病。心下痞。或滿。行步則短氣動悸甚者。

桂枝　茯苓　白朮　甘草各一錢

鍼砂七分或一錢　人參　牡蠣各八分

右七味。以水二合。煮取一合溫服。

脾勞丸　療脾勞黃胖

鐵粉四兩醋炒　乾漆燒存性二錢　香附子三錢　平胃散末五錢

右爲末。蒸餅丸。梧子大。白湯送下。

黄胖丸　療黄胖病
鐵砂百錢　葛根　黄連各二十錢　百草霜五錢
右四味爲末。糊丸梧子大。每服二錢。日三。白湯送下。
綠礬丸　治前症。
蜀椒十錢　綠礬燒紅　棗肉　胡桃去核六錢
右四味爲末糊丸赤豆大。每服二十丸。日三。以平胃散煎汁送下。○
圖基按此症。惡鐵氣者宜用。

水飲病

【水腫】
禹功丸　治一切水腫。及脚氣腫滿者。
商陸四錢　芒硝　芫花　吳茱萸各三錢　甘遂二錢
右五味糊丸。梧子大。飲下數十丸。
桃花水方　治大小便不利腫脹者。
桃花十錢　大黄八錢　硝石五錢
右三味。以羅牟比喜蒸取液汁。臨服入砂糖水一匕服。
療水腫臌脹方
大戟　陳皮　當歸各四錢　忍冬二十錢
右四味。以水二升。煮取七合。一日服盡一劑。病重者。日服二劑。

療產後水氣方

瓜蔞根。一味爲末。貼臍上消腫妙。

治產後水腫方

味噌霜爲末。每服一匕。日三。白湯送下。

瘡腫病

【癰疔】

清熱拔毒飲　療癰疔熱毒劇。膿血不出者。

黃芩　黃連　藿香　升麻　木通

連翹各一錢　沉香一錢二分　櫻皮二錢

右八味。水煎服。

療癰疔及風毒腫方

射干　連翹　山梔子各一錢　木通

黃芩　白朮　忍冬各七分

右七味。水煎服。

治疔瘡疼痛甚者方

水蛭黑霜　鹽梅肉黑霜各等分

右爲末。傅疔上。止痛甚妙。

【疥癬】

從革解毒湯　治疥瘡始終之要方。

金銀花　土茯苓各二錢　川芎一錢　莪朮　黃連各七分　甘草二分

右六味。水煎溫服。若有腫氣者。倍莪朮。腫在上者。倍川芎。在下者。倍莪朮黃連。○凡疥瘡不用他方。不加他藥。奏效之奇劑也。

調榮解毒湯　療痒瘡血熱甚。痒痛不止者。

山藥　當歸　川芎　紅花　蟬退　蒼朮

玄參　防風　香附　金銀花各半兩　大黃二兩

右十一味水煎服。

何首烏散　療通身瘡疥。經年不止者。

威靈仙　蔓荊子　何首烏　苦參等分

右四味。爲細末。每服二錢。食前溫酒調服。日三服。忌發風物。

掌中摩散　治疥癬

黃連　大黃　樟腦　山椒各二錢　水銀　川芎各一錢五分

右六味爲末。雷丸油煉膏丸。如胡桃大。臨用蜀椒一錢。以水四合。煎三合。先洗手掌。拭之而後摩掌中數十回。藥氣盡爲度。

止疥癬瘙痒甚者方

連錢草自然汁。搽患上忽痊。

疥癬內攻方　療疥癬諸毒。內攻腫滿者。

赤小豆五錢　商陸　反鼻　茯苓　桂枝

木瓜　檳榔　大黃各二錢

右八味。以水四合。先煮赤豆。取二合。入諸藥煮取一合。日三服。

療一切癬瘡方

巴豆　大黃　大楓子　黑胡麻各五分

右四味爲末。酒和傅患處。三日。後鹽湯洗去之。

【黴瘡】

荆芥解毒湯　療楊梅瘡已發。未發。兼筋骨疼痛者。

土茯苓五錢　當歸　黃芩　川芎　地黃各三錢

荆芥二錢　芍藥　甘草各五分

右八味。水煎服。

麵粉化毒散　療遠年近日。楊梅瘡結毒難愈者。代五寶散用。

白麵八錢　大黃四錢　雄黃二錢四分　反鼻　蜈蚣

血竭各一錢六分　乳香　沒藥各一錢　或加輕粉五分

右九味爲細末。煉蜜丸梧子大。日三錢。或四錢。隨症土茯苓煎汁送下。

反鼻化毒散　療楊梅瘡結毒諸症。

獨活　連翹各二錢　芎藭各三錢　大黃　土茯苓各四錢

右六味爲末。每服一錢。溫酒送下。

六物解毒湯　療結毒上攻。咽喉腐爛。或一身骨痛。或淋疾疼痛。

當歸　木瓜各一錢　金銀花二錢　芎藭一錢半
大黃三錢　土茯苓五錢
右六味。以水三合。煮取一合半。溫服。

【雜瘡】

吸煙散　治黴瘡結毒。淋疾痔疾。脫肛疥瘡。風毒癰疔等之妙劑。
辰砂　硫黃　甘松　木香各一錢　石膏
沉香　朱砂　赤石脂　生地黃　當歸各二錢
明礬　樟腦　杉梢葉灰各三錢　茶一錢
右十四味。爲末盛紙袋。爲七貼。漬麻油。點火吸油煙。日盡一袋。勿合口中。恐損齒舌也。

連翹解毒飲　療大人小兒頭瘡。及臁瘡。
木通　防風　羌活　連翹各一錢二分　丁香
乳香　沉香　升麻各一錢　大黃　黃芩各七分
甘草　木香各三分　桑寄生一錢　麝香五厘
右十四味。水煎服。

療頭瘡方
松子黑霜
右一味爲末。和麻油傅之。

療眠瘡方

南星　鹿角霜　黄柏　瓜蔞根各等分

右四味爲末。水調和傅患處。

療凍瘡方

秦椒夏月采陰干

右一味。和麻油傅之。

療湯火傷方

浮萍草黑霜

右一味。和麻油搽患上。

又方

人中白一味。水解傅之。

療灸瘡方

海螵蛸　明礬各等分

右二味爲末。傅患上。

癈痼疾

【癜風】

療赤白癜風方

輕粉　桂枝　石硫黄各等分

右三味爲細末。以布包之。摩癜上。摩了白湯洗去。

又方

桂枝　胆礬　輕粉各等分

右三味爲細末。葱汁調傅之。

【癲癇】

失心丸　治失心癲癇。狂症甚妙。

鬱金　大黃各五錢　黃連　乾漆各一錢

右四味細末。糊丸梧子大。

奇效丸　治癲癇

楊梅皮三錢　胡黃連　莪朮各十六錢　丁子　人參

胡椒各五錢　木香十錢　熊胆一錢三分

右八味。熊胆水和入藥末。糊丸辰砂爲衣。○此方一大侯家之珍方。

嘗爲世命侍醫製之。遍與人以爲救世之具。

秘傳反魂丹　主治一切癲癇。小兒內證諸疾。或瘧疾久不愈。而爲瘧母。

諸藥不効者。及驚風癖疾。疳蟲盡治。

鶴虱　莪朮　三稜　陳皮　黃連　大黃

胡黃連各三錢七分五厘　雄黃　枳殼　青皮　黃芩各三錢五分

乳香　丁香各一錢五厘　甘草減半　牽牛　知母

熊胆各三錢七分漬水去腥氣　麝香一錢二分五釐　白丁香少炒赤小豆百五十粒重

右十九味。先十七味爲末。後內麝香熊胆和勻。蕎麥麪各等分水煉丸和丸。如梧子大、辰砂爲衣。○凡癲癇新發者、服此丸三十丸、不再發者易治。或雖經年不愈者、一日一發、二日一發者、服之可至百日。與之後不出五日而一發者。數十日不再發者。愈之兆也。小兒五歲以上三丸。十歲以上七丸。十五歲以上十五丸。

治癲癇奇劑二方

蓬白湯　生艾根三錢三分米泔漬　虎肉酒漬一錢爲末　苦參米泔漬焙乾炒三錢三分

山椒五十粒　鵜鶘菜一錢　甘草半生半炒一錢半

右一劑。以水六盞。煮取三盞。露星下一宿。溫頓服。

次下蟲丸藥方

辰砂三分　巴豆去皮微炒三分　胡椒五粒生用　丁香生用七分

右四味細末。以芳野紙包之。前湯再煎送之下再煎之法。以水四盞煮取二盞。露一宿溫服。服藥中。禁忌房事糯米醋川鱗一切肥膩一百日。用右件藥。必下赤色蟲。爲效。

醒心茯苓丸　治狂亂神方

白茯苓八錢　莪朮六錢　沉香上品二錢　朱砂四錢六分

右四味。水丸梧子大。朱砂拌爲衣。日用百丸。白湯送下。宜兼服黃連白虎湯。

【癩病】

治癩病方

當歸　川芎　山梔子　黄連（姜汁浸炒）
白檀　茯苓　地黄（各等分）
右七味一劑。入土茯苓一倍。照常水煎。但量水可用大器。○圖基按此南蠻流外科家傳方。有試効者也。蓋用諸家相傳治癩之丸方者。宜兼服此方。

治癩瘡潰爛方

大黄　蝸牛
右二味爲膏。和麻油塗之。

治癩瘡愈後血色穢惡方

狠屎（陰干）　人屎（陰乾）
右爲末。糊丸。葛根爲衣。每朝小便送下。男子用婦屎。婦人用男屎。

婦人病

【經閉血瘕】

浮石丸　治經閉。及血塊症。
莪朮　三稜　桃仁　大黄　浮石（各等分）
右五味爲末糊丸。

治血塊方

芥子粉醋和敷患上。間有瞑眩者。

治血塊奪劑

芎藭一錢　巴豆三分

右二味爲末。白湯送下。

治血塊奇方

南天燭實　海藻各等分

右二味。水煎服。或四物湯加之亦佳。

治經閉及血塊緩方

雀頭童便製　益母草黑霜各七分

右二味爲細末。四物湯煎汁送下。日盡一劑。

治經閉方

牛蒡四莖爲薄片蒸而浸酒　芥子粉六錢八分

右二味浸酒。三四日去滓。溫服至妙。

治月經將來時時腹痛方

牛膝　乾漆各四錢

右二味爲末。生地黃汁丸梧子大。白湯送下。

【崩漏帶下】

治赤白帶下神方

能登產青魚頭。

右爲末。白飲下。

又方　四物湯加劉寄奴。

又方　先服四物湯本方七日而後與後方。

白荊葉半黑霜半存性

右一味爲細末。白湯送下。

坐藥方　治久不產。陰中隱隱如蟲嚙。冷冷如風吹。或轉胞不通。或妊子不成慣墮者。

硫磺　桂枝　芎藭　丁子

右四味各研末。盛以薄絹袋。大如指。如棗。以納陰中。坐臥任意。勿急行走。日換三四度。欲溫下體之氣者主之。

療崩漏奇方

蛇苺一味。連莖葉水煎服。或隨症方中倍加用。

療崩漏及白帶神方

奉書紙　棕櫚　紅花　阿膠各等分爲霜

右四味爲細末。白湯送下。

療妊娠中雀目症方

四物湯中加梔子。厚朴。枳實。水煎服。

【妊娠產後諸病】

產前產後八物湯。隨症加味用。

胎動漏痛者。本方加黃芩。砂仁。

臨產腹痛。破漿而赤色穢物未下者。加黑姜。肉桂。產前未娩而乳汁瀉出者。加黄芩。縮砂。人參。

產後氣血俱虛。痰火泛上眩暈者。本方合二陳湯。去芍藥。水煎服。

治半產後及順產後腹痛不止方

柚皮陰乾

右一味。水煎服。

治胞衣不下奇方

上好清酒二合　清水二合　芒硝六錢

右三味。煮減二合。頓服。

治胞衣不下者方

鐵漿一味。少許。盛杯飲之。

療横產逆產難分娩者方

柚核一味。爲末五分或一錢。白湯送下。則腹中雷鳴。切痛。爲催生之徵尤妙。

下產後穢物未盡者方

玄胡索　沉香　大黄　當歸

川芎　芍藥　桂枝各等分

右七味煎服。

療兒枕痛方

酸漿草二錢　莪朮五分

右二味。水煎服。

治產後血暈方

猿胆霜爲末。每服一匕。日三。白湯下。

清魂散　主治血暈極效。

澤蘭　人蔘直根各二錢　荆芥四兩　炙甘草八錢　川芎二兩

右五味。細末。白湯送下。

蒲黄散　治產後惡露不盡。血上搶心。煩悶昏迷。或狂言。

乾荷葉炙　延胡索　牡丹皮　生地黄　甘草炙一錢半　蒲黄六錢

右六味。水煎服。

當歸散　治產後敗血。兒枕塊硬。痰喘臍腹堅脹。

當歸炒　鬼箭去中心木　紅花各等分

右三味。每服三錢。酒一大盞。煎七分。食前溫服。

治產後氣脫方

寒中大嘴烏一味。黑霜用之。能挽回元氣。

加味芎歸湯　治惡露未盡。大腹痛者試效。

當歸　川芎各一錢　牡丹皮　肉桂　桃仁　紅花

玄胡索　青皮　莪朮　三稜各五分

右十味。生姜一片。水煎服。

療產後口舌赤爛。不能飲食者。兼治蓐勞。咳嗽吐白沫。羸瘦尤甚者。

鹿胎子霜一味。爲末。溫酒送下。

療妊娠中及產後口中腫痛與口舌破爛方

升陽除濕防風湯。水煎連進用之。

【乳病】

婦人出乳方　乳房凝結。而乳汁難出者。服之六七日。則湧出如神。雖老女雛乳立驗。

露蜂房霜十錢　甘草一錢

右二味細末。每服五分。或一錢。白湯送下。日再服。

釀乳湯　治效同前。○按此方係治被風寒侵襲而乳不出。或因氣滯而乳閉者主之。

黃蓍　甘草　麻黃　黃連　木通各等分

右五味細末。凡本藥用量一錢。則加入白砂糖一錢。以此類推。茄莖煎汁頻用之。

療一切乳病方

逍遙散方中加貝母水煎服。

療乳核初起方

梓葉黑霜一味。爲末白湯下。

療妬乳方

甘草一味。炒末蜜調塗痛處。

療乳痛方

乳香　沒藥　黃柏　蒲黃　甘草各等分

右五味爲末。淸水調搽患處立效。

治吹乳爛痛方

梭魚頭一味。黑霜塗患處立效。

順經湯　治乳癰

紫蘇一錢　大黃　桂枝　檳榔　當歸　川芎

芍藥　白芷　桔梗　烏藥　枳殼各六分　甘草少

右十二味。水煎服。

治乳癰方

瓜蔞仁　青皮各二錢　皂角刺　金銀花　當歸

石膏　沒藥各五分　甘草少

右八味。水煎服。

小兒病

【小兒雜症】

乘山丸　治五痔妙方

大嘴烏去嘴爪黑霜　苦參　藜蘆　木香

馬錢　楊梅皮　黃柏霜等分

右七味。細末。糊丸。麻子大。聽用。

槖吾散　治五痔。蚘蟲。驚風。食傷。直中諸症。

槖吾米泔水漬一宿取出酒蒸爲末五錢　阿仙藥二錢　朱砂八錢

右三味。爲末。白湯送下。

久咳湯　治小兒久喘。咳嗽屬蟲者。

茯苓　陳皮各一錢　半夏　當歸　莪朮

桔梗　枳殼　瓜蔞根各七分　甘草二分

右九味。水煎服。有熱加柴胡。黃芩。

治小兒鵝口瘡方

蜜陀僧一味。水解。男子塗左足心。女子塗右足心。

解毒方

金屑丸　解食毒。及痢疾。卒中風。心痛。一切急卒病。皆用之驗。

菊名石　硫黃　木香各一兩　伏龍肝二十錢

右四味。爲末。金箔六枚。爲衣。

解河豚魚毒方

牛角一味。研末。白湯送下。及解一切魚毒甚妙。

解章魚毒方

黑砂糖一味、白湯送下。

解竹筍毒方

螢陰干　甘草少

右二味、水煎服。

治漆瘡方

芒硝一味、和水塗之。

解生漆毒方

貫衆　蘇葉各等分

右二味、水煎服。或以煎汁洗患處。

治霜雪傷方

香蘇散。爲細末、傅患處。

療狂犬毒再發、至危篤者方

馬錢子　杏仁各二十錢

右二味。水二合、煮取一合。湯水不入者、此湯一滴下咽、則驗。

解粉毒方

防風　茄子根各等分

右二味。水煎服。

雜集方

治疣奇方

大麻生汁。塗患處。日數次卽落。

救溺死神方

班鳥黑霜 一味。爲末。以竹管吹鼻中。溺死腹溫氣息通者效。雖氣息不通。尻穴不開者必效。

療狐託人如狂亂者方

莽草葉 硫黃各二錢 甘草一錢

右三味。水煎服。日至七八劑。溫覆取汗。

治打撲金瘡卽驗奇方

川骨 白朮 肉桂 黃連 大黃

桂心 當歸 黃芩 木香 人參

川芎 芍藥 良姜 甘草各等分

右十四味。調和香色炒漬。百滾湯用。再三擺用。若筋絡切斷者。加檳椰子。丁子。三分之一。

諸腫物潰方

南星 巴豆 鼠屎各等分

右三味。爲膏貼瘡上。

斷酒方 鸕鷀屎燒灰。服方寸匕。永斷。

生眉毛奇方

酒糟一味。黑霜麻油塗。能使眉毛自生。

生髮膏

生地黃　附子　山椒各五錢　白蠟五錢

右四味。麻油濃煎。煉如煉膏。塗髮中則自生。

縛血妙方　凡軍陣爭鬥預持之。則臨時止折傷金瘡出血如神。

反鼻燒霜存性　人參各二分　紫檀　血竭各一錢　鼹鼠燒存性三分

右五味。各極研末。擦疵口。又服方寸匕即止。

同煎藥方　治諸失血衄血最妙。

生地黃　續斷　人參　川芎　當歸各等分

右五味。水煎溫服。

疵藥方　治諸疵神效

鹿茸生末　亂髮霜　柹核末

右等分。和麻油塗之。若疵口大難愈。則少加輕粉即愈。

陳存仁編校

皇漢醫學叢書

家塾方與方極

東洞吉益著

家塾方與方極

提要

本書係取東洞吉益先生撰述之家塾方與方極二書。合訂而爲一編也。家塾方一書。爲日本村井氏所校訂。乃東洞翁之家傳方也。雖書中篇帙寥寥無幾。統計所載。僅不過二十又四方。然歷經臨牀施用。則無方不效。無施不驗。惟其受方者因未諳藥品、分量、修合、服法、無從檢考。難免錯誤。爰筆之於書。以垂永久。爲其類皆本於吾國經方。悉其經驗而加減之。每一丸散。首列方名。並詳乃係某方治某證者。以及製合服量。一一註於其後。審證投方。效輒桴皷。是亦濟世方書之堪珍秘者也。又方極一書。爲先生口授。命其高足品玄左氏筆記。復由田宮龍氏所校正也。其中所載各方。每方僅舉湯名與主治。不羼雜說以亂真。類皆文簡理顯。頗爲精要。而書所以名曰方極者。蓋方取洪範皇極之義。並亦取義於中極耳。

方極序

書曰。皇建其有極。不建有極。民何乎遵守。醫亦然。漢張仲景著傷寒論。於是乎極建。然二千載尚矣。其書雖存。文之闕也。簡之錯也。非仲景之古。於是錯綜諸篇。夕考而朝試。如有得焉。於是友人雲門曾先生曰。夫醫之掌疾病者。治之也方已。今諸家之處方也。師弟子不必同。何故耶。曰無定極也。夫仲景之爲方也有法。方證相對也。不論因也。建而正於毒之中。此之謂極也。賢愚無違。可違非法。治乎在茲。不乎在茲。習乎在茲。教乎在茲。此法之不可以忽也。猶兵之有法。如先後之與取舍。則存於其人。此之謂略也。略不可傳也。法可傳矣。曾先生曰。法之可傳也方已。何不記以傳焉。曰未盡也。曰記其所得焉。於是使品玄左記方之所之也。名曰方極。

寶曆五年乙亥仲秋日　藝陽　吉益爲則公言甫撰

方極敍

醫方之祖仲景也。後世莫不述焉。其載方之所之於書也。多岐易迷。故能得仲景之正路者。天下鮮矣。蓋假途之鹵莽。而不知所準據也。吉益先生顛沛造次於仲景。參伍其方。能知所準據。故得其正路。而不迷多岐。不迷多岐。故行之於病者。不由徑也。得其正路。故授之門人。有準據也。余締交先生有年。於此乃語之曰。先生之業。美則美矣。而猶未大也。教之所及。僅入門之士耳。安在其能大也。古昔聖人之立極也。以爲民之準據。不則聖人之才。猶無奈天下後世何。假令先生取諸方之所之於仲景。建其正路。以爲準據於天下後世。不迷多岐。是先生立極此醫也。豈不亦大哉。先生曰。諾。余遂從臾其門人品玄左者。乃與其事。於是先生之授於口也。玄左之受於筆也。以成其方極。友人雲門會原子泉作敍云爾。

寶暦五年秋七月

東洞先生家塾方

肥後　村井杶校定

第一方。太簇丸。　乃人蔘大黄丸。治腹滿心下痞鞕。飲食停滯。大便難。

大黄（四十錢）　黄芩　人蔘（各二十錢）

右三味。擣篩爲末。糊丸如梧桐子大。每服三十丸。白湯下之。

第二方。夾鐘丸。　乃硝石大圓。今去當歸。治腹中有結毒或心下痞鞕者。

大黄（二十四錢）　硝石（十八錢）　人蔘　甘草（各六錢）

右四味。各別杵。爲散。以苦酒三合。先内大黄。煮作二合。内諸藥。如飴狀。下火冷。内硝石。杵之。爲膏丸。如梧桐子大。每服三十丸。飲服之。　杶按。今古方家稱用硝石以煙硝之硝石者。非也。此硝者水硝之硝石也。

第三方。姑洗圓。　乃控涎丹。治諸痰飲水毒。

甘遂　大戟　白芥子（各等分）

右三味。杵節爲末。蜜丸如梧桐子大。每五十丸。以生姜湯服之。

第四方。仲呂丸。　乃如神丸。治水毒。大小便不通者。

大黄（六兩）　甘遂　牽牛子（各三兩）

右三味。杵篩爲末。糊丸。如綠豆。每服二十丸。白湯下之。

第五方。蕤賓丸。　乃平水丸。治脚氣腫滿不大便者。

商陸（四兩） 甘遂（一兩） 芒硝 芫花 吳茱萸（各三兩）
右五味。爲末。蜜丸如梧桐子大。飲服三丸。日三。
第六方。林鐘丸。 乃甘連大黃丸。 治心煩不大便者。
大黃（六兩） 甘草 黃連（各二兩）
右三味。杵篩爲末。糊丸如梧桐子大。每服三十丸。白湯送下之。
第七方。夷則丸。 乃海浮石丸。治腹不滿其人言我滿者。
海浮石 大黃 桃仁（各等分）
右三味。杵篩爲末。糊丸如梧桐子大。每三十丸。白湯服之。不知稍加之
第八方。南呂丸。 乃滚痰丸。今以甘遂代沉香。治諸痰飲咳嗽。大便不利者。
黃芩（四兩） 甘遂 青礞石（各二錢） 大黃（八錢）
右四味。杵篩爲末。糊丸如梧桐子大。每服二十丸。日三。或至三四十丸。溫水下之。
製礞石法。青礞石焰硝各等分。土器中煆過。以金色爲度。研飛。晒乾用。
第九方。無射丸。 乃牡蠣角石散。治諸瘡瘍膿出不止者。
牡蠣 鹿角霜（各一錢） 輕粉（五分）
右三味。杵篩二味爲末。以輕粉合。治雞子白。煉爲膏。粘瘡上。
第十方。應鐘散。 乃芎黃散。治諸上衝轉變不治者。
大黃（二兩） 川芎（六兩）

右二味。杵篩爲末。每服六分。酒或湯送下。不治稍加一錢。以至下爲度。

若有結毒痼疾者。每夕臨臥服之。

第十一方。黃鐘丸。　乃三黃丸治大便難煩悸而心下痞者。

大黃（四十錢）　黃芩　黃連（各二十錢）

右三味。杵篩爲末。糊丸如梧桐子大。每服二三十丸。白湯送下。以下爲度。若急下之。則酒服之。

第十二方。大呂丸。　乃備急圓。今以糊丸。

大黃　乾姜　巴豆（各等分）

右三味。先杵二味爲末。別研巴豆。合治。糊丸。如綠豆大。每服一二丸。以下爲度。不知稍加。

以上十二方。先師家塾嘗以十二律命方。銘皆是塾生憾方名之不著而命之者也。恐非先師意。雖然海內通稱。而以律呼之。故今仍舊以爲目。冒以第一第二分之。井純記。

有水毒者。

紫圓。　本以蜜煉之。今糊丸之。或蜜丸用之。治胸腹結毒或胸滿大便難

代赭石　赤石脂　巴豆（各二十錢）　杏仁（四錢）

右四味。先杵二味爲末。別研巴豆杏仁。內中合治。糊丸。如綠豆大。量病證淺深服之。一二分至一錢爲度。若有不差者。每日服之。或五丸或十丸。若無赤石脂。則以鹽藏鐵粉代之。

製鹽藏鐵粉法。　上鐵屑二錢。食鹽二分。攪之。密器貯之。封藏十日。

置諸床下地上。取出研之。水飛。晒乾。以代赤石脂。

梅肉霜。　治諸惡瘡結毒及下疳毒。

梅諸(鹽藏者燒爲霜)　梔子霜(各七分五厘)　巴豆　輕粉(各二分五厘)

右四味。別研巴豆作泥。內三味爲散。每服二分或三分。病重者服一錢。熱湯送下之。

伯州散。　乃大同類聚方伯耆藥。治毒腫又有膿者。

蝮蛇　蟹(江河中生者)　鹿角(各等分)

右三味。各燒爲霜。合治。酒每服九分。

七寶丸。　治梅瘡結毒及痼疾骨節疼痛諸不能治者。

牛膝　輕粉(各二錢)　土茯苓(一錢)　大黃(八分)　丁子(五分)

右五味。合杵篩爲末。糊丸如綠豆大。一日八分。分爲二服。每四分。朝夕白湯服之。凡六日。又七日。詰朝服後方。

後七寶丸。

巴豆　丁子(各二分五厘)　大黃(四分)

右三味。先丁子大黃爲末。別巴豆研。內中合治。糊丸如綠豆大。凡服前方六日乃至七日。詰朝服此方。一服一錢。白湯下之。

製丁子法。　丁子一錢。內粳米六七粒。別研之。悉爲細末。不然粘不能末之。

杶嘗見今稱古方家者。用七寶丸之法。凡六日而至七日。詰朝不用此方。後而唯用紫圓或備急丸以取其瀉下爲法。是大不然也。夫巴豆大黄雖取其瀉下。與乾姜亦何所預乎。況又三味等分。則於其分兩亦有不然者。且丁子之取輕粉之毒。人未知其妙用。唯以紫丸或備急丸取其瀉下。亦後方所誤多矣。口舌糜爛。飲食不下咽者。皆是粉毒所致也。此後方者。唯取下輕粉之毒而已。豈有他乎。

續七寶丸。　今多用之。

水銀（二錢半）　消石　礬石（各六錢）　鹽（二錢）

右四味。先碎消石礬石。乃合四味。内瓦盆中。以茗盌覆之。以泥封之。安架火。而自下燒之半日許。既而取其所屬着茗盌之霜。以棗肉爲丸。服之如前七寶丸之法。至第七日服後方丸亦如前。

承氣丸。　治腹滿或燥屎不通者。

大黄（八錢）　消石（十二錢）

右二味。爲末。糊丸。如梧桐子大。以枳實厚朴湯服之。每服八分。

枳實厚朴湯。

枳實（一錢二分）　厚朴（一錢八分）

右二味。以水一合五勺。煮取六勺。送下承氣丸八分。

礬石大黄丸。　治無名毒腫及癜風疥癬。

礬石　大黄（各等分）

右二味。杵篩爲末。每一錢。以溫湯服之。日一。

滑石礬石甘草散。　治淋痛小便不利者。

滑石　礬石（各六兩）　甘草（三兩）

右三味。杵篩爲末。每服一錢。溫湯下之。

鐵砂散。　治黃胖病。

鐵砂　蕎麥粉（各十二錢）　大黃（六兩）

右三味。杵篩二味爲末。和蕎麥粉。以水煉之。丸如綠豆大。每服一錢。以清酒下之。日三。

桃花湯。　治浮腫大小便不通者。

桃花（二錢）　大黃（一錢）

右二味。以水二合。先内桃花。煮取一合二勺。内大黃。煮取六勺。頓服。

小瘡摺方。　治諸疥癬及臁瘡。

巴豆（去殼）　萆麻子（各一錢）　大黃（五分）

右三味。先研二味爲泥。内大黃末。絲包。浸暖酒中。擦之。一日五度。至七日而止。八日詰朝浴溫湯。一日七回。愈若不愈如前法。

薏苡人圓。　治小兒頭瘡及胎毒諸瘡。大人亦得治。

薏苡人（十錢）　大黃（五錢）　土茯苓（二十錢）

右三味。杵散爲末。蜜丸彈子大。每一丸。日三。

以上十三方。先師東洞翁家塾方也。余嘗受之。而試之十數年。無一方不效者。然海内傳方之人。唯受其方。而分兩服度。無所考定。有錯誤者。今詳校索之。以傳永世。入門之士宜秘之耳。

安永九年庚子仲夏。肥後村井椿謹識

方極

東洞先生口授

長門　品丘明　筆受
周防　田宮龍　校正

桂枝湯。　治上衝、頭痛、發熱、汗出、惡風者。

桂枝加桂湯。　治本方證、而上衝劇者。

桂枝加芍藥湯。　治桂枝湯證、而復拘攣甚者。

桂枝去芍藥湯。　治桂枝湯證、而不拘攣者。

桂枝加葛根湯。　治本方證、而項背強急者。

栝蔞桂枝湯。　治桂枝湯證、而渴者。

桂枝加黃耆湯。　治本方證、而黃汗、若自汗、盜汗者。

桂枝加芍藥大黃湯。　治桂枝加芍藥湯證、而有停滯者。

桂枝加厚朴杏仁湯。　治桂枝湯證、而胸滿微喘者。

烏頭桂枝湯。　治腹中絞痛、手足逆冷、或不仁、或身疼痛者。

桂枝加附子湯。　治本方證、而惡寒、或支節微痛者。

桂枝去芍藥加附子湯。　治桂枝去芍藥湯證、而惡寒者。

桂枝附子湯。　治桂枝去芍藥湯證、而身體疼煩、不能自轉側者。

桂枝附子去桂加朮湯。　治前方證、而大便硬、小便自利、不上衝者。

桂枝去桂加苓朮湯。　治桂枝湯證、而悸、小便不利、不上衝者。

桂薑棗草黃辛附湯。　治桂枝去芍藥湯麻黃附子細辛湯二方證相合者。

桂枝去芍藥加皂莢湯。　治桂枝去芍藥湯證、而吐濁、垂涎沫者。

桂枝加龍骨牡蠣湯。　治桂枝湯證而胸腹有動者。

桂枝去芍藥加蜀漆龍骨牡蠣湯。　治桂枝去芍藥湯證、而胸腹動劇者。

桂枝加芍藥生薑人參湯。　治桂枝湯證、而心下痞鞕、或拘攣、及嘔者。

桂枝二麻黃一湯。　治桂枝湯證多、麻黃湯證少者。

桂枝二越婢一湯。　治桂枝湯證多、越婢湯證少者。

桂枝麻黃各半湯。　治桂枝湯麻黃湯二方證、相半者。

小建中湯。　治裏急、腹皮拘急、及急痛者。

黃耆建中湯。　治小建中湯證、而盜汗、或自汗者。

黃耆桂枝五物湯。　治桂枝湯證、而嘔、身體麻痺、不急迫者。

黃耆桂枝苦酒湯。　治身體腫、發熱、汗出、汗沾衣、色正黃如藥汁者。

桂枝甘草湯。　治上衝急迫者。

半夏散及湯。　治咽喉痛、上衝急迫者。

桂枝甘草附子湯。　治桂枝甘草湯證、而骨節煩疼、小便不利者。

桂枝甘草龍骨牡蠣湯。　治胸腹有動急迫者。

桂枝人薓湯。　治人薓湯證、而上衝急迫劇者。

人薓湯。　治心下痞鞕、小便不利、或急痛、或胸中痹者。

茯苓甘草湯。　治心下悸上衝而嘔者。

茯苓杏人甘草湯。　治悸而胸中痹者。

茯苓戎鹽湯。　治心下悸、小便不利者。

葵子茯苓散。　治小便不利、心下悸、腫滿者。

苓薑朮甘湯。　治心下悸、小便自利、腰中冷如坐水中、若疼、重形如水狀者。

苓桂朮甘湯。　治心下悸、上衝、起則頭眩、小水不利者。

苓桂甘棗湯。　治臍下悸、而攣急上衝者。

苓桂五味甘草湯。　治心下悸、上衝、咳而急迫者。

苓甘五味薑辛湯。　治前方證、而不上衝痰飲滿者。

苓甘薑味辛夏湯。　治前方證、而嘔者。

苓甘薑味辛夏仁湯。　治前方證、而微浮腫者。

苓甘薑味辛夏仁黃湯。　治前方證、而腹中微結者。

茯苓澤瀉湯。　治心下悸、小便不利、上衝、及嘔吐、渴欲飲水者。

澤瀉湯。　治苦冒眩、小便不利者。

五苓散。　治消渴、小便不利、若渴欲飲水、水入則吐者。

茵蔯五苓散。　治發黃兼前方證者。

猪苓湯。　治小便不利、若淋瀝、若渴欲飲水者。

猪苓湯。　治渴而心下悸、小便不利者。

牡蠣澤瀉散。　治身體水腫、腹中有動渴而小便不利者。
八味丸。　治臍下不仁、小便不利者。
栝蔞瞿麥丸。　治心下悸、小便不利、惡寒而渴者。
麻黄湯。　治喘而無汗、頭痛、發熱惡寒、身體疼者。
麻黄加朮湯。　治本方證、而小便不利者。
麻黄甘草湯。　治喘急迫、或自汗、或不汗者。
麻黄附子甘草湯。　治前方證、而惡寒、或身微痛者。
麻黄附子細辛湯。　治麻黄附子甘草湯證、而不急迫、有痰飲之變者。
麻黄杏人甘草石膏湯。　治麻黄甘草湯證、而咳煩渴者。
麻黄杏人薏苡甘草湯。　治前方證而不煩渴、有水氣者。
牡蠣湯。　治麻黄甘草湯證、而胸中有動者。
麻黄醇酒湯。　治喘而發黄、或身疼者。
半夏麻黄丸。　治喘而嘔者。
小青龍湯。　治咳喘、上衝、頭痛、發熱惡風、或乾嘔者。
大青龍湯。　治喘及咳嗽、渴欲飲水、上衝、或身疼、惡風寒者。
文蛤湯。　治煩渴而喘咳急者。
越婢湯。　治大青龍湯證、而不咳嗽上衝者。
越婢加朮湯。　治本方證、而小便不利者。
越婢加半夏湯。　治本方證而嘔逆者。

葛根湯。治項背強急、發熱、惡風、或喘、或身疼者。
葛根加半夏湯。治本方證而嘔者。
葛根黃芩黃連湯。治項背強急、心悸、而下利者。
小柴胡湯。治胸脇苦滿、或寒熱往來、或嘔者。
柴胡加芒硝湯。治小柴胡湯證、而苦滿難解者。
柴胡去半夏加栝蔞湯。治小柴胡湯證、而渴不嘔者。
柴胡桂枝湯。治小柴胡湯與桂枝湯二方證相合者。
柴胡桂枝乾薑湯。治小柴胡湯證、而不嘔不痞、上衝而渴、腹中有動者。
大柴胡湯。治小柴胡湯證、而心下不痞鞕、腹滿拘攣、或嘔者。
白虎湯。治大渴引飲、煩燥者。
白虎加人蔘湯。治本方證、而心下痞鞕者。
白虎加桂枝湯。治白虎湯證、而上衝者。
小承氣湯。治腹滿而大便鞕者。
厚朴七物湯。治腹滿發熱、上逆、嘔者。
大承氣湯。治腹堅滿、若下利臭穢、若燥屎者。凡有燥屎者。臍下必磊砢也。肌膚苦燥。
大黃黃連瀉心湯。治心煩、心下痞、按之濡者。
瀉心湯。治心氣不定、心下痞、按之濡者。
附子瀉心湯。治瀉心湯證、而惡寒者。
大黃附子湯。治腹絞痛、惡寒者。

大黄甘遂湯。　治小腹滿如敦狀、小便微難、或經水不調者。

抵當湯。　治瘀血者。凡有瘀血者二焉。少腹鞕滿。小便快利者。一也。腹不滿。其人言我滿者。二也。急則以湯。緩則以丸。

抵當丸。

橘皮大黄朴消湯。　治心胸間有宿滯而結者。

大黄消石湯。　治發黄、腹中有結塊者。

大黄牡丹湯。　治臍下有堅塊、按之卽痛、及便膿血者。

大黄甘草湯。　治便秘急迫者。

調胃承氣湯。　治大黄甘草湯證、而實者

桃核承氣湯。　治血證、小腹急結、上衝者。

下瘀血湯。　治臍下毒痛、及經水不利者。

土瓜根散。　治少腹拘急、經水不利、或下白物者。

甘草湯。　治病逼迫、及咽急痛者。

桔梗湯。　治甘草湯證、而有膿、或粘痰者。

排膿湯。　治膿血及粘痰急迫者。

芍藥甘草湯。　治拘攣急迫者。

甘遂半夏湯。　治芍藥甘草湯證、而心下鞕滿者、

芍藥甘草附子湯。　治芍藥甘草湯證、而惡寒者。

甘麥大棗湯。　治急迫、而狂驚者。

甘草粉蜜湯。　治吐涎、吐蟲、心痛、發作有時者。

生薑甘草湯。治咳唾、涎沫不止、心下痞鞕、急迫者。

乾薑甘草湯。治厥而煩燥、多涎唾者。

四逆湯。治四肢逆厥、身體疼痛、下利清穀、或小便清利者。

四逆加人蔘湯。治四逆湯證而心下痞鞕者。

茯苓四逆湯。治前方證而悸者。

附子粳米湯。治腹中雷鳴、切痛、或嘔吐者。

薏苡附子散。治胸中痺、惡寒者。

薏苡附子敗醬散。治身甲錯、腹皮急、按之濡如腫狀、腹無積聚者。

大烏頭煎。治毒繞臍絞痛、或自汗出、手足厥冷者。

烏頭湯。治骨節疼痛、不可屈伸、若自汗、或盜汗、若腹絞痛者。

赤丸。治心下悸、有痰飲、惡寒、或微厥者。

眞武湯。治心中燥、身瞤動、振振欲擲地、小便不利、或嘔、若下利、若拘痛者。

附子湯。治身體攣痛、小便不利、心下痞鞕、若腹痛者。

天雄散。治小便不利、上逆、臍下有動、惡寒者。

梔子豉湯。治心中懊憹者。

梔子甘草豉湯。治本方證而急迫者。

梔子生薑豉湯。治梔子豉湯證而嘔者。

枳實梔子豉湯。治梔子豉湯證而胸滿者。

梔子大黃湯。　治前方證、而閉者、

茵蔯蒿湯。　治一身發黃、大便難者、

梔子檗皮湯。　治身黃、發熱、心煩者。

梔子厚朴湯。　治胸腹煩滿者。

梔子乾薑湯。　治心中微煩者。

大陷胸湯。　治結胸若從心下至少腹鞕滿者。

大陷胸丸。　治結胸、若項背強者。

小陷胸湯。　治小結胸者。

栝蔞薤白白酒湯。　治胸背痛、喘息咳唾者。

栝蔞薤白半夏湯　治前方證、而嘔者、

瓜蔕散。　治溫溫欲吐者。

文蛤散。　治渴者。

大半夏湯。　治嘔吐、而心下痞鞕者。

小半夏湯。　治吐而不渴者。

生薑半夏湯。　治似喘不喘、似嘔不嘔、似噦不噦、心中憒憒然無奈何者。

小半夏加茯苓湯。　治小半夏湯證、而眩悸者。

半夏苦酒湯。　治咽中生瘡、音啞者。

半夏厚朴湯。　治咽中如有炙臠、或嘔、心下悸者。

半夏乾薑散。　治乾嘔吐逆涎沫者。

乾薑人蔘半夏丸。　治嘔吐不止、心下痞鞕者。

半夏瀉心湯。　治心下痞鞕、腹中雷鳴者。

甘草瀉心湯。　治前方證。而心煩、不得安者。

生薑瀉心湯。　治半夏瀉心湯證、而嘔者。

吳茱萸湯。　治胸滿、心下痞鞕、嘔者。

厚朴生薑半夏甘草人蔘湯。　治胸腹滿而嘔者。

黃連湯。　治心煩、心下痞、欲嘔吐、上衝者。

乾薑黃連黃芩人蔘湯。　治心煩、心下痞鞕。吐下者。

六建中湯。　治腹大痛、嘔不能食、腹皮起如有頭足者。

黃連阿膠湯。　治心中悸、而煩不得眠者。

黃芩湯。　治下利腹拘急者。

黃芩加半夏生薑湯。　治本方證、而嘔逆者。

六物黃芩湯。　治心下痞鞕、乾嘔、下利、上衝者。

三物黃芩湯。　治心胸苦煩者。

白頭翁湯。　治熱利、下重而心悸者。

白頭翁加甘草阿膠湯。　治前方證、而有血證急迫者。

木防己湯。　治心下痞鞕、煩渴者。

木防己去石膏加茯苓芒硝湯。　治心下痞堅、而悸者。

防己茯苓湯。　治四肢聶聶動、水氣在皮膚、而上衝者。

防己黄耆湯。　治水病、身重、汗出、惡風、小便不利者。
枳實芍藥散。　治腹滿拘攣、或痛者。
枳朮湯。　治心下堅滿、小便不利者。
排膿散。　治瘡家、胸腹拘滿、若吐粘痰、或便膿血者。
桂枝生薑枳實湯。　治胸滿上逆、或嘔者。
枳實薤白桂枝湯。　治胸中痹滿、痛者。
橘皮枳實生薑湯。　治胸中痹滿而嘔者。
茯苓飲。　治心下痞鞕而悸、小便不利、胸滿而自吐宿水者。
橘皮竹茹湯。　治胸中痹吃逆者。
橘皮湯。　治胸中痹、嘔噦者。
桂枝茯苓丸。　治拘攣上衝、心下悸、經水有變或胎動者。
芎歸膠艾湯。　治漏下腹中痛者。
旋覆花代赭石湯。　治心下痞鞕、噯氣不除者。
赤石脂禹餘糧湯。　治毒在臍下、而利者。
桃花湯。　治便膿血者。
蜜煎導。　治肛中乾燥、大便難者。
酸棗仁湯。　治煩燥不得眠者。
葶藶大棗瀉肺湯。　治浮腫、咳逆、喘鳴、迫塞、胸滿、强急者。
麻仁丸。　治平日大便秘者。

巳椒藶黃丸。　治腹滿、口舌乾燥、二便澁滯者。
蜀漆散。　治寒熱發作、有時臍下有動者。
十棗湯。　治病在胸腹、掣痛者。
桔梗白散。　治毒在胸咽、或吐下如膿汁者。
走馬湯。　治胸腹有毒、若心痛、若腹痛者。
備急圓。　治心腹卒痛者。
礬石湯。　治脚氣痿弱、不仁、及上入搶心者。
消礬散。　治一身悉黃、腹脹、如水狀、大便黑時溏者。
礬石丸。　治經水不利、下白物者。
蛇床子散。　治下白物、陰中痒、或有小瘡者。

方極後序

夫醫之學也方而已。其義乃法仲景也。推功實也。仲景已沒也。王叔和之徒出焉。乃始拔功之實乃逐理之末。歧之又歧。以爲百端也。噫亦已甚矣。往者可往。其奈毒於千載之下。其奈夫後世喜方之徒。恢恑憰怪。猶以爲不足。必斷略於臆。於是彼醫路之廢也。不可再興也。雖百世可知也。獨予家翁生於千載之下。憂彼醫路之廢也。不可再興也。以爲己任也。乃謂予曰。夫醫之學也方而已。故功實所處、雖則今世之方。壹是皆取之、如其取之臆也。其斷去之。此之謂法仲景之古。既而集其所試之方。名之曰方極。蓋極也者。取洪範皇極之義也。建極於醫路。家翁又謂予曰。此書行之與不行。乃在命而已。世醫其罪我乎。吾豈畏世醫所不容乎、予終欲贊父之業。議之諸友。諸友曰、子志善矣、於是謹作之跋。

寶曆十二年冬十二月　　男猷之謹撰

方極跋

墨子悲絲。楊子泣歧。蓋爲失其末也。絲之青黑。歧之東西。所以悲且泣者耶。叔和王氏撰次傷寒之論。其所以攙入也。雖云羽翼於長沙。亦猶東西其道。而青黑之。嗚呼。叔和乎。欲傳長沙之道者。而惑後之人。時乎命乎。將非其人乎。滔滔乎後之人也。我東洞先生崛起東方於數千載之下。跋涉之勤矣。始得取道於長沙。吾從而游者久矣。乃語余曰長沙之道也。莫大乎醫焉。三代而下。秦及漢。雖有聞人。斯道不可知矣。獨有長沙。其骨雖朽。其道存焉。雖道之則存。乃東西而青黑之。所使楊墨悲且泣也。不爲不少矣。吾將擇其正路之與素絲。汝記之。余曰敬諾。於是數十旬而成也。名曰方極。取義於中極已。

寶曆五年乙亥冬十月　　長門品丘明謹撰

陳存仁編校

皇漢醫學叢書

丹波元簡輯

醫略抄

醫略抄

提要

本帙爲丹波元簡氏所著。輯蒐肘后、病源、集驗、小品及蘇恭、弘景、藏器諸書中。間附古籍未載。後世罕覯之方。則冠以新錄兩字。以標別之。關於癰疽者三。中風者五。中毒者八。胎產者七。小兒者九。心腹卒痛及霍亂者二。犬鼠蛇蟲嚙咬螫傷者三。鼻衄者一。食噎及諸骨哽咽者四。百蟲入耳與誤服水蛭者二。溺死醉死者二。其他竹木箭簇刀傷者六。共列五十二門。類皆經驗要方。俱足以治危急暴疾。書末附識當時替代文字。以明今昔字體。非其謬訛也。

醫略抄序

古經方如葛僊翁。孫眞人諸名醫之所撰也。而以本草仲景書律之。則似有不合繩墨者。時以方士禁咒之術涉迂怪者。雜出其間。又有僻藥而不易辨者。或有凡品而不堪服者。是以可用于今者若甚尠矣。豈立方之指深奧幽微。非淺庸所能測耶。抑時世之變。方域之殊。情性之差使然邪。然臨病對證而施之。則效應如神。其出於意慮之表者。不暇枚舉。乃與後世諸家。執泥引經報使之說。而所製迥別。是古經方所以不可廢于今也。醫略抄者。我家主税公。摘錄單行徑易之方。以備卒病暴疢之檢用。分門五十集。方二百四十有二。所援引晉唐經方凡三十四家。雖卷頁無多。輯蒐極廣。間有千金外臺所未載。後世方書所罕覯。其可盡用于今與否。姑置而弗論也。本朝經方舊籍之存者。僅僅不過數家。寧容不珍而寶諸。茲歲春簡偶得是書喜劇。唯輾轉謄錄。訛舛頗多。因不揣譾陋。略爲之校訂。亟鋟諸梓。用廣傳佈。史載公在承曆寬治之間。名聲大振。而有日本扁鵲之稱。則其術之神可想也。則斯書所收。必是親驗屢効者。奇方靈劑。蓋亦不尠也。簡將與同仁試焉。寬政七年五月望日丹波元簡謹書。

國史丹波雅忠傳

丹波雅忠阿智使主裔也。世居丹波。曾祖康賴賜姓丹波宿禰。以醫術著任右衞門佐兼針醫博士。永觀中著醫心方三十卷上之。祖重雅（雅一作明。）爲典藥頭侍醫。兼丹波權守。父忠明亦爲典藥頭侍醫。兼丹波介。敕改姓宿禰賜朝臣。（系圖。）雅忠繼父祖業。蚤有聲譽。爲醫學得業生。長元七年奉課試。（左經記。）既而爲典藥頭補右衞門佐。（系圖。）永承中兼丹波介。秩滿還京師。時帝違豫。雅忠進藥有效。褒授從四位下。（扶桑略記百鍊抄。）任施藥院使。被聽禁色雜袍昇殿上。又轉主稅頭。（系圖。）再爲丹波介。遷權守。（除目大成抄。）承曆中高麗王妃疾。王附商船牒太宰府。以厚幣求雅忠。朝廷不許。令太宰府報牒。有扁鵲何入鷄林之雲語。（續文粹朝野羣載十訓抄。）自是世稱雅忠爲日本扁鵲。寬治二年卒。年六十八。（歷代皇紀系圖。）初後朱雀帝患瘡。典藥頭和氣相成診曰。膿水止而愈。雅忠時尙弱冠。退謂人曰。恐不可爲。果崩。雅忠嘗夢有童子告曰。汝曾祖康賴。懇誠禱我。我爲護方書久矣。今將有災厄。汝戒之。雅忠驚寤而爲之備。未幾有火災。方書遂免焚。（續古事談。）子忠康重康。忠康亦爲典藥頭。兼穀倉院別當。重康圖書頭。施藥院使。爲侍醫。子孫世以醫而仕。（系圖。）

醫略抄

夫病源之候。其流不一。療治之方。其趣旁夕。簡案此字偏旁蠹殘難辨。不敢妄補塡。姑仍其舊。諸家傳論。先賢撰集漢家。本朝斯彙蓋多。或卷軸既繁。有煩披閲。或部帙相混。難支危急。仍爲遣卒爾之疾類。聊抽諸方之簡要。不敢顧時俗之嘲。只爲省暗質之惑也。于時永保辛酉之年。三月七日。侍醫丹波雅忠撰之。

陶貞白序。補闕肘後云。方中用鳥獸屎作矢字。尿作溺時。乾作干時。今斯書不止是耳。疹作[illegible]。癰作癕。肉作宍。亦作夊之類尤多。蓋當時通用文字。間有顏元孫干祿書等傍訓國字亦有與今異者。讀者毋以爲僻繆也。元簡識。

醫略抄目錄

醫略抄

丹波元簡輯

一、癰疽方

病源論云。癰者。六府不和所生也。疽者。五藏不調所生也。凡腫一寸至二寸癤也。二寸至五寸癰也。五寸至一尺癰疽也。

又云。腫高者疹源淺。腫下者疹源深。大熱者治。簡案病源作易治。小熱者難治。

崔禹云。五月勿食未成核果及桃李棗。發癰癤。

千金方云。恒冷水射之。漬冷石熨之。日夜忽。簡案忽。據外臺當作勿止二字。待差住手。

又云。此病忌麵酒肉五辛等。

葛氏方云。但灸其上百壯。

本草拾遺云。水蛭人患癰疽毒腫。取十餘枚令⿰口宿。簡案⿰口宿。證類本草作咯。注云。一作⿰口宿。⿰口宿字書無所攷。唯龍龕手鑑所六切。有音而無義。竊疑咯宿字體近似。故咯訛爲⿰口宿耳。病處無不差者。『原註』今案經心方云。以水蛭食去惡血。

劉涓子方云。破甘蕉根薄之。

徐伯方云。擣苦苣薄上。又食艮。

二、丁創方

病源論云。丁創者。風邪毒氣。持於肌肉所生也。初如風瘮。搔破青黃汁出。裏有赤黑脈如魚眼。赤黑久結。皆變成創。創下有深孔。如大針穿之狀。手足頭面骨節間者。其毒入腹。則煩悶不住。或如醉。如此者。二三日便死也。

此創有十三種。其色白黑紅也。口有大小。腫非一樣。四支沉重。頭痛嘔逆。逆者難治。

千金方云。此病者忌猪魚韮葵酒酢麵葵等。又見豹即死。大忌之。『原註』今古錄驗方云。七日不得食口口酒宍五辛生冷酢滑者。不得帶赤者有毒。唯用白色者。○簡案見豹即死。千金無所攷。唯有忌見口勃見之即死之戒。外臺引錄驗方云。此皮不赤有毒沌白者上。此註不得口當口口口二字義始通。

錄驗方云。五香方。　青木　沈香　丁子　藿香各一兩　水三升。煮取一升半。分三服。得射香二分。去藿香。『原註』口口方同之。

極要方云。搗莞蔚葉薄腫上。服汁令丁毒內消。

百濟新集方云。取菊葉合莖搗絞取汁三升。頓服之。

三、中風口噤方

病源論云。諸陽經筋。皆在於頭。三陽之筋。並結入於頷頰。夾於口。諸陽爲風寒所客。則筋急。故口噤不開也。

葛氏方云。取大豆五升。熬令黃黑。以五升酒漬取汁。以口灌之。

千金方云。朮四兩。酒三升。煮取一升。頓服之。

又方。服淡竹瀝一升。

新錄方云。灸承漿穴。在頤前下脣之下。

又方。灸頤尖十壯。

四、中風口喎方

病源論云。風邪入於足陽明。手太陽之經過。簡案病源作遇是。寒則筋急引頰。故使口喎辟。言語不正。

千金方云。炒大豆三升。令焦。酒三升淋取汁。頓服之。日一。

集驗方云。取空青如棗者。着口中令咽之。即愈。『原註』千金方。如豆一枚。含之。

范汪方云。豉五升。茱萸一升。合煮三沸。去滓。飲汁神驗。

又方。兩手又於頭上隨僻左右灸肘頭三四壯。

五、中風舌強方

病源論云。脾脈絡胃夾咽連舌本。散舌下。心之別脈。係舌本。今心脾兩藏受風邪。故舌強不得語也。

范汪方云。豉煮汁。漸服。一日可數十過不頓多。

又方。新好桂削去皮。擣下篩。以三指撮着舌下咽之。

又方。灸廉泉穴。在頰下結咽。上舌本。

葛氏方云。灸第二第三椎上。百五十壯。

六、中風卒失音方

病源論云。喉嚨者。氣之所以上下也。喉（簡案今本病源作會。）厭者聲之門戶也。舌（簡案原本作惑。今據病源校改。）者。聲之機。口者聲之扉也。風寒客於喉厭之間。故卒然無音。故謂風失音不語。

范汪方云。大豆一升。熬令焦。好酒二升。合煮令沸。隨人多少服。取令醉。（『原註』謂之大豆紫湯。）

千金方云。濃煮大豆汁含之。甚良。

又方。灸天窗。百會穴。（『原註』新錄方同之。）

孟詵食經云。杏人三分去皮熬。別搗作脂。桂心末一分。和如泥。取李核許。棉裹。少咽之。五夜一。（簡案證類本草引孟詵作綿裹含。細細咽之。日五夜三。）

又方。搗梨汁一合。頓服之。

七、中風言語錯亂方

病源論云。風邪者。謂風氣傷於人也。以身內氣血爲正。外風氣爲邪。內損（簡案今本病源作府藏內損。）血氣外虛。則爲風邪所傷也。故病有五邪。一曰中風。二曰傷暑。三曰飲食勞倦。四曰中寒。五曰中濕。其爲病不同。中邪者。發時則不自覺知。狂惑妄言。悲喜無憂。是也。

僧深方云。　人參　茯苓　茯神　白朮　菖蒲（各三兩）

凡五物。水一斗煮取二升半。去滓。先食服八合。日二。簡案外臺引范汪名五邪湯卽是。

范汪方云。　茯神　菖蒲各三兩　赤小豆三十枚　人參　茯苓各三兩

凡五物。水一斗煮取二升半。分三服。簡案外臺引錄驗名茯神湯卽是。

經心方云。　烏頭一分炮　恒山　甘草　蔥利簡案未詳何物。本草梨蘆一名蔥苒。大上膈風涎。竊疑利是苒之訛。　桃花各一分

五味好酒四升。煎取一升。頓服大吐。

八、目入芒草沙石不出方

葛氏方云。磨好書墨。以新筆染注瞳子上。

又方。鹽豉各少少著水中。臨視之卽出。

廣濟方云。取少許甑帶燒作灰。水服方寸匕。立出。治眼方云。吞蠶矢一枚。

又方。灸足中指節上。隨目左右。『原註』千金方同之。

范汪方云。　瞿麥　干姜

凡二物。分等爲散。以井花水服一刀圭。日三。

九、治卒鼻衄方

病源論云。肺開竅於鼻。熱乘於肺。則氣熱也。簡案病源作熱乘於血。則氣亦熱也。氣血俱熱。

血隨氣發出於鼻爲衄。

醫門方云。上實下虛。其人必衄。衄發從春至夏爲太陽衄。從秋至冬爲陽明衄。

小品方云。干姜屑。龍骨末。吹之卽止。

千金方云。冷水淨嗽口。含水以葦管中吹二孔中卽止。

又方。溫布薄胸上。

葛氏方云。苦酒漬綿塞鼻孔。

又方。釜底墨末。以吹内鼻中。

廣濟方云。新汲水淋頭頂上六七斗。并將浸□立效。

范汪方云。書額上作由字。

如意方云。取衄血以書其人額云。今日血忌字卽上。簡案醫心方作今□日血忌字卽止。當隨今日甲乙。

廣利方云。濃研經墨。點鼻中立效。簡案醫心方注經墨者。久墨也。

一〇、百蟲入耳方

葛氏方云。以好苦酒。漬椒灌之。以起行便出。

又方。搗生姜汁灌之。韮汁尤佳。

千金方云。桃葉塞耳立出。

又方。以葱涕灌耳卽出。大驗。

新錄方云。干姜末吹耳中出。
又方。綿裹銅屑塞耳。
一一、食諸菓中毒方
養生要集云。取其餘類燒作末。服方寸匕。便吐出良。
又方。　甘草　貝齒　粉（簡案陶氏本草序例千金方。並作胡粉。）
凡三物。等分作末。以水服良。
又方。以小兒（簡案醫心方引本草兒下有溺字。證類序例同。）乳汁一升。服之良。（簡案醫心方。服一升亦佳。千金方同。）
又方。含白蜜。嚼之立愈。
一二、食諸菜中毒方
葛氏方云。煮豉汁。飲一二升。
又方。煮葛根汁飲。亦生嚼咽汁。
養生要集云。搗胡麻。以水服二合。
一三、食諸魚中毒方
小品方云。煮橘皮淳飲之佳。（簡案淳。外臺作停令二字。）
又方。舂馬鞭草飲汁一升。即消去。
又方。生姜葉亦佳。
集驗方云。煮蘆根。取汁飲之。

崔禹錫食經云。犀角二兩。細切。以水四升煮取二升。極冷服之。

一四、治食諸鳥中毒方

葛氏方云。服頭垢一錢匕。

又方。水漬豉。取汁飲數升。

一五、食諸宍中毒方

葛氏方云。以水五升。煮三升土。五六沸。下之食頃。飲上清一升。

錄驗方云。水六升。煮大豆三升。取汁二升。服之。

又方。服土漿一二升。

千金方云。掘地三尺。取下土三升。以三升水煮土五六沸。取上清飲一升。頓愈。

小品方云。取其畜乾屎末。水服佳。

一六、食諸菌中毒方

葛氏方云。掘地作坎。入（簡案醫心方作以。）水滿中攪之。服一二升。

又方。濃煮大豆汁。服之。

又方。古賢口傳云。粟粥服之。忽愈云云。

一七、治食蜀椒毒方

葛氏方云。蜀椒閉口者有毒。食之氣便欲絕。及吐白沫。幷吐下者。煮桂飲其汁。『原註』崔禹錫食經同之。

又方。多飲冷水。一二升。

又方。以鷄毛擿其咽中。簡案本草序例千金並云鷄毛燒吸煙。及水調服。與此不同。

又方。食土一升許。『原註』范汪方飲土漿。

范汪方云。煮葵汁飲之。

一八、治食噎不下方

病源論云。食噎。此由藏氣冷。而不理。津液澀少。不能傳行。飲食入則噎塞不通。故謂之食噎。胸內痛。不得喘息。食不下是也。

葛氏方云。以針三七過刺水中。東向飲其水良。

又方。燒羚羊角。多少飲之。　又以羚羊角磨□上。　又方。橘皮二兩。以水三升。煮取一升飲之。　廣利方云。蜜一匙。含細細嚥則下。

一九、食諸魚骨哽方

葛氏方云。魚骨燒。服少少。

又方。鸕鷀羽燒末。水服半錢。『原註』今案集驗方用屎。如意方用骨。

又方。燒魚網服之。

龍門方云。取紙方寸。書作甲子字。以水服卽下。

又方。魚網覆頭立下。　又方。取獺骨含之立下。

二〇、食諸宍骨哽方

葛氏方云。白雄鷄左右翮大毛。各一枚。燒末水服。簡案原本作服水。今據外臺校改。一刀圭。

僧深方云。燒鷹屎。下篩服。方寸匕。

新錄方云。醬淸一升。服之

又方。酒服鹽灰方寸匕。

二一、諸雜哽方

葛氏方。刮東壁土。以酒和服。

又方。末瞿麥服。方寸匕。

又方。以皂莢屑。少少吹內鼻中。使得嚏哽出。

二二、誤呑水蛭方

崔禹錫食經云。服馬蓼汁。甚效也。

二三、飲酒大醉欲死方

養生要集云。赤小豆以水煮取汁。一升冷飲之。卽解。

又方。生葛根。搗絞取汁。飲之。

錄驗方云。煮菘汁飲之。最佳。

蘇敬本草注云。飲酒連日不解方。食軟熟柹。

崔禹錫食經云。煮鯰食之。止醉。乆治酒病。

今案食經解酒毒物

寄居　蟹　蠣　丹黍　胡麻

孰柿　葵菜　苦菜　水芹　菰根

簡案醫心方有龍蹄子。田中螺子。凡十二種。

一一四、金創血不止方

千金方云。燒人矢灰付之。『原註』今案熬馬矢封之。

范汪方云。蓮子草汁注中止。冬月末干者付之。

一一五、治毒箭所傷方

葛氏方云。搗藍青絞汁飲。并薄創。無藍紺韋。簡案千金作青布漬三字。絞汁飲之。亦以汁灌創中。『原註』小品方同之。

又方。煮藕飲汁。多多益善。

千金方云。煮蘆根飲汁。一二升。

集驗方云。剝桑白皮去上黑者。以裹之。桑白汁入創。冬月用桑根皮汁。

一一六、鐵箭鏑錐刀醫針不出方

葛氏方云。搗杏人塗之。『原註』錄驗方同之。

又方。取鹿角燒作灰。猪膏和傅之。

千金方云。白蘝半夏等分末。酒服方寸匕。日三。

小品方云。牡丹一分　白蘞一分　末酒服。方寸匕。日三。自出。『原註』千金方白蘞一分。

又方。取婦人月經衣已污者。燒末酒服。日三。立出。『原註』集驗方同之。

錄驗方。大麻子三升。作末。以水和。使得三升。汁溫服之。須臾出。

醫門方云。栝樓搗薄瘡上。日三。自出。

一一七、竹木壯刺在宍中不出方　簡案揚雄方言云。凡草木刺人。北燕朝鮮之間。謂之壯。郭璞注今淮南人亦呼□□□也。此言壯刺蓋其義也。

葛氏方云。取根莖合搗。以篩薄之創口。雖合自出。

又方。取鹿角□□水和塗之。立出。遠久者。不過一□。

又方。搗烏梅水和塗上。立出。『原註』今案集驗方白梅。

錄驗方云。末王不留行。服卽出。

一一八、湯火燒灼方

葛氏方云。破鷄子白。塗之。

又方。以豆醬塗之。此二藥皆能不痛。不成瘡。

又方。末石膏塗之。立愈。

極要方云。削梨帖不爛。易愈。

千金方云。楡白皮。嚼塗之。

龍門方云。新出牛屎塗差。

又方。桑柴灰和水塗差。

二九、從車馬弃高所落方

葛氏方云。取茅蔛藕根葉。簡案外臺引肘後。作茅連根葉。搗絞服汁一二升。不過三四服愈。

又方。末鹿角酒服方寸匕。日三。

又方。地黃干三在隨簡案恐是隨在之訛。今本千金文。與此不同。宜用服取消。『原註』千金方醫門方同之。

極要方云。服虎魄屑神驗。能治瘀血。

千金方云。折疼痛。簡案今本千金作傷折疾痛。煩躁啼叫不得臥。取鼠矢燒末篩。以猪膏和塗痛上卽安。

三〇、犬嚙人方

病源論云。凡被狗嚙創。忌食落葵。雖差經一二年。亦重發。

葛氏方云。以沸湯和灰以塗創上。　又苦酒和塗之。

又方。以熱牛矢塗之。

又方。搗干姜服。二方寸匕。

又方。以頭垢。少少內創中。

集驗方云。以火炙臘灌創中。　又取竈中熱灰。粉創中。裹縛立愈。『原註』葛氏方同之。

三一、馬咋蹹人方

葛氏方云。割鷄冠血。瀝着創中。三下

又方。月經博（醫案外臺作敷。此當傳訛。）上最良。

極要方云。馬鞭鞘長二寸。鼠矢二七枚。合燒末。以膏和塗之。立驗。

小品方云。搗車前葉傅之。

經心方云。末雄黃傅瘡上。日二。

又方。用銅青傅瘡中。好。

三二、衆蛇螫人方

病源論云。凡中蛇者、勿正言其名。惡蛇之類甚多。蛇毒之猛者、中人不即治多死。

又云。入林中。行有落人頸背上者。然自不甚嚙人。嚙人必死。此蛇無正行。大者不過四五尺。世人呼爲青條蛇。其尾二三寸色黒者。名熇尾。毒衆（醫案病源作最。）猛烈。中人立死。

又云。凡蛇創未愈。禁熱食。熱食便發。

葛氏方云。中蛇毒勿得渡水。渡水則痛甚於初。螫雖車缸亦不免。搗葎草以傅瘡上。立愈。

又方。搗生蓼絞取汁飲。小小以滓薄之。

又方。挼青藍薄之。

又方。嚼干姜傅瘡上。『原註』耆婆方屑薄之。

僧深方云。以頭垢着創中大良。

千金方云。灸上三七壯。　又方。搗葵取汁。服之。

集驗方云。搗大蒜塗之。卽愈。

蘇敬本草注云。搗落石絞洗之。幷服良。

龍門方云。蜂巢燒灰封差。　又方。搗梨付之。『原註』耆婆方同之。

本草云。蛇虺百蟲毒。雄黃巴豆麝香干姜並解之。『原註』范汪方雄黃干姜同之。

三三、卒心腹俱痛欲死方

病源論云。心腹痛者。由府藏虛弱。風寒客于其間之故也。

葛氏方云。桂心三兩。切以水一升八合。煮得八合。去滓頓服。無桂者。干姜亦良。

　又方。搗生菖蒲根汁。少少令下咽。卽愈。

醫門方云。以沸湯一升。和鹽二合。服之佳。

僧深方云。吳茱萸二升。以酒五升。煮取二升。分二服甚良。亦以水可煮之。簡案可字疑當在以字上。

三四、卒霍亂方

經心方云。黃連八兩。水七升。煮取一升五合。分服五合。日三。

病源論云。霍亂者。由人溫涼不調。陰陽淸濁二氣。有相干亂之時。其亂在腸胃之間者。自過飮食而變發。則心腹絞痛。其有先心痛者則先吐。先腹痛者。則先下利。心腹並痛者。吐利。霍亂有三名。一名胃反。言其胃氣虛逆。反吐飮食也。二名霍亂。言其病揮霍之間。便致繚亂也。三名走哺。言其哺食變逆者也。

千金方云。凡諸霍亂。忌米飮。胃中得米。卽吐不止。簡案不止。原本作藥心。今據千金及醫心方校改。與厚朴良。

又云。此病定已。一日不食爲佳。仍須三日。少少與粥。三日已後。乃恣意食息也。

錄驗方云。單煮厚朴。飮一二升。有効。

又方。煮梨葉服之。『原註』醫門方同之。簡案醫心方注引醫門方云。取梨口葉一大握。以水二升。煮取一升。頓服立差。

小品方云。取藿香一把。以水四升。煮取一升。頓服立愈。『原註』今案本草云。一把重二兩爲正。

又方。煮靑木香汁飮。至佳。

醫門方云。吐下不止者。煮百沸湯。細細添生水。熱飮之。『原註』今案那繁論云。熟水一升。生水一升。相和飮之良。〇簡案那繁當是刪繁。然醫心方源順和名抄等。並作那繁。故仍其舊。

通玄方云。木瓜煮作飮。服之。『原註』今案本草陶注云。若實幷枝煮飮之。

救急單驗方云。桂二兩。煮汁取一盞。頓服驗。

蘇敬本草云。絞痛者。粟米泔汁飲數升。立差。
小品方云。洞下腹痛者。以生艾一把。以水三升。煮得一升。頓服之良。
葛氏方云。轉筋者。苦酒和粉塗痛上。不能語者。飲竹瀝少少許。
陶宏景本草注云。霍亂轉筋者。但呼木瓜名。及書上良作木瓜字皆愈。
三五、妊身胎墮血不止方
病源論云。此由墮胎之時。餘血不盡。故令腹痛。
葛氏方云。艾半斤。酒四升。煮取一升。頓服之。
撰集要方云。烏翼毛燒。三指撮。着酒服之。
又方。燒鷄毛。服亦佳。
三六、令易產方
僧深方云。丹參十二兩。酒五升。取煮三升。分三服。即愈。
產經云。妊身垂七月。常可服丹參膏。坐臥之間。不覺忽生也。以溫酒服。
如棗核。日三。
小品方云。馬銜一枚。覺痛時。左手持之。
子母祕錄云。帶獺皮吉。
三七、產難方
病源論云。產難者。凡有數種。或先漏胞去血。子藏干燥。或子宮宿挾疾病。或觸犯禁忌。或產時未至。便卽驚動。穢露早下。子道干澁。婦力瘦弱。皆令產難。凡腹痛腰未痛者。未產。腹腰連痛者。卽產也。

產經云。產難時皆開門戶窗甕瓶釜一切有蓋之類大効。

又方。取眞當歸。使產者左右手持之。卽生。一云用槐子。

又方。以大麻子二七枚。呑之立生。

又方。取弓弩弦。令帶產者腰中良。

葛氏方云。呑大豆三枚。　又方。呑槐子三枚。

錄驗方云。破大豆。以夫名字書豆中。合呑之卽生。

新錄方云。葵子二七枚。服之。

三八、逆生方

病源論云。逆產猶初覺腹痛。產時未到。驚動復早。兒轉未竟。便用力產。則令逆也。或觸犯禁忌所爲。

集驗方云。逆生橫生不出。手足先見。方其父名書兒足下卽順。

又方。以鹽塗兒足底。又可忽搔爪之。

又云。逆生手足先出者。方取三家飯。置兒手內卽順。

新錄方云。取三家水。服幷洗手卽順生。

僧深方云。熬葵子令黃。三指撮酒服之。

三九、横產方

病源論云、横生者、產時未到、始覺腹痛、驚動損、簡案損。病源作傷早二字。兒轉未竟、便用力產之、故令横生。

產經云、取舂杵頭糠刮如彈丸、酒服之、卽順生。

小品方云、栝樓實中子一枚、削去尖者、以水漿吞之、立產。

葛氏方云、服水銀如大豆二枚。

又方、取梁上塵、三指撮服。

又方、燒鐵杵令赤、內酒中飲之。

又方、燒斧如上。

集驗方云、菟絲子酒、若米汁、服方寸匕、卽出。

又方、車前子服之、如上法。

四〇、子死腹中方

病源論云、此或因驚動倒仆、或染瘟疫傷寒、取毒入於胞藏、致令胎死。其候當胎處冷、爲胎已死也。簡案此論。與今本病源大異。千金外臺亦無所攷。疑是他書之文。

小品方云、吞水銀一兩、急出。

又方、搗芎藭酒服方寸匕、神良。

僧深方云、取牛膝根兩株、拍破以沸湯汲簡案醫心方作泼字。書泼灌也。之、飲汁、兒立出。

又方。好書墨三寸末。一頓飲之卽下。

葛氏方云。以苦酒煮大豆令濃漉取汁。服三升。死胎卽下。

龍門方云。桃根者。（簡案疑是煮字。）濃用浴膝下。立出。

千金方云。以牛屎塗□□上立出。

產經云。取瞿麥一把。煮二三沸。飲其汁立出。一方治（簡案醫心方引小品作節。）下服方寸匕。

四一、胞衣不出方

病源論云。有產兒出。而胞不落者。世謂之息胞。由產出而體疲。不能更用氣。（簡案病源氣下有產字。）胞經停之間。外冷氣乘之。則血道澁。故胞不出。若挽其胞系斷者。其胞上則斃人。

又方。多服猪肪。　又方。以水煮弓弦飲之。一升許。『原註』小品方同之。

陶宏景本草注云。吞胡麻油少少。　又方。取弓弩弦縛腰。

葛氏方云。月水布燒末。以服少少。

僧深方云。水銀服如大豆二枚。　又方。取夫單衣若巾。覆井立出。

小品方云。小麥小豆合煮汁。飲立出。

又方。井中土如梧子大。吞之。

又方。男吞小豆七枚。女吞十四枚。『原註』集驗方同之。

龍門方云。取竈中黄土末。着臍中。『原註』廣濟方三指撮水服之。

四二、小兒斷臍方

産經云。凡兒斷臍法。以銅刀斷之。或以竹刀斷之吉。臍當令長六寸。長則傷肌。短則傷藏。

又古人云。小兒臍結落。若其膚爛有膿氣者。一日不令沐浴例也。

又方。胞衣如和布裹兒放取更斷臍云云。簡案以上二條，醫心方不載。文義難逼。所稱古人。蓋本朝之人。

四三、小兒乳付次第

産經云。兒初生時。先去口中舌上銜血。即不去。須臾凝吞入。令兒成腹中百病。『原註』以綿纏手指頭。以拭去之。更次取甘草。如手中指一節許。打研。簡案醫心方作碎。以水二合。煮取一合。與之令吮也。 口傳云。以無名指塗之云云。次與朱蜜。

産經云。三日可與。令兒鎮精神魂魄。眞朱精練研者。加大豆。多以赤蜜一蠒。簡案醫心方有䖃字。和名類聚抄。引文字集略。蜆音顯。亦作蠒。字典引集韻。蠒蜆同。 和之。次與牛黄益肝胆。除熱定驚。辟惡氣也。次與人乳。

四四、小兒丹瘡方

病源論云。風熱毒客在腠理。熱毒搏於血。蒸發於外皮。上熱而赤。如塗丹。故謂之丹也。

産經云。夫丹者。惡毒之氣。五色無常。赤小豆作屑。以甘草湯塗之。『原註』今案錄驗方。和麻油塗之。

錄驗方云。取甘松根薄之。亦宜服少許汁。

又方。搗愼火草。薄之。

千金方云。牛矢塗之。

小品方云。水中苔付之。

又方。芒消內湯中取汁。拭上。

新錄方云。水若油研支子人。簡案支梔通。太平御覽引本草經。梔子作支子。本草和名作枝子。採汁洗之。

又方。生藍汁塗之。

范汪方云。以生魚血塗之。『原註』蘇敬本草。注鯉血良。

本草拾遺云。鯽魚膾。主小兒大人丹毒。

四五、治小兒霍亂方

病源論云。小兒腸胃嫩弱。因解脫逢風冷。乳哺不消。而變吐利也。或乳母觸冒風冷。食生冷物。皆冷氣流入乳。飲之亦成霍亂。

錄驗方云。煮厚朴服之。　又方。煮梨葉服之。

千金方云。牛涎灌口中。　又方。熱牛矢汁含之。

四六、小兒月食瘡方

病源論云。耳鼻口間生創。謂之月食創。其瘡隨月生死。因以爲名。世云。

小兒見月初生。以手指指之。則令耳下生創。呼爲月食瘡。

千金方云。蘇（蘅案千金作酥。酥蘇古通。）和胡粉塗之。　又方。燒蚯蚓矢和膏付之。

葛氏方云。以五月五日。蝦蟆屑。和膏付。

産經云。取羅摩草汁。塗上。　又方。剉槐枝煮取汁。洗之。

龍門方云。猪脂和杏人付之。

徐之才方云。小蘗皮擣爲末。付之。

四七、小兒食草芥哽方

産經云。好蜜。少少飲之。

又方。末瞿麥。服方寸匕。

又方。猪膏和鷄子吞之。不去。復吞兩三過。良。

四八、小兒誤吞針方

千金方云。吞慈石棗大。立出。『原註』今案産經末少少服之。

四九、小兒食魚骨哽方

産經云。以大刀鐶摩喉。二七過。良。

又方。燒魚骨末。水飲。良。

又方。燒鸕鷀羽末。水服之。即出。

五〇、小兒飲梅李輩哽方

產經云。以水灌兒頭上。承取汁。簡案外臺引肘後。作其水。與飮之良。『原註』葛氏方同之。

五一　落水死方

應急靈妙藥方云急解去死人衣帶。灸臍中卽治。簡案拾芥抄作活。

五二、鼠咬方

同妙藥方云。麝香塗帛上。繫咬處。

陳存仁編校

皇漢醫學叢書

古方分量考

平井編

古方分量攷

提要

方藥用量之輕重。攸關病機之安危。方劑之大小。於是乎分焉。若不諳方藥用量。雖中竅亦鮮效。且將何以處方。何以益於病乎。此平井氏之所以有古方分量考之作也。書由貞菴氏所校。全書共列一百九十四方。凡仲景之經方。方藥之用量。與一七一合一升一䥫及銖兩之類。莫不詳考註明也。

古方分量考凡例

一平井氏分量考曰。夫物各有極本。劑者。藥方之極者也。其然故東洞氏分劑本劑。而考其宜定之銖兩。而記之以國秤。於此平仲景氏之定方。始可行之於今日。甚便于醫。然韞匵而不沽。余患傳寫之久其訛焉。故校讐遂上木云。

一壹錢盞漢一升也。今之一合弱也。何以言之。行葦詩云。洗爵奠斝注云。斝爵也。夏曰醆。殷曰斝。周曰爵。馬融曰一升曰爵。可以知考字書盞琖醆同。

一壹方寸匕。平井氏分量考曰。壹方寸匕之散爲蜜丸。梧桐子之以得拾丸爲律也。

一壹錢匕。又曰壹錢匕之散以蜜丸之梧桐子大。以得伍丸爲律也。後世稱壹錢匕者。今之壹錢。

一平井氏醫衡曰。大烏頭煎。烏頭湯。烏頭桂枝湯。三方如法。不可日再服。惟經驗之言。宜書諸紳。

寛政五年癸丑孟春　　貞庵山人識

目錄

古方分量考

平井氏編　立花貞庵校

桂枝湯　治上衝。頭痛。發熱。汗出惡風者。
桂枝　芍藥　大棗　生姜各七分半　甘草五分
右五味。以水一盞四分。煮取六分。
桂枝加桂湯　治本方證。而上衝劇者。
於本方。加桂五分。
右煮法同前。
桂枝加芍藥湯　治本方證。而腹拘攣甚者。
桂枝　大棗各六分　芍藥一錢二分　甘草四分　生姜六分
右煮法同前。
桂枝去芍藥湯　治本方證。而不拘攣者。
桂枝　大棗各九分　甘草六分　生姜九分
右煮法同前。
桂枝加葛根湯　治本方證。而項背強急者。
桂枝　芍藥各六分　甘草四分　葛根八分　大棗　生姜各六分
右六味。以水二盞。煮取六分。
桂枝加黃蓍湯　治本方證。而黃汗。若自汗盜汗者。

桂枝　芍藥　生姜　大棗各六分　甘草　黄蓍各四分

右六味。以水一盞六分。煮取六分。

栝蔞桂枝湯　治本方證。而渴。

栝蔞根四分　桂枝　芍藥　大棗　生姜各六分　甘草四分

右六味。以水一盞八分。煮取六分。

桂枝加芍藥大黄湯　治桂枝加芍藥湯證。而有停滯者。

桂枝　生姜各六分　大黄二分　大棗六分　芍藥一錢二分　甘草四分

右六味。以水一盞四分。煮取六分。

桂枝加厚朴杏子湯　治本方證。而胸滿微喘者。

桂枝　芍藥　大棗　生姜各六分

甘草　厚朴　杏仁各四分

右七味。以水一盞四分。煮取六分。

烏頭桂枝湯　治腹中絞痛手足逆冷或不仁或身疼痛者。

烏頭一錢五分

右一味。以水六勺。煮取二勺。去滓。内蜜四勺。煮取二勺。作桂枝湯二勺。

合服之。

桂枝加附子湯　治本方證。而惡寒。或支節微痛者。

桂枝　芍藥　大棗　生姜各七分半　甘草五分　附子三分半

右六味。以水一盞四分。煮取六分。

桂枝去芍藥加附子湯　治桂枝去芍藥湯證。而惡寒者。

桂枝　大棗各九分　甘草六分　生姜九分　附子四分半

右煮法同前。

桂枝附子湯　治桂枝去芍藥湯證。而身體疼煩。不能自轉側者。

桂枝一錢　附子一錢一分半　大棗　生姜各七分半　甘草五分

右五味。以水一盞八分。煮取六分。

桂枝附子去桂加朮湯　治本方證。而大便硬。小便自利。不上衝者。

朮八分　附子九分　甘草四分　大棗　生姜各六分

右煮法同前。

桂枝去桂加苓朮湯　治桂枝湯證。而悸。小便不利。不上衝者。

芍藥　大棗　茯苓　朮　生姜各六分　甘草四分

右六味。以水一盞四分。煮取六分。

桂姜草棗黃辛附湯　治桂枝去芍藥湯。麻黃附子細辛湯。二方證相合者。

桂枝　生姜　大棗各六分　甘草　麻黃　細辛各四分

附子三分

右七味。以水二盞。煮取六分。

桂枝去芍藥加皂莢湯　治桂枝去芍藥湯證。而吐濁唾涎沫者。

桂枝　生姜　大棗各七分半　甘草　皂莢各五分

右五味。以水一盞四分。煮取六分。

桂枝加龍骨牡蠣湯　治桂枝湯證。而胸腹有動者。

桂枝　芍藥　生姜　大棗　龍骨　牡蠣各六分

甘草四分

右七味。以水一盞四分。煮取六分。

桂枝加芍藥生姜人參湯　治桂枝湯證。而心下痞鞕。或拘攣及嘔者。

桂枝　大棗　人參各六分　生姜　芍藥各八分　甘草四分

右六味。以水二盞四分。煮取六分。

桂枝去芍藥加蜀漆龍骨牡蠣湯　治桂枝去芍藥湯證。而胸腹動劇者。

桂枝　大棗　生姜　蜀漆各六分　牡蠣一錢　龍骨八分

甘草四分

右煮法同前。

桂枝二麻黄一湯　治桂枝湯證多。麻黄湯證少者。

桂枝八分半　芍藥　大棗　生姜各六分半　麻黄三分半　甘草五分半

杏仁三分半

右七味。以水一盞半。煮取六分。

桂枝二越婢一湯　治桂枝湯證多。越婢湯證少者。

桂枝　芍藥　甘草　麻黄各四分半　大棗　石膏各六分

生姜七分

右煮法同前。

桂枝麻黄各半湯　治桂枝湯。麻黄湯。二方證相半者。

桂枝五分　芍藥　生姜　甘草　麻黄　大棗各三分

杏仁三分

右七味。以水一盞六分。煮取六分。

小建中湯　治裏急腹皮拘急及急痛者。

芍藥一錢二分　桂枝　甘草　大棗　生姜各六分　膠飴三錢二分

右六味。上五味以水一盞四分。煮取六分。去滓内膠飴。更上微火消解。

黄耆建中湯　治本方証。而盜汗或自汗者。

於本方。加黄耆三分。

右煮法同前。

黄耆桂枝五物湯　治桂枝湯證。而嘔。身體麻痺。不急迫者。

黄耆　芍藥　桂枝　大棗各七分半　生姜一錢半

右五味。以水一盞八分。煮取六分。

黄耆桂枝苦酒湯　治身體腫。發熱汗出。汗沾衣色正黄如藥汁者。

黄耆一錢二分半　芍藥　桂枝各七分半

右三味以苦酒二分。水一盞四分。煮取六分。

桂枝甘草湯　治上衝急迫者。

桂枝二錢　甘草一錢

右二味。以水一盞八分。煮取六分。

半夏散及湯　治咽喉痛。上衝急迫者。

半夏　桂枝　甘草各一錢

右三味。搗篩。以水一盞。煎七沸。內散。更煮三沸。少少飲之。

桂枝甘草附子湯　治桂枝甘草湯證。而骨節煩疼。小便不利者。

甘草　朮各六分　附子九分　桂枝一錢二分

右四味。以水一盞二分。煮取六分。

桂枝甘草龍骨牡蠣湯　治胸腹有動急迫者。

桂枝四分　甘草　龍骨　牡蠣各八分

右四味。以水一盞二分。煮取六分。

桂枝人參湯　治人參湯證。而上衝急迫劇者。

桂枝　甘草七分半　人參　朮　乾姜各六分

右四味。以水一盞八分。煮取一盞。內桂枝。煮取六分。

人參湯　治心下痞鞕。小便不利。或急痛。或胸中痹者。

人參　朮　甘草　乾姜各七分半

右四味。以水一盞六分。煮取六分。

茯苓甘草湯　治心下悸。上衝而嘔者。

茯苓　桂枝各一錢　生姜一錢半　甘草五分

右四味。以水一盞二分。煮取六分。

茯苓杏仁甘草湯　治悸。而胸中痺者。

茯苓一錢半　杏仁一錢　甘草五分

右三味。以水一盞二分。煮取六分。

茯苓戎鹽湯　治心下悸。小便不利者。

茯苓二錢四分　朮六分　鹽一分半

右三味。以水一盞二分。煮取六分。去滓內鹽令消。　私曰。平井氏分量考曰。戎鹽一名青鹽。漢渡只一種。今不易得。無已。則可以食鹽代用。又曰食鹽可用。出于播州赤穗者。

葵子茯苓散　治小便不利。心下悸。腫滿者。

葵子一斤（私曰今之四十八錢弱）　茯苓三兩（私曰今之九錢弱）

右二味。爲散。飲服方寸匕。日三服。

苓姜朮甘湯　治心下悸。小便自利。腰中冷如坐水中。若痛重形如水狀者。

朮　甘草各四分　乾姜　茯苓各八分

右四味。以水一盞。煮取六分。

苓桂朮甘湯　治心下悸。上衝。起則頭眩。小水不利者。

茯苓一錢　桂枝七分半　朮　甘草各五分

右四味。以水一盞二分。煮取六分。

苓桂甘棗湯　治臍下悸。而攣急上衝者。

茯苓一錢二分　甘草四分半　大棗五分半　桂枝六分
右四味。以水二盞。煮取六分。

苓桂五味甘草湯　治心下悸。上衝。咳而急迫者。
桂枝　茯苓各八分　甘草六分　五味子一錢二分
右四味。以水一盞六分。煮取六分。

苓甘五味姜辛湯　治前方證。而不上衝。痰飲滿者。
茯苓六分　甘草　乾姜　細辛各四分半　五味子九分
右五味。以水一盞六分。煮取六分。

苓甘姜味辛夏湯　治前方證。而嘔者。
茯苓六分　甘草　細辛　乾姜各三分　五味子　半夏各九分
右六味。以水一盞六分。煮取六分。

苓甘姜味辛夏仁湯　治前方證。而微浮腫者。
甘草　乾姜　細辛各三分　杏仁　半夏　五味子各六分
茯苓四分
右七味。以水二盞。煮取六分。

苓甘姜味辛夏仁黃湯　治前方證。而腹中微結者。
於前方。加大黃三分。
右煮法同前。

茯苓澤瀉湯　治心下悸。小便不利。上衝及嘔吐。渴欲飲水者。

茯苓一錢二分　澤瀉六分　甘草　桂枝各三分　朮四分半　生姜六分

右六味。以水二盞四分。煮五味取六分。内澤瀉更煮。取六分。

澤瀉湯　治苦冒眩小便不利者。

澤瀉二錢半　朮一錢

右二味。以水一盞二分。煮取六分。

五苓散　治消渴小便不利。若渴欲飲水。水入則吐者。

澤瀉一錢　茯苓　猪苓　朮各六分　桂枝四分

右五味。爲散。白飲服方寸匕。

茵陳五苓散　治發黃。兼前方證者。

茵陳蒿十分 私曰今之七錢五分弱　五苓散五分 私曰今之三錢七分五厘弱

右二物。和服方寸匕。日三服。

猪苓湯　治小便不利。若淋瀝。若渴欲飲水者。

猪苓　澤瀉　茯苓　滑石　阿膠各六分

右五味。上四味。以水一盞二分。煮取六分。内膠令消。

猪苓散　治渴而心下悸。小便不利者。

猪苓　茯苓　朮各等分

右三味。爲散。飲服方寸匕。日三。

牡蠣澤瀉散　治身體水腫。腹中有動。渴而小便不利者。

牡蠣　澤瀉　栝蔞根　蜀漆　葶藶　海藻

商陸各等分

右七味。爲末。白飲。和服方寸匕。日三服。

八味丸　治臍下不仁。小便不利者。

乾地黃八兩私曰今之二十四錢弱　山茱萸　薯蕷各四兩私曰今之十二錢弱　茯苓

牡丹皮各三兩私曰今之九錢弱　桂枝　附子各一兩私曰今之三錢弱類聚方曰外臺秘要作桂枝二兩附子二兩今從之

澤瀉三兩私曰今之九錢弱

右八味。末之。煉蜜和丸。梧子大。酒下十五丸。日再服。

栝蔞瞿麥丸　治心下悸。小便不利。惡寒而渴者。

栝蔞根二兩私曰今之六錢弱　茯苓　薯蕷各三兩私曰今之九錢弱　附子一枚私曰今之四錢五分弱

瞿麥一兩私曰今之三錢弱

右五味。末之。煉蜜丸。梧子大。飲服三丸。日三服。

麻黃湯　治喘而無汗。頭痛發熱惡寒。身體疼者。

麻黃一錢二分　桂枝八分　杏仁一錢二分　甘草四分

右四味。以水二盞四分。煮取六分。

麻黃加朮湯　治本方證。而小便不利者。

麻黃七分半　桂枝五分　杏仁七分半　朮一錢　甘草二分半

右五味。以水二盞二分。煮取六分

麻黃甘草湯　治喘急息迫。或自汗。或不汗者。

甘草一錢　麻黃二錢

右二味。以水二盞。煮取六分。

麻黃附子甘草湯　治前方證。而惡寒。或身微痛者。

甘草　麻黃各一錢　附子七分半

右三味。以水一盞四分。煮取六分。

麻黃杏仁甘草石膏湯　治麻黃甘草湯證。而咳煩渴者。

麻黃一錢二分　杏仁六分　甘草六分　石膏二錢四分

右四味。以水二盞。煮取六分。

麻黃附子細辛湯　治麻黃附子甘草湯證。而不急迫。有痰飲之變者。

麻黃　細辛各一錢　附子七分半

右三味。以水二盞。煮取六分。

麻黃杏仁薏苡甘草湯　治麻黃杏仁甘草石膏湯證。而不煩渴。有水氣者。

薏苡仁二錢　甘草五分　麻黃一錢　杏仁五分

右四味。以水一盞半。煮取六分。

牡蠣湯　治麻黃甘草湯證。而胸中有動者。

牡蠣一錢　甘草五分　麻黃一錢　蜀漆七分半

右四味。以水二盞四分。煮蜀漆麻黃得一盞八分。內二味。煮取六分。

麻黃醇酒湯　治喘而發黃。或身疼者。

麻黃三錢

右一味。以清酒一盞二分。煮取六分。頓服。

半夏麻黃丸　治喘而嘔者。

半夏　麻黃各等分

右二味末之。蜜丸。小豆大。飲服三丸。日三。

大青龍湯　治喘及咳嗽渴欲飲水。上衝。或身疼惡風寒者。

麻黃一錢二分　桂枝　甘草各四分　杏仁四分　石膏一錢六分　生姜

大棗各六分

右七味。以水一盞八分。煮取六分。

小青龍湯　治咳喘上衝。頭痛發熱惡風。或乾嘔者。

麻黃　芍藥　甘草　乾姜　桂枝　細辛各三分

半夏　五味子各六分

右八味。以水二盞。煮取六分。

文蛤湯　治煩渴。而喘咳急者。

文蛤一錢　麻黃　甘草　生姜各六分　石膏一錢　杏仁四分

大棗六分

右七味。以水一盞八分。煮取六分。

越婢湯　治大青龍湯證。而不咳嗽。上衝者。

麻黃一錢二分　石膏一錢六分　甘草四分　生姜六分　大棗七分半

右五味。以水一盞二分。煮取六分。

越婢加朮湯　治本方證。而小便不利者。
麻黃九分　石膏一錢二分　大棗　朮各六分　甘草二分　生姜四分半
右六味。以水一盞二分。煮取六分。

越婢加半夏湯　治本方證。而嘔逆者。
麻黃九分　石膏一錢二分　甘草三分　生姜四分半　大棗六分　半夏七分半
右煮法同前。

葛根湯　治項背強急。發熱惡風。或喘。或身疼者。
葛根八分　麻黃六分　桂枝　芍藥　甘草各四分　大棗
生姜各六分
右七味。以水二盞。煮取六分。

葛根加半夏湯　治本方證。而嘔者。
葛根六分　麻黃四分半　桂枝　甘草　芍藥各三分　半夏九分
大棗　生姜各四分半
右八味。以水二盞。煮取六分。

葛根黃連黃芩湯　治項背強急。心悸。而下利者。
葛根一錢六分　甘草　黃芩各四分　黃連六分
右四味。以水二盞。煮取六分。

小柴胡湯　治胸脇苦滿。或寒熱往來。或嘔者。
柴胡八分　黃芩　人參　甘草　生姜　大棗各三分

半夏六分

右七味。以水二盞四分。煮取半。去滓再煎。取六分。

柴胡加芒硝湯　治小柴胡湯證。而苦滿難解者。

於本方加芒硝六分。

右煮法同前。而内芒硝。上微火令消。

柴胡去半夏加栝蔞湯　治小柴胡湯證。而渴不嘔者。

柴胡八分　栝蔞根四分　人參　黄芩　甘草　大棗各三分

生姜三分

右七味。以水二盞四分。煮取半。去滓再煎。取六分。

柴胡加桂枝湯　治小柴胡湯。與桂枝湯。二方證相合者。

桂枝二分　芍藥三分　黄芩　人參各二分　生姜　大棗各三分

柴胡八分　半夏六分　甘草二分

右煮法同前。

柴胡姜桂湯　治小柴胡湯證。而不嘔不痞。上衝而渴。腹中有動者。

柴胡八分　桂枝　乾姜　牡蠣　黄芩各三分　栝蔞根四分

甘草二分

右煮法同前。

柴胡加龍骨牡蠣湯　治小柴胡湯證。而從臍下至胸腹。有動上逆。心下悸者。

柴胡八分　半夏五分　大黃四分　大棗　生姜　人參
桂枝　茯苓　鉛丹　龍骨　牡蠣各三分
右十一味。以水二盞四分。煮減半。去滓。內大黃。再煎取六分。
大柴胡湯　治小柴胡湯證。而心下不痞鞕腹滿拘攣或嘔者。
柴胡八分　黃芩　芍藥　大棗各三分　半夏六分　枳實四分
大黃二分　生姜五分
右八味。以水二盞四分。煮減半。去滓。再煎取六分。
白虎湯　治大渴引飲煩燥者。
石膏二錢四分　知母九分　粳米一錢二分　甘草三分
右四味。以水二盞。煮取一盞二分。去滓。內粳米。煮取六分。
白虎加人參湯　治本方證。而心下痞鞕者。
於本方加人參四分半
右煮法同前。
白虎加桂枝湯　治本方證。而上衝者。
知母六分　石膏一錢六分　粳米四分　甘草二分　桂枝三分
右煮法同前。
小承氣湯　治腹滿。而大便鞕者。
大黃一錢二分　厚朴六分　枳實九分
右三味。以水二盞。煮取六分。

厚朴三物湯　治小承氣湯證。而腹滿劇者。
厚朴一錢六分　大黃八分　枳實一錢
右三味。以水二盞四分先煮二味。取一盞内大黃。煮取六分。

厚朴大黃湯　治厚朴三物湯證。而腹滿劇者。
厚朴二錢四分　大黃九分　枳實六分
右三味。以水一盞半。煮取六分。

厚朴七物湯　治腹滿發熱上逆嘔者。
厚朴一錢二分　甘草　大黃各四分半　桂枝三分　枳實　生姜各七分半
大棗四分
右七味。以水一盞半。煮取六分。

大承氣湯　治腹堅滿。若下利臭穢。若燥屎者。凡有燥屎者。臍下磊砢也。
肌膚枯燥。
大黃八分　厚朴一錢六分　枳實一錢　芒硝一錢二分
右四味。以水三盞。煮二物取一盞半。去滓内大黃煮取六分。内芒硝令
消。

大黃黃連瀉心湯　治心煩。心下痞。按之濡者。
大黃二錢　黃連一錢
右以麻沸湯六分。漬之須臾絞去滓服。

瀉心湯　治心氣不定。心下痞。按之濡者。

大黃一錢二分　黃連　黃芩各六分

右以麻沸湯六分。漬之。須臾絞去滓服。

附子瀉心湯　治瀉心湯證。而惡寒者。

大黃一錢　黃連　黃芩各五分　附子七分半

右以水九分。先煮附子。取六分。去滓。令沸。內諸藥漬之。須臾絞去滓服。

大黃附子湯　治腹絞痛惡寒者。

大黃九分　附子一錢三分半　細辛六分

右三味。以水一盞半。煮取六分。

大黃甘遂湯　治小腹滿如敦狀。小便微難。或經水不調者。

大黃一錢二分　阿膠　甘遂各六分

右三味。以水一盞八分。煮取六分。　私曰。按如敦。猶謂叔世如覆杯字。書曰敦盛黍稷之器。可以知。

抵當湯　治瘀血者。凡有瘀血者二焉。少腹鞕滿。小便快利者。一也。腹不滿。其人言或滿者。二也。急則以湯。緩則以丸。

水蛭　䖟蟲各十箇　大黃二錢　桃仁七分

右四味。爲末。以水一盞。煮取六分。

抵當丸

水蛭二十箇　䖟蟲二十五箇　桃仁二十箇私曰一兩也今之三錢弱也　大黃三兩私曰今之九錢弱也

右四味。杵分爲四丸。以水九分。煮一丸。取六分服。

橘皮大黄朴硝湯　治心胸間。有宿滯而結者。
　橘皮六分　大黄　朴硝各一錢二分
　右三味。以水一盞二分。煮取六分。
大黄硝石湯　治發黄腹中有結塊者。
　大黄　黄蘗　硝石各八分　梔子四分
　右四味。以水一盞二分。煮取六分。去滓。內硝石令消。
大黄牡丹湯　治臍下有堅塊。按之卽痛。及便膿血者。
　大黄八分　牡丹皮六分　桃仁四分　瓜子一錢二分　硝石四分
　右五味。以水二盞。煮取六分。去滓。內硝石令消。
大黄甘草湯　治秘閉。急迫者。
　大黄二錢　甘草三分
　右二味。以水一盞八分。煮取六分。
調胃承氣湯　治前方證。而實者。
　大黄一錢　甘草五分　硝石一錢
　右三味。以水一盞八分。煮取六分。內硝石令消。
桃核承氣湯　治血證。小腹急結。上衝者。
　桃仁　桂枝　甘草　芒硝各五分　大黄一錢
　右五味。以水一盞七分。煮取六分。內硝石令消。
下瘀血湯　治臍下毒痛。及經水不利者。

桃仁三十個　䗪蟲二十枚　大黃二兩 私曰今之六錢弱

右三味。末之。煉蜜和爲四丸。以酒八分。煮一丸。取六分。頓服之。

土瓜根散　治少腹拘急。經水不利。或下白物者。

芍藥　桂枝　土瓜根　䗪蟲各三分 私曰一分今之七分五釐弱

右四味。爲末。酒服方寸匕。

甘草湯　治病逼迫。及咽急痛者。

甘草二錢

右一味。以水一盞二分。煮取六分。

桔梗湯　治前方證。而有膿。或黏痰者。

甘草二錢　桔梗一錢

右二味。以水一盞八分。煮取六分。

排膿湯　治膿血。及黏痰急迫者。

甘草八分　桔梗一錢三分　生姜四分　大棗一錢

右煮法同前。

芍藥甘草湯　治拘攣急迫者。

芍藥　甘草各一錢二分

右二味。以水一盞二分。煮取六分。

甘遂半夏湯　治前方證。而心下鞕滿者。

甘遂三分　甘草半分　芍藥一錢二分　半夏六分

右四味。以水一盞半。煮取四分弱。內蜜四分弱。煎取六分。

甘麥大棗湯　治急迫。而狂驚者。

甘草六分　小麥四錢　大棗五分

右三味以水一盞二分。煮取六分。

芍藥甘草附子湯　治芍藥甘草湯證。而惡寒者。

芍藥　甘草各一錢二分　附子六分

右三味。以水二盞。煮取六分。

甘草粉蜜湯　治吐涎吐蟲。心痛發作有時者。

甘草二錢　粉一錢　蜜四錢

右三味。以水九分。先煮甘草取六分。去滓。內二味攪令和。煎如薄粥。

私曰。平井氏分量考曰。粉千金方爲粱米粉。外臺秘要作黍米粉。此經所謂粉者。粉錫也。一名鉛粉。卽黑錫灰。藥舖稱鉛胡粉者是也。

生姜甘草湯　治咳唾涎沫不止。心下痞鞕急迫者。

生姜一錢　甘草八分　大棗七分半　人參六分

右四味。以水一盞四分。煮取六分。

甘草乾姜湯　治厥而煩燥。多涎唾者。

甘草二錢　乾姜一錢

右二味。以水一盞二分。煮取六分。

四逆湯　治四肢逆厥。身體疼痛。下利清穀。或小便清利者。

甘草一錢二分　乾姜　附子各九分

右三味。以水一盞半。煮取六分。

通脈四逆湯　治前方證。而劇者。

甘草一錢　附子七分半　乾姜一錢半

右煮法同前。

四逆加人參湯　治四逆湯證。而心下痞者。

甘草一錢　乾姜七分半　附子七分半　人參五分

右煮法同前。

茯苓四逆湯　治前方證。而悸者。

乾姜　附子各三分　甘草四分　茯苓一錢二分　人參三分

右五味。以水一盞。煮取六分。

通脈四逆加猪膽汁湯　治通脈四逆湯證。而急結者。

於本方加膽汁。一大蜆殼。餘依本方。

附子粳米湯　治腹中雷鳴切痛。或嘔吐者。

附子三分　半夏一錢二分　甘草二分　大棗五分　粳米二錢

右五味。以水一盞六分。煮取六分。

薏苡附子散　治胸中痺。惡寒者。

薏苡仁　附子各等分

右二味。爲散。服方寸匕。日三。

薏苡附子敗醬散　治身甲錯。腹皮急。按之濡如腫狀。腹無積聚者。

薏苡仁十分（私曰今之七錢五分弱）　附子二分（私曰今之一錢五分弱）　敗醬五分（私曰今之三錢七分五釐弱）

右三味。爲散。取方寸匕。以水一盞二分。煮減半。頓服。

大烏頭煎　治毒繞臍絞痛。或自汗出。手足厥冷者。

烏頭四錢

右一味。以水九分。煮取三分。去滓。内蜜六分。再煎取六分。

烏頭湯　治骨節疼痛。不可屈伸。若自汗。或盜汗。若腹中絞痛者。

麻黃　芍藥　黃蓍　甘草各六分　烏頭一錢五分如大烏頭煎法

右以水九分。煮四味。取三分。去滓。内蜜煎中。更煎和服。

赤丸　治心下悸。有痰飲。惡寒。或微厥者。

茯苓　半夏各四兩（私曰今之十二錢弱）　烏頭二兩（私曰今之六錢弱）　細辛一兩（私曰今之三錢弱）

右四味。末之。内眞朱爲煉蜜丸。如麻子大。先食酒飲下三丸。日三。私曰。平井氏分量考曰。内眞朱。爲色以淡紅色爲度。加一兩半可也。貞庵曰。今之四錢五分弱也。

眞武湯　治心中燥。身瞤動。振振欲擗地。小便不利。或嘔。若下利。若拘痛者。

茯苓　芍藥　生姜各九分　附子四分半　朮六分

右五味。以水一盞六分。煮取六分。

附子湯　治身體攣痛。小便不利。心下痞鞕。若腹痛者。

茯苓　芍藥　附子各六分　朮八分　人參四分

右煮法同前。

天雄散　治小便不利。上逆。臍下有動。惡寒者。

天雄四兩半（今之十三錢五分弱也 私曰三枚也）　龍骨三兩（私曰今之九錢弱也）　朮八兩（私曰今之二十四錢弱也）

桂枝六兩（私曰今之十八錢弱也）

右四味。爲散酒服三錢七日三。

梔子豉湯　治心中懊憹者。

梔子一錢四分　豉二錢

右二味。以水一盞六分。先煮梔子。取一盞。去滓。內豉。煮取六分。

梔子甘草豉湯　治本方證。而急迫者。

於本方。加甘草一錢。

右煮法同前。

梔子生姜豉湯　治本方證。而嘔者。

於本方加生姜二錢半。

右煮法同前。

枳實梔子豉湯　治本方證。而胸滿者。

枳實六分　梔子七分　豉二錢四分

右三味。以水一盞六分。先煮二味。取八分。下豉。煮取六分。

梔子大黃湯　治前方證。而閉者。

梔子六分　枳實一錢半　大黃三分　豉四分

右四味。以水一盞八分。煮三味。取一盞。下豉。取六分。

茵陳蒿湯　治一身發黃。大便難者。

茵陳蒿一錢八分　梔子七分　大黃六分

右三味。以水二盞。煮茵陳蒿取一盞二分。內二味。煮取六分。

梔子蘗皮湯　治身黃發熱心煩者。

梔子一錢二分　甘草六分　黃蘗一錢二分

右三味。以水一盞六分。煮取六分。

梔子厚朴湯　治胸腹煩滿者。

厚朴　枳實各一錢二分　梔子七分

右三味。以水一盞四分。煮取六分。

梔子乾姜湯　治心中微煩者。

梔子一錢四分　乾姜一錢二分

右二味。以水一盞四分。煮取六分。

大陷胸湯　治結胸。或從心下至少腹鞕滿者。

大黃九分　芒硝二錢　甘遂七釐半末之

右以水一盞八分。煮大黃取六分。內芒硝。令沸。內甘遂末服。

大陷胸丸　治結胸。或項背強者。

大黃半斤私曰今之二十四錢弱　芒硝半斤私曰今之二十錢弱　杏仁半斤私曰今之十八錢弱　葶藶半斤私曰今之十五錢

甘遂一錢七

右五味。上四味擣和。取如彈丸一枚。以白蜜一分強。水一盞二分。煮取六分。內甘遂末服。

小陷胸湯　治小結胸者。

黃連四分　半夏二錢四分　栝蔞實八分

右三味。以水一盞八分。煮栝蔞實。取九分。內二味。煮取六分。

栝蔞薤白白酒湯　治胸背痛。喘息咳唾者。

栝蔞實六分　薤白二錢四分　白酒二盞

右三味。同煮。取六分。　私曰。平井氏分量考曰。白酒千金方作截漿。卽酢也。今試用之。氣味猛烈。而難下於咽嗌也。故不采用。按白酒之來尚矣。靈樞經曰。足陽明之筋病。以白酒和桂。以塗其緩者。

小半夏湯　治吐。而不渴者。

半夏二錢四分　生姜一錢六分

右二味。以水二盞八分。煮取六分。

生姜半夏湯　治似喘不喘。似嘔不嘔。似噦不噦。心中憒憒然。無奈何者。

半夏三錢　生姜汁

右以水一盞二分。煮半夏取八分。內生姜汁四分。煮取六分。

小半夏加茯苓湯　治本方證。而眩悸者。

半夏二錢四分　生姜一錢六分　茯苓六分

右三味。以水二盞八分。煮取六分。

半夏苦酒湯　治咽中生瘡。音啞者。

半夏五分　鷄子一枚去黃在白內苦酒於其上

右內半夏於鷄子殼中。安火上。令三沸。去滓。少少含嚥之。　私曰。今以此造法不成。宜從原法。誠以半夏著苦酒一夜爲佳。鷄子乃可從東洞氏之說。唯不內苦酒已。

半夏厚朴湯　治咽中如有炙臠。或嘔。或心下悸者。

厚朴三分　半夏一錢二分　茯苓四分　乾蘇葉二分　生姜五分

右五味。以水一盞。煮取六分。

半夏乾姜散　治乾嘔吐逆涎沫者。

半夏　乾姜各等分

右二味。爲散。取方寸匕。以水一盞三分。煮取六分

乾姜人參半夏丸　治嘔吐不止。心下痞鞕者。

乾姜　人參各一兩私曰今之三錢弱　半夏二兩私曰今之六錢弱

右三味。末之。以生姜汁糊爲丸。如梧子大。服十丸。日三。

半夏瀉心湯　治心下痞鞕。腹中雷鳴者。

半夏九分　黃連一分半　黃芩　人參　大棗　乾姜

甘草各四分半

右七味。以水二盞。煮取一盞二分。去滓。再煎取六分。

甘草瀉心湯　治前方證。而心煩不得安者。

甘草六分　半夏九分　黃連一分半　黃芩　人參　大棗

乾姜各四分半

右煮法同前。

生姜瀉心湯　治半夏瀉心湯證。而嘔者。

生姜六分　半夏九分　黃連一分半　黃芩四分半　乾姜一分半　人參

甘草　大棗各四分半

右煮法同前。

吳茱萸湯　治胸滿心下痞鞕。嘔者。

吳茱萸一錢五厘　人參　大棗各四分半　生姜九分

右四味。以水二盞一分。煮取六分。

厚朴生姜半夏甘草人參湯　治胸腹滿。而嘔者。

厚朴　生姜各一錢二分　半夏九分　甘草三分　人參一分半

右五味。以水二盞。煮取六分。

黃連湯　治心煩。心下痞。欲嘔吐上衝者。

黃連　甘草　乾姜　桂枝各四分半　人參三分　半夏九分

大棗四分半

右七味。以水二盞。煮取一盞二分。

乾姜黃連黃芩人參湯　治心煩心下痞鞕。吐下者。

乾姜　黃連　黃芩　人參各七分半

右四味。以水一盞八分。煮取六分。

大建中湯　治腹大痛。嘔不能食。腹皮起如有頭足者。

蜀椒六分　乾姜一錢六分　人參八錢　膠飴五勺即十六錢

右四味。上三味。以水一盞六分。煮取八分。去滓。內飴。煎取六分。

黃連阿膠湯　治心中悸。而煩不得眠者。

黃連一錢二分　黃芩三分　芍藥六分　鷄子黃一枚今之三分　阿膠九分

右五味。以水一盞半。先煮三物。取六分。去滓。內膠烊盡。小冷。內鷄子黃。攪令相得。溫服。

黃芩湯　治下利。腹拘急者。

黃芩　大棗各九分　甘草　芍藥各六分

右四味。以水二盞。煮取六分。

黃芩加半夏生姜湯　治前方證。而嘔逆者。

黃芩　大棗各六分　甘草四分　芍藥四分　半夏一錢二分　生姜六分

右煮法同前。

六物黃芩湯　治心下痞鞕。乾嘔下利。上衝者。

黃芩　大棗　人參　乾姜各四分半　桂枝一分半　半夏九分

右六味。以水一盞四分。煮取六分。

三物黃芩湯　治心胸苦煩者。

黃芩四分　苦參八分　乾地黃一錢六分

右三味。以水一盞八分。煮取六分。

白頭翁湯　治熱利下重。而心悸者。

白頭翁五分　黃柏　黃連　秦皮各七分半

右四味。以水二盞。煮取六分。

白頭翁加甘草阿膠湯　治前方證。而有血證。急迫者。

白頭翁四分　黃連　黃柏　秦皮各六分　甘草　阿膠各四分

右六味。上五味。以水一盞七分。煮取六分。內膠令消。

木防己湯　治心下痞鞕。煩渴者。

防己七分半　石膏一錢六分　桂枝五分　人參一錢

右四味。以水一盞八分。煮取六分。

木防己去石膏加茯苓芒硝湯　治心下痞堅。而悸者。

防己六分　桂枝四分　人參八分　茯苓八分　芒硝一錢二分

右五味。上四味。以水一盞八分。煮取六分。內芒硝。令消。

防己茯苓湯　治四肢聶聶動。水氣在皮膚。而上衝者。

防己　黃耆　桂枝各四分半　茯苓九分　甘草三分

右五味。以水一盞八分。煮取六分。

防己黃耆湯　治水病。身重汗出。惡風。小便不利者。

防己六分　甘草三分　黃耆七分半　朮　大棗　生姜各四分半

右六味。以水一盞八分。煮取六分。

枳實芍藥散　治腹滿拘攣。或痛者。

枳實　芍藥各等分

右二味。爲末。服方寸七。日三。

枳朮湯　治心下堅滿。小便不利者。

枳實二錢二分　朮六分

右二味。以水一盞。煮取六分。

排膿散　治瘡家胸腹拘滿。若吐黏痰。或便膿血者。

枳實一錢六分　芍藥六分　桔梗二分

右三味。爲末。取鷄子黄二分。以藥末與鷄子黄相等。揉和令相得。飲和之。日一服。

桂枝枳實生姜湯　治胸滿上逆。或嘔者。

桂枝九分　枳實一錢五分　生姜九分

右三味。以水一盞二分。煮取六分。

枳實薤白桂枝湯　治胸中痺滿痛者。

枳實八分　薤白一錢六分　桂枝二分　栝蔞實四分　厚朴八分

右五味。以水一盞八分。先煮枳實厚朴。取八分。去滓。內諸藥。煮取六分。

橘皮枳實生姜湯　治胸中痺滿而嘔者。

橘皮二錢四分　枳實四分半　生姜一錢二分

右三味。以水一盞半。煮取六分。

茯苓飲　治心下痞鞕而悸。小便不利。胸滿而自吐宿水者。

茯苓　人參　朮各六分　枳實四分　橘皮五分　生姜八分

右六味。以水二盞。煮取六分。

橘皮竹茹湯　治胸中痺。吃逆者。

橘皮三錢二分　竹茹八分　大棗七分半　生姜八分　甘草五分　人參一分

右煮法同前。

橘皮湯　治胸中痺。嘔噦者。

橘皮二錢　生姜四錢

右二味。以水一盞四分。煮取六分。

桂枝茯苓丸　治拘攣上衝。心下悸。經水有變。或胎動者。

桂枝　茯苓　芍藥　桃仁　牡丹皮各等分

右五味。末之。蜜丸。兔屎大。

芎歸膠艾湯　治漏下。腹中痛者。

芎藭　阿膠　甘草各三分　艾葉　當歸各四分半　芍藥六分

乾地黃九分

右七味。以水一盞。清酒一盞。合煮取六分。内膠。令消。

旋覆花代赭石湯　治心下痞鞕。噯氣不除者。

旋覆花　甘草各六分　人參四分　半夏一錢二分　生姜一錢　代赭石二分

大棗五分

右七味。以水二盞。煮取一盞二分。去滓。再煎取六分。

赤石脂禹餘糧湯　治毒在臍下。而利者。

赤石脂一錢六分　禹餘糧一錢六分

右二味。以水一盞八分。煮取六分。

桃花湯　治便膿血者。

赤石脂一錢六分　乾姜七分　粳米二錢

右三味。以水二盞。煮取六分。更內赤石脂末。方寸匕。

酸棗仁湯　治煩燥。不得眠者。

酸棗仁二錢四分　甘草三分　知母　芎藭　茯苓各二分

右五味。以水一盞六分。先煮酸棗仁。取一盞二分。內諸藥。煮取六分。

葶藶大棗瀉肺湯　治浮腫。咳逆喘鳴。迫塞胸滿強急者。

葶藶一錢　大棗十錢八分

右二味。先以水一盞八分。煮取一盞二分。去滓。內葶藶。煮取六分。

蜜煎導　治肛中乾燥。大便鞕者。

蜜七合私曰今之七勺弱也

右一味。內銅器中。微火煎之。稍凝似飴狀。攪之勿令焦。著欲可丸。併手捻作挺。令頭銳。大如指。長二寸許。當熱時急作。冷則硬。以內穀道中。以手急抱。欲大便時。乃去之。　私曰。二寸。今之一寸四分強。

麻仁丸　治平日。大便秘者。

麻子仁二升私曰今之四十八錢　芍藥半斤私曰今之二十四錢弱　大黄一斤私曰今之四十八錢弱

厚朴一尺私曰今之四十八錢弱　枳實半斤私曰今之二十四錢弱　杏仁一升私曰今之二十七錢

右六味。爲末。煉蜜爲丸。梧子大。飲服十丸。日三。

己椒藶黄丸　治腹滿。口舌乾燥。二便澁滯者。

防己　椒目　葶藶　大黄各一兩私曰今之三錢弱

右四味。末之。蜜和丸。梧子大。服一丸。日三。

蜀漆散　治寒熱發作有時。臍下有動者。

蜀漆　雲母　龍骨各等分

右三味。爲末。發前以漿水服半錢匕。　平井氏分量考曰。地漿水一名土漿。造法詳于本章云云。一方盛赤土於器內。入水造之。亦可備急也。經稱漿水者。即地漿水也。

十棗湯　治病在胸腹掣痛者。

芫花　甘遂　大戟各等分爲末　大棗十枚

右以水一盞。煮大棗取六分。去滓。内散一錢匕。羸人半錢匕。

桔梗白散　治毒在胸咽。或吐下如膿汁者。

桔梗三分私曰今之二錢二分五厘弱也　貝母同　巴豆一分私曰今之七分五釐弱也

右三味。爲末。以白飲服半錢匕。羸者減之。

走馬湯　治胸腹有毒。若心痛。若腹痛者。

杏仁二枚　巴豆二枚

右二味。以綿纏搥。令碎。熱湯六分。捻取白汁。飲之。

備急圓　治心腹急痛者。

大黃　巴豆　乾姜各一兩 私曰今之三錢弱

右爲末。蜜丸。

礬石湯　治脚氣痿弱不仁。及上入搶心者。

礬石二兩 私曰今之六錢弱

右一味。以漿水一斗五升。煎三五沸。浸脚良。　私曰。漿水說見蜀漆散方後。一斗五升。乃今之一升五合弱也。

消礬散　治一身悉黃。腹脹如水狀。大便黑。時溏者。

礬石　消石各等分

右二味爲散。以大麥粥汁和服。方寸匕。日三。

礬石丸　治經水不利。下白物者。

礬石三分 私曰今之二錢二分五釐弱　杏仁一分 私曰今之七分五釐

右二味。末之。煉蜜和丸。棗核大。以內藏中。

蛇床子散　治下白物。陰中痒。或有小瘡者。

蛇床子

右一味末之。以白粉多許。和令相得。如棗大。綿裹內之。自然溫溫陰中坐藥。　平井氏分量考曰。白粉卽白堊。